圖解&影音　New 暢銷增訂版

中風復健這樣做
提升自我照顧力

改善全身失能 ／ 恢復身體機能 ／ 避免再度中風

北榮總復健部職能治療師　**王柏堯** &
愛迪樂治療所職能治療師　**楊昀霖** 等
7位中風復健專家　◎合著

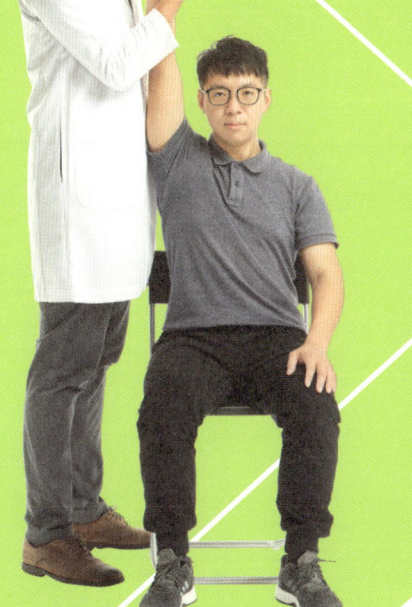

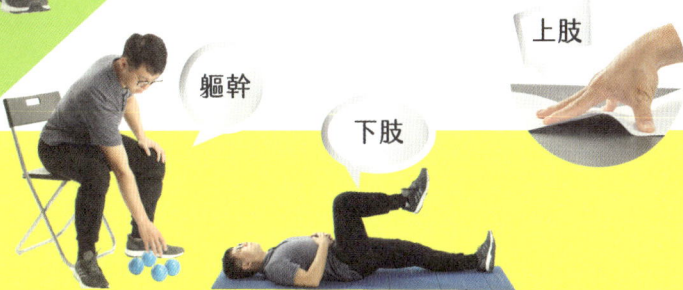

軀幹　下肢　上肢

作者群簡介

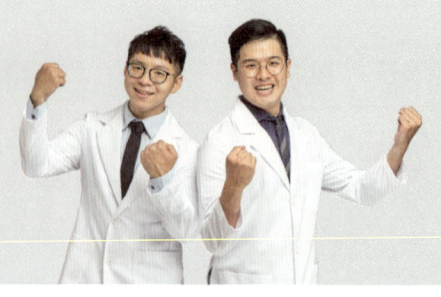

作者	現職	學歷	治療專長	專業證照
王柏堯 職能治療師	臺北榮總 復健醫學部 職能治療師	義守大學 職能治療學系	・中風復健 ・神經復健 ・輔具適配 ・癌症復健	・職能治療師證照 ・甲類輔具評估人員 ・長照專業人員 Level 3
楊昀霖 職能治療師	愛迪樂治療所 職能治療師	長庚大學 職能治療學系 國立陽明大學 物理治療暨輔助科技學系碩士	・中風復健 ・科技復健	・職能治療師證照 ・甲類輔具評估人員 ・長照專業人員 Level 2
潘沛晴 職能治療師	成大斗六分院 復健科 職能治療師	國立成功大學 職能治療系	・中風復健 ・日常生活訓練 ・廚房輔具與下廚策略	・職能治療師證照

作者	現職	學歷	治療專長	專業證照
彭嫩涵 職能治療師	執業職能治療師（自主接案）	長庚大學 職能治療系	・中風復健 ・癌症復健 ・淋巴水腫整合退腫復健	・職能治療師證照 ・奧地利 Vodder 淋巴水腫治療師認證
廖誼青 營養師	東京大學新領域創成科學所博士生	台北醫學大學保健營養學系學士 陽明大學臨床醫學研究所碩士 東京大學新領域創成科學所博士班	臨床營養	營養師證照
廖國鈺 語言治療師	執業語言治療師（自主接案）	中山醫學大學聽力與語言治療學系	・中風語言治療 ・吞嚥障礙處置	語言治療師證照
陳韻如 諮商心理師 舞蹈治療師	執業諮商心理師（自主接案）	臺灣師範大學教育心理與輔導學士、表演藝術學士 實踐大學家庭諮商與輔導碩士	・舞蹈治療 ・表達性藝術治療 ・Satir 模式 ・情緒調適自我探索與自我價值感議題 ・身心整合	・諮商心理師證照 ・大洋洲舞蹈治療協會準專業舞蹈治療師

目次 contents

作者群簡介		002

推薦序 1	中風後，自我復健時的必備書	周正亮	016
推薦序 2	正確的醫療知識與觀念很重要	崔源生	018
推薦序 3	易懂易學，一本適合中風病友即翻即知的好書	邱顯學	019
推薦序 4	復健不應該是生活的全部	鍾孟修	020
推薦序 5	正確有效的復健，就能恢復健康狀態	劉珊玲	021
作者序 1	匯集多元中風知識的復健運動書	王柏堯	022
作者序 2	獻給中風患者與照顧者的照顧指引	楊昀霖	024

Part1 認識腦中風與復健基本觀念

1-1 關於腦中風 ……… 028
什麼是腦中風？ ……… 028
腦中風的盛行率 ……… 028
腦中風的分類 ……… 030
導致中風的高風險因素？ ……… 032

動脈血管畸形

1-2 中風後的症狀與影響 ……… 034
中風會出現哪些徵兆與症狀？ ……… 034
中風發生在不同腦區，會造成不同症狀 ……… 036

1-3 中風復健與神經修復 ……… 041
透過復健運動找回中風後失去的動作 ……… 041
為什麼做復健運動是有效的？ ……… 044
中風復健的科學觀點——神經動作誘發模式 ……… 047
中風患者的識別證——布朗斯壯動作治療模式 ……… 047

1-4 中風復健運動的類型 ……… 049
中風後的動作恢復時期與困難 ……… 049
不同的能力，搭配不同的運動類型 ……… 050
誰能指導患者做復健運動？ ……… 052

· 肢體無力、頭昏、視力模糊等，
可能是小中風徵兆，應盡速就醫

貼心提醒　◎ 需道具　👤 需協助者

Part2 中風復健運動　上肢・下肢・軀體居家訓練

2-1　上肢功能很重要──肩、肘部復健動作　056
中風後上肢近端的動作損傷　056

● **肩膀**的居家訓練運動　057

案例1 肩膀軟趴趴，完全沒動作時該如何處理？　057
- 👤 〔肩部關節運動01〕　舉手過頭式　059
- 👤 〔肩部關節運動02〕　肩膀外展式　060

案例2 肩膀可稍微抬起，但動作仍不明顯，如何改善？　061
- 　〔肩部關節運動03〕　雙手抬舉式　062
- ◎ 〔肩部關節運動04〕　手臂平移擦桌運動　063

案例3 患側肩膀有動作，但力量不足，如何改善？　064
- ◎ 〔肩部強化運動05〕　肩膀前舉式　066
- ◎ 〔肩部強化運動06〕　肩膀側舉式　067

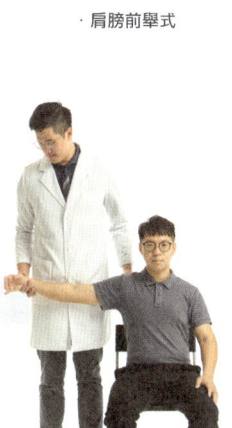
・肩膀前舉式

● **手肘**的居家訓練運動　068

案例4 為什麼手肘無法伸直，該怎麼處理？　068
- 👤 〔手肘抗痙攣運動07〕　RIP拉筋式　070
- 　〔手肘抗痙攣運動08〕　交扣手肘前伸式　071
- ◎ 〔手肘關節運動09〕　手肘前伸式　072

2-2　恢復手部精細動作──手腕、手掌、手指復健動作　074

● **手腕**的居家訓練運動　075

案例5 手腕總是不靈活，該如何訓練？　075
- 　〔手腕關節運動10〕　左右彎手腕式　077
- ◎ 〔手腕強化運動11〕　翹手腕式　078

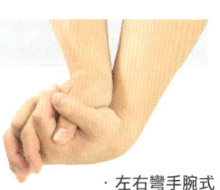
・RIP拉筋式

・左右彎手腕式

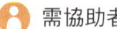

●手掌、手指的居家訓練運動　079

案例 6 手掌不太會翻動，該怎麼訓練？	079
〔手掌強化運動 12〕　手掌翻動式	080
案例 7 患側手指軟趴趴沒動作，怎麼辦？	082
〔手指關節運動 13〕　包拳式	083
〔手指關節運動 14〕　掌指關節彎曲式	084
案例 8 手部有動作但是握力不夠，該如何訓練？	085
〔手指強化運動 15〕　握拳運動	086
〔手指強化運動 16〕　揉捏紙球	087
案例 9 手指痙攣嚴重，可以如何改善？	088
對抗手指痙攣仰賴拉筋、運動以及副木穿戴	088
案例 10 患側手指靈活度不佳，可以做些什麼活動？	090
〔手指靈活度運動 17〕　手指數字操	091
〔手指靈活度運動 18〕　手指對掌式	092

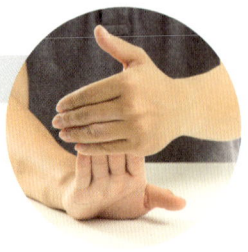

・包拳式

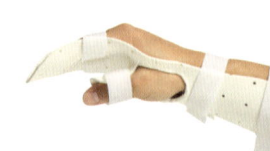

・由職能治療師用低溫熱塑材，客製的休息型副木

2-3　下肢功能很重要——大腿、膝蓋、腳踝動作　094

●大腿的居家訓練運動　095

案例 11 患側大腿無法彎曲抬起，該怎麼辦？	095
〔大腿關節運動 19〕　大腿伸彎式	097
案例 12 腿可以自主彎曲，但是力量不足怎麼辦？	098
〔大腿關節運動 20〕　躺姿抬腳式	099
〔大腿強化運動 21〕　站姿抬腳式	100
案例 13 大腿無法側抬，該怎麼練習？	101
〔大腿強化運動 22〕　站姿側抬腿式	102
案例 14 內收肌群的動作很弱無法合併大腿，如何訓練？	103
〔大腿強化運動 23〕　大腿夾球運動	104

●膝蓋的居家訓練運動　105

案例 15 膝蓋總是硬梆梆，不好彎曲，該如何處理？	105

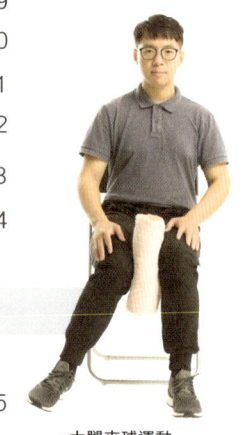

・大腿夾球運動
（以毛巾示範）

〔膝蓋抗痙攣運動 24〕　前弓後箭式　107
〔膝蓋強化運動 25〕　小腿前踢式　108

●腳踝的居家訓練運動　109

案例 16 腳踝出現「垂足」的問題，該如何訓練？　109
〔腳踝關節運動 26〕　躺姿腳背勾壓式　111
〔腳踝強化運動 27〕　腳打拍子式　112

・腳踝彈繃式

●腳趾的居家訓練運動　113

案例 17 腳趾痙攣、彎曲問題嚴重，如何改善？　113
〔腳趾抗痙攣運動 28〕　腳踝彈繃式　114

2-4　強化軀幹力量──軀幹訓練　116

案例 18 中風初期都躺在床上，該如何練習軀幹力量？　117
〔軀幹強化運動 29〕　翻身　118
〔軀幹強化運動 30〕　抬臀運動　121
案例 19 患者想要坐起來，該怎麼練習？　122
〔軀幹強化運動 31〕　坐姿穩定訓練　123
〔軀幹強化運動 32〕　動態坐姿訓練　124
〔軀幹強化運動 33〕　從坐到站　126
〔軀幹強化運動 34〕　動態站姿訓練　129

・腳打拍子式

・動態站姿訓練

2-5　恢復行走的能力──走路訓練　130

案例 20 走路時腳踝都垂下來該怎麼辦？　131
〔走路強化運動 35〕　踩階梯　132
案例 21 患腳出現環狀代償步態，走路會掃堂腿怎麼辦？　134
〔走路強化運動 36〕　跨步　136
案例 22 走路的時候，膝蓋會後頂怎麼辦？　137
〔走路強化運動 37〕　弓步曲膝式　138

・弓步曲膝式

007

貼心提醒 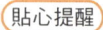 需道具 需協助者

Part3 特殊後遺症的自我復健法

3-1 肢體動作之外，其他常見後遺症　142
語言及吞嚥障礙　142
肢體出現水腫　143
中風後的認知功能損害　143
「方便」不方便──中風後的排泄障礙　144
「感覺」不對勁──中風後的知覺與感覺障礙　144

3-2 口腔後遺症──語言及吞嚥障礙　145
認識中風後的失語症　145
認識中風後的吞嚥障礙　150

● **臉部、舌部、唇部**的復健動作　152

〔臉部運動 38〕　臉部按摩術　153
〔臉部運動 39〕　閉氣嘟臉式　154
〔臉部運動 40〕　臉頰微笑式　155
〔舌頭運動 41〕　吐舌頭式　156
〔舌頭運動 42〕　舔嘴唇式　157
〔舌頭運動 43〕　彈舌式　158
〔唇部運動 44〕　嘟嘴式　159
〔唇部運動 45〕　「五一五一」式　160

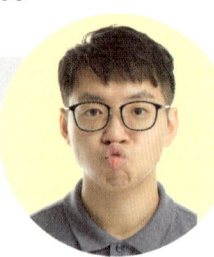
・嘟嘴式

面對吞嚥困難，我們應具備的觀念　161

3-3 改善肢體水腫，減少不適　163
為什麼中風後會出現肢體水腫？　163
水腫會對中風患者帶來什麼影響？　164
如何改善偏癱肢體的水腫？　164
不當的習慣會使水腫更為嚴重　167

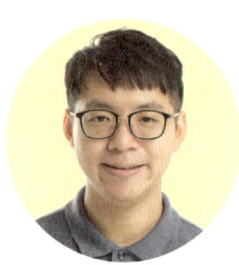
・「五一五一」式

008

3-4　頭腦不靈光？認知功能障礙與復健　169
認知一旦損壞將嚴重影響生活　169
認知復健以日常生活為目標　175

3-5　上廁所有困難，排泄問題該怎麼辦？　176
4 種不同型態的排泄問題　176
如何處理中風後的排泄問題？　178

〔抗失禁運動 46〕　夾臀式　181
〔抗排泄障礙運動 47〕　腹部增壓式　182
〔抗排泄障礙運動 48〕　站立式　183

3-6　「感覺」不對勁——改善知覺與感覺障礙　184
知覺障礙 1 ——忽略症候群　184
知覺障礙 2 ——推倒者症候群　186
感覺障礙　188

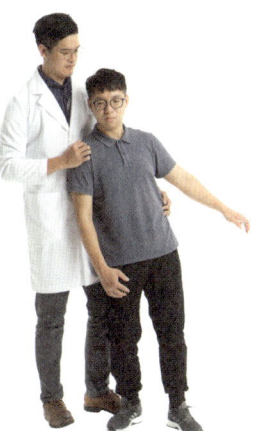
・推倒者症候群

3-7　手腳緊繃好難活動，該怎麼面對肌肉高張力？　192
什麼情況會提高肌肉張力呢？　192
這樣做，改善高肌肉張力　193
其他改善高肌肉張力的策略？　195

Part4 中風後的生活調整原則

4-1　復健課程該如何安排？　198
國內有哪些復健的資源可以使用？　198
住院復健　199
急性後期整合照護計畫（PAC）　201
不能住院復健了，改門診復健好嗎？　202

4-2　居家環境無障礙，生活更安全　206
居家生活無障礙，小心防跌　206
生活輔具的運用　209
善用輔具讓生活回歸正軌　213

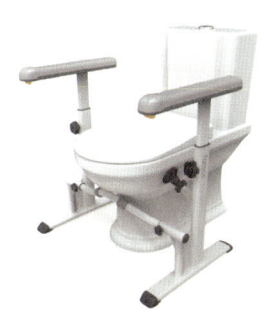
・免固定式馬桶扶手可增加部分安全性

009

4-3 中風患者的飲食建議 　　216
中風患者的飲食以均衡為目標 　　216
中風患者的進食方式視情況調整 　　220
中風三階段的關鍵營養 　　222

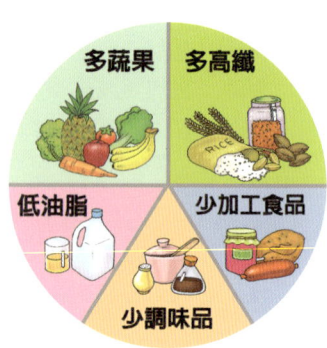

4-4 中風患者的管灌飲食選擇 　　225
關於天然食物攪打配方 　　225
關於商業腸道營養配方 　　227
選擇適合的產品 　　229
關於管灌配方的常見疑問 　　232

4-5 調整生活習慣，遠離再度中風 　　234
造成再度中風的原因 　　234
再度中風的高危險族群 　　234
控制三高，預防再度中風 　　236
調整生活的習慣也很重要 　　242
定期健檢的重要性 　　243

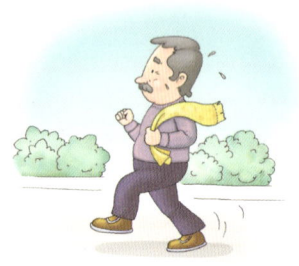

· 選擇適合自己的運動，散步等也可以提升身體活動量

Part5 中風患者與照顧者的壓力解方

5-1 生活安排好，照顧壓力比較小 　　246
照顧中風患者是長期抗戰 　　246
發生在照顧者身上的繭症候群 　　246
只有一個照顧者怎麼辦？ 　　249

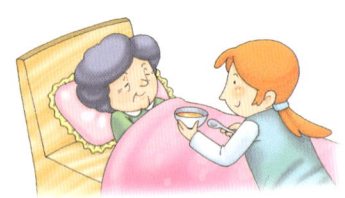

· 居家照顧服務也是可以選擇的喘息服務

5-2 適切的互動技巧，減少雙方負面情緒 　　252
人生驟變後心境改變 　　252
彼此相處時的情緒很重要 　　258

5-3 安養機構也是減少照顧壓力的選項 　　259
這時候，可以試著選擇安養機構 　　259
挑選一家合適的安養機構 　　261
選擇機構的綜合考量 　　264

5-4	擁抱自己的情緒：	266
	一個諮商心理師的生命故事	

中風發生那刻起，一切都不同了　　266
身為患者可能會有的心情　　267
照顧自己，在不同階段有不同需要　　271
緊張焦慮時的身心自我照顧 8 步驟　　272

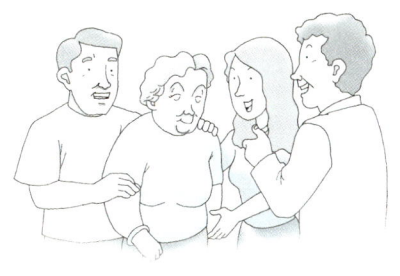
・相互了解體諒，減少雙方負能量

5-5	希望充電站：中風後重生的真實案例	275

真實而成功的案例給患者信心　　275

分享 1　生活即復健，廚房也是復健教室　　276
分享 2　永不放棄，完成獨自前往 7-11 的不可能任務　　281
分享 3　險為植物人，工程師奇蹟甦醒後的復健旅程　　286
分享 4　責任使她堅強，不能倒下的中風人生　　290

Part6 復健迷思大公開

6-1	復健課程越多越好，而且一定要搭配復健器材？	296

單次復健的時間多久為宜？　　296
制度面的復健時數是多少？　　297
理想上的復健時數是多少？　　297
使用復健器材才有療效嗎？　　298
一定要天天到治療室使用器材做復健嗎？　　300

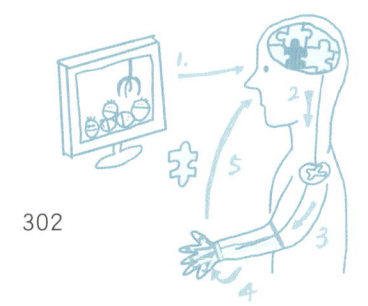

6-2	年輕人復原快，老年人復原較差？	302

動作的復原　　302
功能的復原　　303

6-3	中風有特效藥嗎？打一針就能讓癱瘓復原？	305

中風真的有特效藥嗎？　　305
從學理層面分析　　306

| 從現實層面分析 | 306 |
| 中風的正規藥物注射治療 | 306 |

6-4 黃金復健期真的只有 6 個月？ 308
黃金復健期的由來	308
用快速復原期取代黃金復健期	309
超過六個月還會進步嗎？	309

6-5 有人說大腦可以復健，這是對的嗎？ 311
復健大腦有可能嗎？	311
動作復健不是練手腳而是練大腦	312
強化大腦跟動作連結的復健練習	314
日常生活的任務導向訓練	318
復健要設定目標，讓大腦知道動作的正確性	319

6-6 中風新科技輔療種類多，真的有效嗎？ 320
功能性電刺激	320
跨顱直流電刺激與重複性顱外磁刺激治療	321
動態矯具	322
機械復健	322
體感與虛擬實境訓練	323

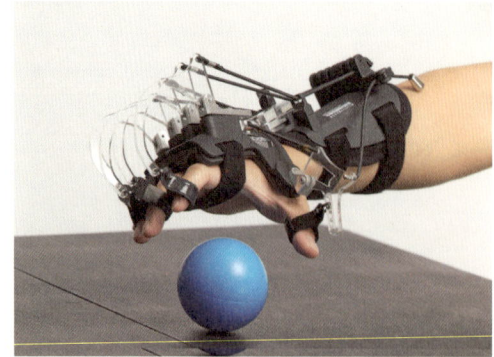

· Iopen 開開手透過彈性繩牽拉協助手指張開進行抓握訓練

掃我立即看影片
「復健運動清單」

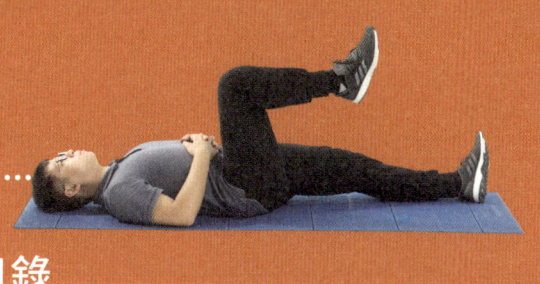

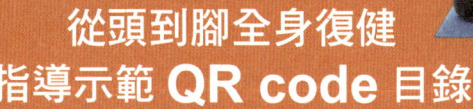

從頭到腳全身復健
指導示範 QR code 目錄

部位		運動名稱	頁次
肩部關節運動	01	舉手過頭式	**059**
	02	肩膀外展式	**060**
	03	雙手抬舉式	**062**
	04	手臂平移擦桌運動	**063**
肩部強化運動	05	肩膀前舉式	**066**
	06	肩膀側舉式	**067**
手肘抗痙攣運動	07	RIP 拉筋式	**070**
	08	交扣手肘前伸式	**071**
手肘關節運動	09	手肘前伸式	**072**
手腕關節運動	10	左右彎手腕式	**077**
手腕強化運動	11	翹手腕式	**078**
手掌強化運動	12	手掌翻動式	**080**

部位		運動名稱	頁次
手指關節運動	13	包拳式	083
	14	掌指關節彎曲式	084
手指強化運動	15	握拳運動	086
	16	揉捏紙球	087
手指靈活度運動	17	手指數字操	091
	18	手指對掌式	092
大腿關節運動	19	大腿伸彎式	097
	20	躺姿抬腳式	099
大腿強化運動	21	站姿抬腳式	100
	22	站姿側抬腿式	102
	23	大腿夾球運動	104
膝蓋抗痙攣運動	24	前弓後箭式	107
膝蓋強化運動	25	小腿前踢式	108
腳踝關節運動	26	躺姿腳背勾壓式	111
腳踝強化運動	27	腳打拍子式	112
腳趾抗痙攣運動	28	腳踩彈繃式	114
軀幹強化運動	29	翻身	118

部位	運動名稱		頁次
軀幹強化運動	30	抬臀運動	121
	31	坐姿穩定訓練	123
	32	動態坐姿訓練	124
	33	從坐到站	126
	34	動態站姿訓練	129
走路強化運動	35	踩階梯	132
	36	跨步	136
	37	弓步曲膝式	138
臉部運動	38	臉部按摩術	153
	39	閉氣嘟臉式	154
	40	臉頰微笑式	155
舌頭運動	41	吐舌頭式	156
	42	舔嘴唇式	157
	43	彈舌式	158
唇部運動	44	嘟嘴式	159
	45	「五一五一」式	160

推薦序 1　中風後，**自我復健時**的必備書

周正亮
臺北榮總復健醫學部部主任

　　中風會造成患者長期且程度不一的身體失能，絕對是在復健科中最大的患者族群。在臺灣醫療制度健全的情況下，中風患者從急性期的醫療處置到亞急性期的密集住院復健，或是現在衛福部推廣的 PAC 計畫，都能讓患者在最有復健潛力的時候，接受到有品質的復健治療，而到了慢性期時，患者也可以使用門診復健的方式，保持復健的頻率，至少使自己不致退化，甚至有機會更加進步。

　　在中風復健的領域中，醫師與治療師的相互配合，能提供患者完整的照護，由醫師掌握患者的疾病狀態、生理的問題，而治療師負責患者從肢體、語言、吞嚥、日常生活功能、認知能力等全面性的復健計畫與執行，可說是患者復健的重要功臣。治療師們往往從患者最軟癱虛弱時，一步步帶著他們從坐到站、最後自己走路，從需要別人幫忙餵食到最後可以自己拿麵包吃，這樣的過程，都是患者跟醫療人員一起努力而來的。

　　復健中的中風患者總是迷惘，但在診間醫師繁忙的看診，鮮少有充裕的時間向中風病人衛教，而治療師們也不一定有空回覆患者的問題，然而，這本《中風復健這樣做，提升自我照顧力》，解決了這個問題。

　　本書細心的整理出中風患者最想知道的復健運動，從手、腳、軀

幹、臉部該怎麼自我復健，都有詳細的介紹，以前這些資訊都只能透過治療師傳授，但現在有了這本書，患者可以自行參照練習。另外，也很體貼的**選擇了簡單、易學且有效的動作，避免讀者不能理解**。這本書還有另外一個特色就是焦點不只放在動作，我們都知道，中風會造成全面性的損傷，所以本書也根據其**臨床上碰到患者的困難，像是感覺障礙、排泄困難等問題**，給予適當的建議以及運動處方，相信對患者來說都是一大福音。

中風問題都是家庭問題，在許多中風的醫療書籍中，多數只會談到患者與疾病，比較少有人提到如何減少照顧者的壓力，但是這本書卻很特別的從治療師的角度，告訴讀者們可以怎麼調整生活情境，減少負擔與壓力，最後的中風復健迷思也安排的十分巧妙，那些都是在臨床上常見的誤解，希望能回答到患者們的問題，讓大家都能夠安心復健與治療。

柏堯一直是部裡面充滿創作能量的治療師，他的文章、講座、衛教教材總是深受患者與家屬的喜歡，透過淺顯易懂的文句就能夠傳達我們想要給患者的資訊，為了這本書，他還用心找了許多不同領域的中風復健專家一起完成這本書的創作，提供給各位讀者最豐富的內容，實為一本佳作，在此推薦給大家。

推薦序 2　正確的**醫療知識**與**觀念**很重要

崔源生
臺中榮民總醫院神經外科介入血管科主任

　　身為行醫二十餘年的腦血管神經外科醫師，先前自己彙整了最新急性腦中風治療與預防的相關知識，出版了《強效圖解！腦中風神救援》一書，主要是針對腦中風當下的處置與預防進行解說，推廣予民眾腦中風的預防常識。

　　然而對於許多已經發生腦中風的患者，**最重要的是如何克服患者與家屬的焦慮與迷惘，進而耐心地接受正確與專業的醫療復健訓練，方能逐步地恢復原本的身體機能。**

　　市面上腦中風相關的衛教書籍中，鮮少專門涉及復健觀念與實際操作範例的書籍，而昀霖職能治療師很認真地成立「腦中風復健交流臉書社團」，從許多患者與家屬提出的問題與分享自己復健的過程中，彙整了最常見的腦中風復健相關疑問，並系統性地示範由癱軟臥床到輪椅代步，再到自己外出行走等各階段的復健原則與動作，同時還包括語言及吞嚥的訓練，更提供心理自我調適與飲食建議。

　　相信本書可以提供讀者許多腦中風復健上相關問題的解答，讓復健者與陪伴家屬在這條辛苦道路上減少不安，降低不必要的試誤機會，並指引復健者走向正確的方向，真心推薦給各位讀者！

推薦序 3

易懂易學，一本適合中風病友**即翻即知**的好書

邱顯學
高雄長庚中醫針灸科主治醫師／腦神經專科醫師
《下午五點零二分，我中風了》作者

2017 年，一群志同道合的職能治療師，在臉書上成立了「腦中風復健照護交流臉書社團」，廣納從事與腦中風議題相關的專業人員與醫師，並加入成為顧問團，建立一個可以讓腦中風患者們互相討論分享的平台。

而我身為顧問醫師之一，瀏覽在社團中討論的資訊，確實許多問題與討論重複出現的情況是存在的。

為了讓中風病友及家屬可以更清楚中風復健的相關常識與方法，楊昀霖治療師與王柏堯治療師，整理了社團上千則討論，以及腦中風病友與家屬最常詢問的問題，**邀請醫療復健照護專家，結合臨床上的經驗與醫學相關知識**，並將所有資訊整理成書，供腦中風病友與家屬動作、語言、認知、飲食、心理上的復健原則。

此外，書中也分享實際案例，提供腦中風病友們參考，鼓勵中風病友，其實你並不孤單。

書中採用大量照片圖示，明顯可見，易懂易學，是一本以實務操作為導向，即翻即知的好書。

推薦序 4　復健不應該是生活的全部

鍾孟修
愛迪樂健康促進團隊執行長

　　腦中風是全球人口死亡與失能的主要原因，對於個人和家庭上造成的負擔及影響可想而知；家屬往往會透過上網搜尋或從親友間得到許多資料，但如大海般的資訊，往往讓人不知所措甚至難以知道真假以及效用，因此很難有正確且邏輯的思維，處理中風後所面臨的問題。

　　而這本中風復健工具書，提供了許多「系統性」的處理思維和方法，例如書中所描述的生理復健觀念和方法，都是復健科常用到的衛教資訊，因此可以幫助讀者記憶，並注意每個動作上的細節和步驟，同時結合許多生活常見工具，讓患者或協助者在家也可以進行，達到生活即復健的功效。中風除了生理動作失能之外，也常見許多症狀和後遺症，例如水腫、吞嚥障礙、認知退化、感覺障礙等等，本書提供了許多科學的實證處理方法，讓患者及家屬更能知道發生的原因，也更能配合醫院的復健，積極練習及處理。

　　以「全人的觀點、全家的觀點」來看，**復健不應該是生活的全部**。中風後的生活該如何調整，以及照顧者或家屬該如何調適身心、重新安排規畫新的生活，才能在照顧陪伴的同時減少負擔，彼此才會有更好的生活能量持續下去，這些都是中風患者及照顧者的課題。因此，建議大家看完這本工具書後，別忘了和你的醫生、治療師、家屬共同討論合作，才能發揮最大的復健成效。

推薦序 5
正確**有效的復健，**就能**恢復健康狀態**

劉珊玲

前香港鳳凰衛視新聞主播

　　約莫 6 年半前，在香港長期處於高壓新聞播報工作的我，某天下班後突發極重度腦溢血，經過兩次開顱手術後，雖幸運保住了命，但隨後臥病在床長達半年，也留下諸多中風後遺症。

　　由於我突如其來的患病，家人是邊摸索邊照護，後來因緣際會加入臉書「腦中風復健照護交流」社團，在社團裡汲取了很多過來人＆專業人士的資訊，讓我受益良多，也漸漸回到現在的我！

　　近日本書作者，也是中風復健照護交流社團版主昀霖職能治療師出版了《中風復健這樣做，提升自我照顧力》這本書，如果你或你的家人發生腦中風，很想知道復健到底該怎麼做？本書絕對能夠幫助腦中風患者在後續復健這條路上，找到更有效的方法。

　　因為**人體有自癒功能**，而且病人處於不同程度階段，都會有不同的復健方式和動作，鼓勵每位中風病友**保持正確的復健方向，並且調整自己，重新導航出發，往健康之路邁進**。這樣做，都是有機會恢復**到最佳狀態的**，所以我非常推薦大家看這本書。

作者序 1　匯集**多元中風知識**的復健運動書

王柏堯
臺北榮總復健醫學部職能治療師

　　當時在發想這本《中風復健這樣做，提升自我照顧力》時，我參閱了市面上多數的中風書籍，發現很多都以講解中風的原理與預防的部分為主，甚少有專書講解如何做復健運動，這很有趣，中風復健是最重要的事，但卻沒有一本適合大眾閱讀的復健運動書，所以著手設計讓這本書得以問世。過程中，我又邀集了不少中風復健的專家一起參與，提供中風患者各方面的復健知識，希望**打造一本讓中風患者得以直接用來改善中風後遺症的復健書籍**。

　　這本《中風復健這樣做，提升自我照顧力》的目標是讓讀者知道為何要復健、該怎麼復健。從 Part1 開始講解中風的原因以及重要的復健原理，很多患者做復健時都不知所以然，本書在一開始就讓讀者知道復健為何而做。而該做什麼我們安排在 Part2，匯集了上、下肢、軀幹的居家復健運動，這些都是臨床常見且實用的動作，本書的特色是除了精美的圖文介紹，還搭配了影音檔案，讓讀者們可以多方參考，重點是這些運動不需要太多設備器材，在家中就能直接參考練習。

　　接著 Part3 延續了中風問題的處理，鎖定幾個常見的中風後遺症以及處理方法，像是吞嚥問題、感覺障礙、排泄問題等等，有的是靠策略調整，有些是靠運動改善，讓大家能夠跟著做看看。有人說，中風之後

會生活大亂，的確是，人生的驟變讓大家一時手忙腳亂，所以 Part4 介紹中風後生活調整的原則，像是無障礙空間規畫、輔具使用、飲食調整、生活習慣的調整，透過這些處理原則，提升患者與照顧者的生活品質。

中風是一家人一輩子的功課，照顧者的壓力會非常大，我們在 Part5 介紹了照顧者的調適技巧，減少照顧的負擔。另外也分享了四個患者在中風後，重生的真實案例，讓大家知道其實一切的努力都是有成果的。最後在 Part6 整理了數個關於中風復健的迷思，讓患者打破這些迷思，執行正規的復健。

這本書由一群中風復健的醫療人員，匯集了多元的中風知識，為了貼近患者的需求，撰稿前，我們還在網路上蒐羅患者與家屬最在意的問題，再開始寫作，歷時許久才完成這本書，惟中風的領域太廣太深，礙於篇幅，在內容上總須取捨，難以周全，若有疏漏，還請先進前輩們海涵。

特別感謝一同完成本書的作者們，也感謝臺北榮總復健醫學部的長官周正亮主任及劉若蘭組長的支持，謝謝張慶光總經理、吳勝良總監以及各合作單位夥伴們對本書大力的支援，最後也感謝原水文化出版社林小鈴總編輯、責任編輯梁瀞文的信任與協助，讓本書得以順利出版，期盼本書能讓所有正因中風而苦的患者與家屬感到溫暖且受用，是所至幸。

作者序 2

獻給**中風患者**與**照顧者**的照顧指引

楊昀霖
愛迪樂治療所職能治療師

　　腦中風來的很快，一夕之間患者的人生就會發生巨變，過去在醫院擔任職能治療師，最常遇到的就是腦中風患者，有的是餐廳老闆，有的是是企業主管，腦中風伴隨的後遺症，讓他們在職場上、甚至是照顧自己都有許多困難，家屬面對突如其來的挑戰往往會不知所措⋯⋯。

　　確實，現今醫學中，還沒有辦法能夠完全逆轉腦中風對腦神經的傷害，唯一恢復功能的方式就是復健，但是復健過程是漫長的，需要克服心理障礙，需要學習正確的觀念，需要持之以恆的練習及家人背後的支持，這些，都是幫助中風患者復健道路上，持續前進的動力。

復健的道路上，一起走比較快

　　治療室的患者們，往往會互相勉勵，資深的學長姐鼓勵新來的學生，甚至互留聯絡方式相互交流，我覺得這樣的氛圍很好，因此 2017 年，在臉書上成立了腦中風復健照護社團，當初的想法很簡單，就是想要建立一個可以讓中風患者們互相討論分享的平台！

　　在社團裡，我們稱中風患者為風友，是一起努力奮鬥的戰友，社團成立三年多以來，累積了許多討論與分享，有人已經成功畢業，而有

人還在努力的路上，分享自己的復健心得，勉勵其他風友。記得三年前最常在社團內分享的風友，最近比較少在社團上互動，因為他已經考上身障公務員，返回職場；也有風友和家屬不定期的分享他們的復健進度，從在醫院的動作訓練，回家後的生活訓練，最近一次上傳則是他們一起到機構，擔任志工服務其他衰弱長輩的照片呢！

此外，在社團裡也有許多和我一樣的專業醫療人員，會撥空解答風友們遇到的問題，讓風友們不會徬徨無助，所以你們真的不孤單！

一本中風復健照顧的指引書

確實，在臉書上資訊較雜論、不易查詢，因此我們整理了社團上千則討論中，風友與家屬最常詢問的問題，邀請醫療復健照護專家，結合了臨床上的經驗與醫學相關知識，將所有資訊整理成這本書，提供風友與家屬動作、語言、認知、飲食、心理上的復健原則，也有分享實際案例，提供風友們參考。

復健雖然辛苦，但只要堅持努力，一定有回報

我自己常在臨床上和風友分享，中風後就像人生重新開機，重新學習走路、拿湯匙，幸運的是，這些技能是我們原本就會的，所以只**要每天持續練習，且將練習、學習的應用在生活，學以致用，身體一定會回應你的努力的！**

腦中風的致病機轉複雜，也有非常多的專有名詞會在復健過程中出現。認識中風發病的基本原理、復健相關名詞等等，透過對於中風的理解，找到適合自己的復健運動及解決方法。

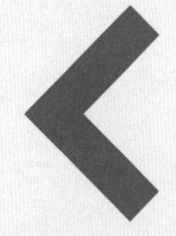

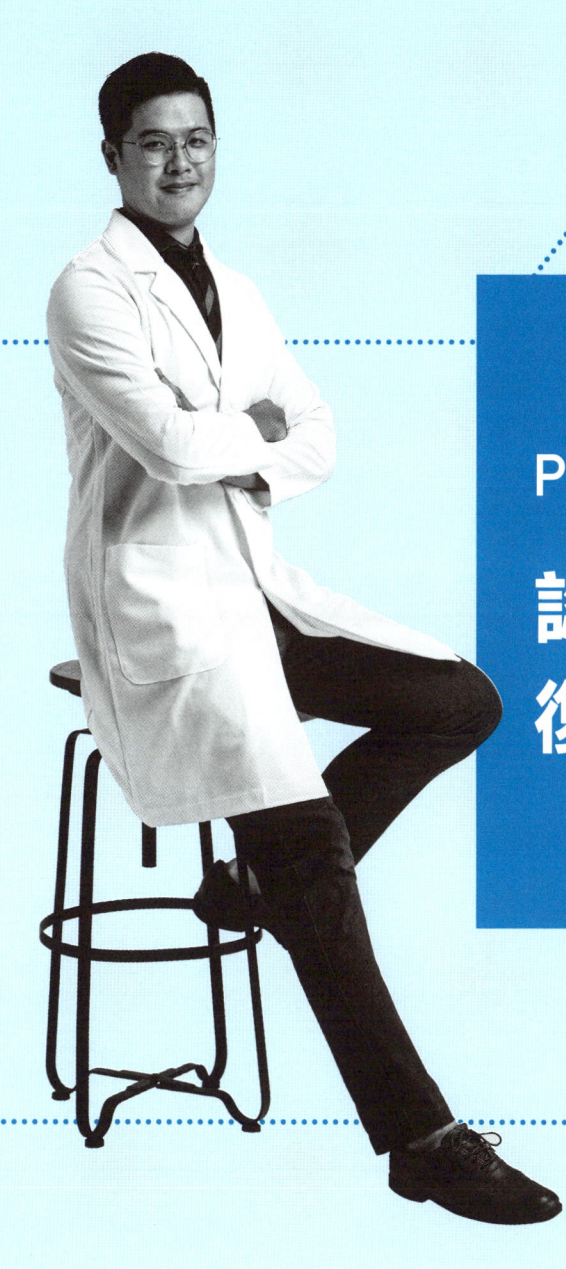

Part1
認識腦中風與復健基本觀念

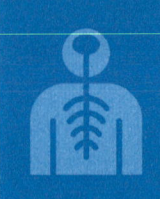

1-1 關於**腦中風**

腦中風是造成人類後天殘疾的主要因素,同時也是台灣社會十大死因之一。中風患者往往要經歷長時間的復健才能恢復部分的功能,然而若想克服腦中風所帶來的傷害,唯有深入了解才能找出有效的改善策略。

什麼是腦中風?

腦中風是因腦血管的阻塞導致腦部血流供應受影響或腦血管破裂後,溢出的血液壓迫腦組織所造成的疾病。這兩種因素都會造成腦部神經細胞的死亡,一旦神經細胞失去功能,腦部區域對應的功能就會受損。例如中風發生在主司動作的腦部區域,患者就容易產生動作功能的缺損,像手腳不能動、不能吞嚥等,同時,神經是對側控制,表示右邊的腦控制左邊的肢體,所以當中風發生在右腦,左邊的手腳將受到影響。不論如何,中風將造成患者不同型態與程度的殘疾。

腦中風的盛行率

腦中風是現代常見疾病,是造成全球人口死亡與失能的

主要原因。依據衛福部統計，腦血管疾病一直都位於國人 10 大死因的第四位，2022 年因有新冠肺炎的因素，因此腦血管疾病排名下降至第五名，但仍奪走 12416 條寶貴的性命。腦中風好發於 60 歲以上之民眾，且男性多於女性。初發中風病人在中風一個月後的失能比例是 61.2%、三個月是 55.58%、半年是 51.72%，代表中風會造成患者嚴重的後遺症。

表① 國內 10 大死因

排名	死因	人數
1	癌症（惡性腫瘤）	51927 人
2	心臟疾病	23668 人
3	新冠肺炎	14667 人
4	肺炎	14320 人
5	腦血管疾病	12416 人
6	糖尿病	12289 人
7	高血壓性疾病	8720 人
8	事故傷害	6953 人
9	慢性下呼吸道疾病	6494 人
10	腎臟疾病	5813 人

● 資料來源：衛福部（2022 年）

腦中風的分類

　　腦部像是一個水箱,腦血管就是水管,血液就是水管中的水。當水管沒有破損且充滿彈性時,裡面的水就能夠很順暢的流動到水箱中,反之,如果水管阻塞或是破裂,水就無法順利流到水箱。腦部的運作就像如此,所謂腦中風,即是腦血管發生病變而引起腦神經的破壞,主要分為缺血型中風及出血型中風 2 種。

腦中風的主要分類　圖①

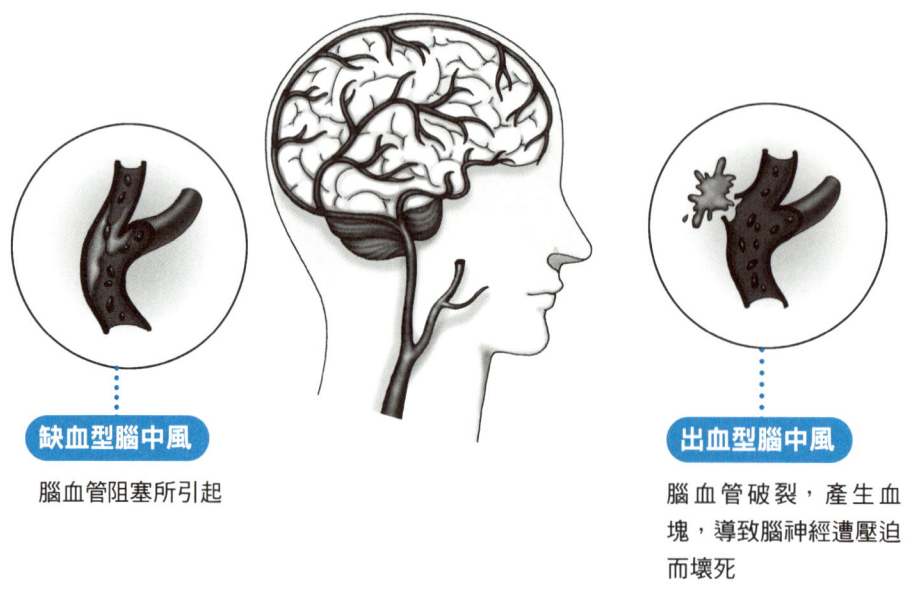

缺血型腦中風
腦血管阻塞所引起

出血型腦中風
腦血管破裂,產生血塊,導致腦神經遭壓迫而壞死

缺血型中風

　　缺血型中風又稱梗塞型中風，就像水管被堵住了。腦血管因血液過度黏稠、動脈粥狀硬化等因素，導致血流受阻，無法及時將血液送至腦部，這種堵塞會造成腦神經因缺少養分而死亡，缺血型中風在臨床較常見，約占整體中風發生率的 80%，若能在 3 個小時內送醫，通常有較好的治療成效，能大幅減少中風後遺症。缺血型中風又可以再細分為 2 種原因。

腦血栓（又稱血栓性腦梗塞，thrombotic infarction）
血管內的堵塞。常見的原因像是糖尿病、高血脂、血液黏度增加等，由於這些原因都是長時間造成的結果，所以腦血栓往往是慢慢形成，進而造成嚴重的堵塞。

腦栓塞（又稱栓子性腦梗塞，embolic infarction）
與腦血栓不同的是，腦栓塞是突然性的堵塞。就像水管內突然被丟了一個果核一樣，常見的原因像是心房顫動、瓣膜性心臟病等因素，另外，有些案例是骨科、截肢手術、生產等因素所造成的。

出血型中風

　　出血型中風，又稱為腦出血。如同水管破洞，會有水灑出來一樣。當腦血管破裂時，血液會從破裂處流出。除了腦部無法獲得血液的灌注外，頭顱內是密閉的空間，滲漏的血液無法排出，導致腦神經遭壓迫而壞死。

　　出血型中風較為危險，可能影響生命安全，約占中風發生率的 20%。當發現是腦出血時，醫師會判斷其出血量，若出血量不多，大

多會讓身體自行吸收，但出血過多或是無法止血時，就必須配合外科手術處理。出血型中風也可因不同的出血位置，分為以下 2 種。

腦內出血（intracerebral hemorrhage）

常見的因素像是長期血壓過高或控制不良、腦血管粥狀動脈硬化、血管缺乏彈性與變薄等。

蜘蛛膜下腔出血（subarachnoid hemorrhage）

出血位置介於蜘蛛網膜和軟腦膜之間的空腔，常見的原因是腦部外傷以及動脈瘤破裂。蜘蛛膜下腔出血是年輕患者發生中風的原因之一。

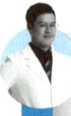

Point
柏堯老師的醫學知識分享

關於動脈瘤

動脈瘤不是腫瘤，而是腦血管的異常纏繞或畸形，因血管壁較薄，不幸破裂時會引發大量出血，容易危及生命。

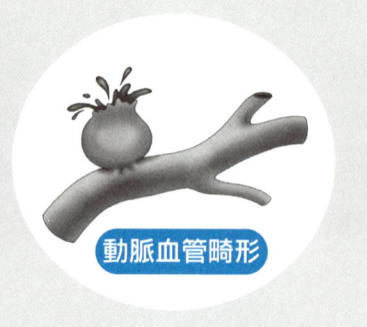

動脈血管畸形

導致中風的高風險因素？

中風通常是多因素造成的，在醫學上可以列出許多中風的致病因素，當人體暴露在這些不良因子下，就越容易引發中風，以下幾種便是中風的高風險族群。

◎**年齡較長者**：中風是典型的老年病，老年人的血管健康程度較不如年輕人，中風的機率比年輕人高非常多。年輕人中風比較罕見，除了極端的生活型態（過度肥胖、飲食不正常），多數還會合併天生的血管構造異常，例如動脈瘤，才會讓他們在年輕時就中風。

◎**高血壓**：血壓過高時，血管內壁容易受傷，除了有可能慢慢形成血栓，引發缺血性中風，更有可能擠破血管，導致腦出血。

◎**高血脂**：血液中的膽固醇或脂肪酸過高，長期下來會造成血栓形成，引起缺血性中風。高血脂常會被誤會與肥胖有直接關係，其實這種說法不夠完整，肥胖者的確較容易有高血脂的情況，但是臨床上，有許多人身材中等甚至偏瘦，仍然有高血脂的問題。因此，不能單就身材判斷，還是要透過抽血與醫師診斷才會準確。

◎**心血管疾病**：當心臟的肌肉或瓣膜出現病變或心律不整，血流就會不通暢，容易凝固，最後成為腦栓塞。

◎**遺傳**：研究指出近親若有中風的病史，自己中風的機率會提升許多，也可能是生活、飲食習慣相近所造成的。

◎**抽菸**：抽菸已被證實與中風有關，抽菸會引起血管發炎、使血液變濃稠，調查顯示，抽菸者的中風機率比未抽菸者高出 4 倍。

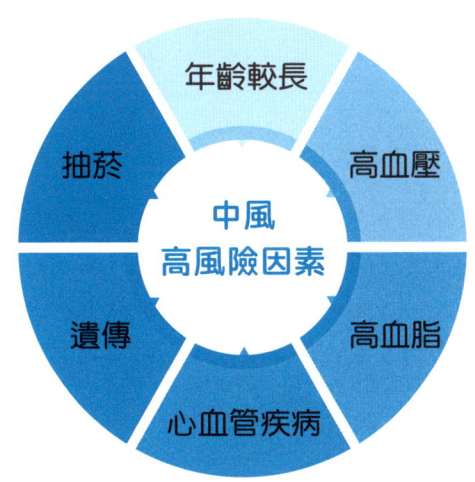

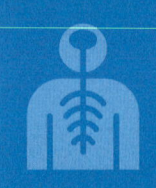

1-2 中風後的**症狀**與**影響**

腦區就像公司的各部門，有負責的業務，當某一個部門關閉時，公司營運便會受到影響。腦部也是如此，單一腦區的中風會引起相對的功能缺損，甚至影響整個身體的運作。

中風會出現哪些徵兆與症狀？

中風的發生非常快，當有實際的症狀出現時，大多已經中風了，但還是可以根據時間做出區分。

| 中風發生期 |

這個階段是在中風發生的 3 小時內，患者會有許多症狀，我們可以透過口訣「F、A、S、T」來快速檢查。

◎ **Face**：請患者微笑，觀察臉部肌肉、嘴角是否能夠對稱的上揚，中風者有時會有臉部肌肉無力的問題，若一邊臉部可以微笑，一邊卻沒有動作，表示有中風的可能。

◎ **Arm**：手是最直接可以觀察的部位，請患者雙手平舉，若兩手無法舉到相同高度或是有一邊的手很明顯無法抬起時，

中風可能已經發生。

◎ Speech：請患者講自己的名字或重複幾句話，看看是否會口齒不清，有時患者會急於表達，但卻說出一連串模糊不清的字句，可能已經發生中風了。

◎ Time：中風發生時主要有以上 3 種問題，同時也會合併其他症狀，像是頭痛、頭暈、嘔吐、胡言亂語、失去意識等，遇到這些情況，請盡速就醫。

圖② 中風口訣圖

Face 臉部

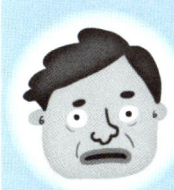

請患者微笑
觀察臉部肌肉、嘴角是否對稱？若無則有有中風的可能。

Arm 手部

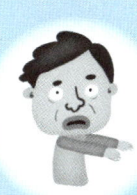

請患者雙手平舉
若兩手無法舉到相同高度，中風可能已經發生。

Speech 說話

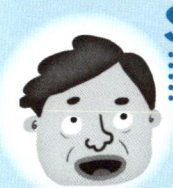

請患者說幾句話
若患者無法清楚表達，可能已經中風了。

Time 時間

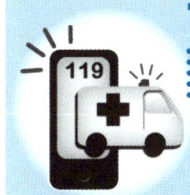

中風發生時主要有以上 3 種問題，若有出現徵兆，請盡速就醫。

中風後三階段

中風的病情是會隨著時間慢慢發展的，多數的患者，情況會逐漸好轉，患者通常會歷經以下 3 個恢復的階段，每個階段的時間長度不一，沒有一定的標準，有些患者度過急性期之後，便恢復到病前的狀態，有些人可能到了慢性期都還是沒有任何的好轉，端看患者腦神經修復的情況以及復健治療的成效。以下就是 3 個階段的實際過程：

◎**急性期**：急性期是指從送醫後直到穩定的時間，多數是 1 周，中風剛發生時的症狀可能會有明顯的改變，例如手可以慢慢恢復動作等等。也有少部分的患者是惡化，有些患者表示剛進醫院時手腳還可以動，隔兩天卻完全無法活動。這可能是中風發生的過程比較慢，症狀才慢慢顯現出來。

◎**亞急性期**：泛指中風後 3 個月內，症狀多已穩定，透過復健課程仍有恢復的空間。這個階段，患者恢復的速度與幅度較大，常見的症狀包含手腳無力、吞嚥困難、意識狀態不佳等等。

◎**慢性期**：中風後 3 個月以上，多數的急性期症狀像是意識不清、暈眩、頭痛已好轉。但是手腳無力、吞嚥困難等中風後遺症會有不同程度的殘留，此階段透過復健，仍有改善症狀的機會，但是改善的速度與幅度不像亞急性期明顯。

中風發生在不同腦區，會造成不同症狀

很多患者會疑問，為什麼我中風後手不能動，隔壁的伯伯中風卻是腳不能走？這是有原因的，因為中風發生的腦區不同，會造成不同

症狀。我們可以把腦分為 3 個大區塊（圖③），分別是大腦、小腦、腦幹，繼續還可以細分為各個不同的區域，我們稱之為腦區（**請參考第 038 頁**）。腦區就像公司的各部門，當某一個部門關閉時，公司營運便會受到影響。腦部也是如此，各腦區負責的功能不一樣，有視覺、聽覺、體感覺、肢體動作、認知功能等等。

不論是在哪一個部位，皆可能發生缺血型或是出血型的中風。統計上，大腦比較容易發生中風，其中，大腦的中大腦動脈是最容易出現梗塞的位置，大腦深層的基底核，則是出血型中風的好發部位。

腦區受損，其負責的功能也會受到影響，所以中風診斷的一大重點便是找出中風的位置，讓專業人員判斷可能的功能缺損，以利安排適合的治療。接下來將帶大家了解，腦部 3 大區塊發生腦中風時，會引發何種功能的缺損，可以更深入了解中風所帶來的影響。

圖③ 腦部構造

大腦
- 額葉
- 頂葉
- 枕葉
- 顳葉

小腦

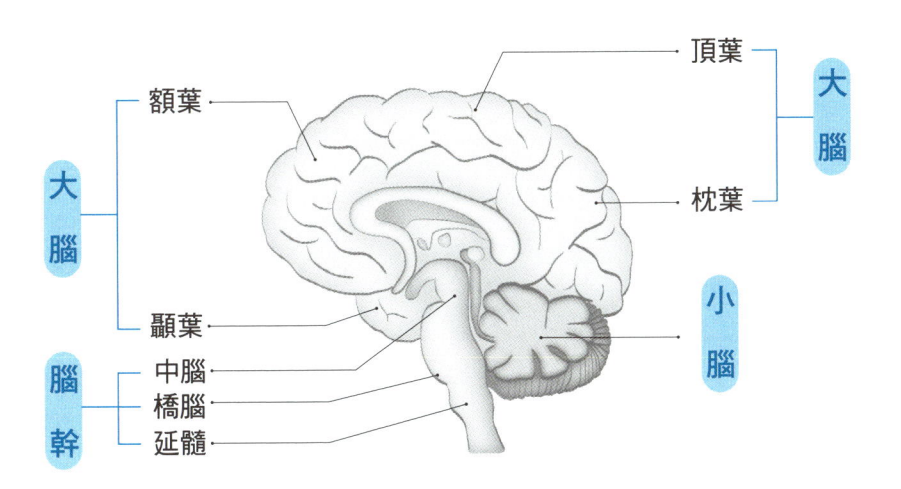

腦幹
- 中腦
- 橋腦
- 延髓

｜大腦中風｜

大腦主責的功能最多，像是動作、思考、感覺、知覺等，大腦中風往往會引發非常多後遺症，像是動作偏癱、肢體的痙攣、無力等。腦部的構造大致區分為：

額葉
額葉的前緣是行為情緒區，其與顳葉交接之邊緣，有部分的腦區包含了口語區，也因此，額葉掌管人的認知、思考、情緒以及部分語言能力的中樞，當額葉中風時，常會影響到患者的思考推理能力、情緒管理能力。

顳葉
顳葉被認為是跟記憶相關的腦區，當顳葉中風時，可能會引起記憶相關的障礙。其上緣包含了語言區，與口語表達有關，有些患者會出現失語症的現象。

枕葉
枕葉包含了視覺區，掌管視覺相關功能，枕葉中風時，患者可能出現視知覺功能的喪失。

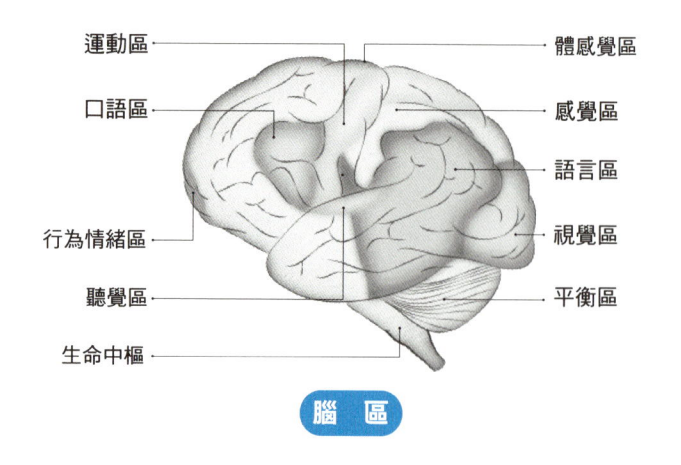

頂葉
頂葉因同時包含體感覺區、感覺區，其功能為控制身體運動以及處理身體感覺等等，所以當中風發生於頂葉時，患者常出現運動、感覺方面的障礙。

腦　區

| 小腦中風 |

　　小腦掌控人體的運動功能、協調性、平衡，因此，小腦中風者常是動作恢復尚可，但平衡、協調性不佳或是動作品質不佳，另外，也可能會出現以下幾種不同的症狀。

◎意向型震顫：此震顫表示患者在執行某些任務時會發生顫抖的現象。例如要拿杯子時手就會不停顫抖，此症狀容易影響需要精準度的生活事物，例如小腦中風患者，要把鑰匙插入鑰匙孔中就有很大的困難。

◎共濟失調（Ataxia）：動作的協調性不佳，動作看起來會很笨拙且缺乏穩定性，通常發生在步態，患者行走時會左搖右擺，且步伐的大小不一致。

◎辨距不能：患者無法準確判斷達到動作目標所需的距離、力道，導致手眼不協調，最明顯的例子就是我們將手指放在患者前面，請患者伸手來碰觸，若患者有辨距不能，很容易會碰不到擺在面前的手指。

| 腦幹中風 |

　　腦幹由中腦、橋腦、延髓組成，主掌生命的中樞，像是呼吸等重要功能，腦幹中風的患者有很大的比例會有生命危險，就算搶救回來也常造成嚴重的後遺症。許多腦幹中風後存活的患者，會呈現全身癱瘓的狀態。若情況不嚴重的患者，則不會有過多的動作喪失，反而以肢體無力為主要的表徵。

小中風

　　小中風又稱**暫時性腦缺血**，患者會短暫出現中風症狀，像是肢體無力、頭昏、視力模糊等，通常在 24 小時內會緩解恢復，常讓患者忽略，當有類似的情況發生時，請盡速就診追蹤為宜。

　　從上述的資訊可以發現，不同腦區的中風會造成不同的功能受損，認識這些差異有助於我們對患者預後的推測，可以安排有效的復健治療計畫。另外，腦部中風還有更細節的診斷，像是基底核、殼核、布羅卡氏等區域，但一般民眾只需要上述的資訊，就足以認識基礎的中風問題。

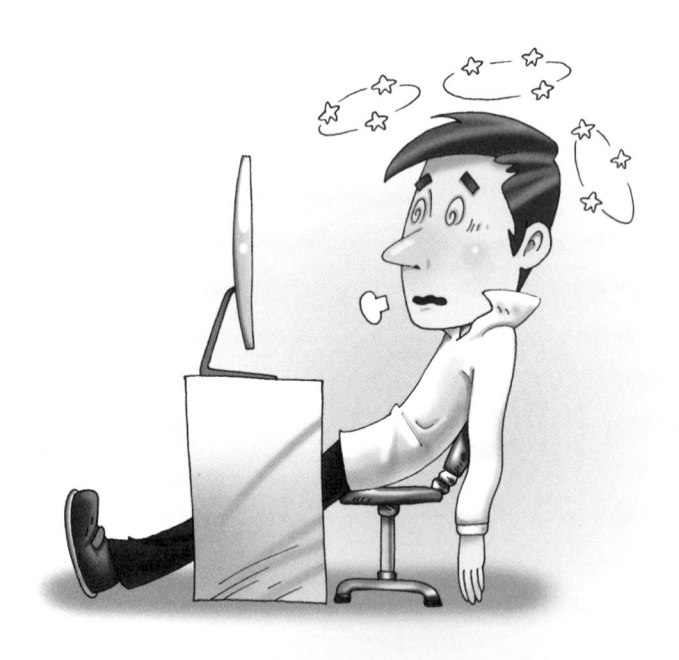

・肢體無力、頭昏、視力模糊等，可能是小中風徵兆，應盡速就醫

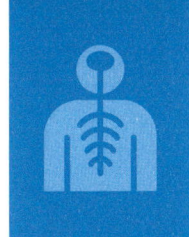

1-3 中風復健與神經修復

中樞神經的死亡雖是不可恢復的,但是透過復健與腦部自然修復,可以找回部分的身體功能,因此,正確的復健觀念與治療手法,將影響患者的復原成效。

中風患者會經歷一段神經修復的過程,同時也會接受大量的復健治療,身體的功能也會在此時慢慢恢復,這個過程被認為是身體自然恢復與配合復健運動的結果。每位患者的修復時間、程度都不一樣。究竟中風後會復原的原因是什麼,而為什麼中風患者一定要做復健運動,這些又是建立在何種理論基礎上呢?

透過復健運動找回中風後失去的動作

很多患者的疑問是為什麼中風後的治療不是打針也不是吃藥,竟然是做復健運動?原因就是當中風後肢體沒有動作或者不靈活時,透過反覆的復健運動,失去的動作可能會因此回復。核心的關鍵因素在於運動能誘發動作,說簡單一點,就是透過不斷的動作練習,找回失去的動作。回想您第一次學開車、第一次切菜的時候,動作是否有點不協調呢?但經

過重複練習，動作自然而然變成了習慣，不用特別留意就能做得很好。中風後的復健也是如此，動作越練會越好。

此外，不僅是**動作誘發**，復健還有許多理論（圖④），像是**功能性訓練**，此訓練比較偏重於把各部位的運動連結在一起，例如我們把大腿、小腿、腳踝的動作分別練好後，串聯在一起變成走路訓練，走路就是一種有功能的動作。

近期也很盛行**動作再學習理論**，這是一種在腦部受傷之後，再次學習動作策略的方法。常用於中風後訓練患者走路、平衡、爬樓梯時的訓練。

再來是**任務導向訓練**，復健運動搭配日常生活中的事物，會更有效果，舉例來說，我們可以很單調地反覆訓練舉手，但也可以加上日常生活的情境，像是把胡椒罐放在櫃子上，然後手舉高去拿，這樣的練習可以加深動作經驗，這比起單純的舉手來得有效果。

綜合這些理論，復健不僅是單純的運動，而是有治療性的復健運動，而本書介紹的復健動作，也是基於這些原理加以設計的，兼具療效與安全性，值得讀者們參考。

圖④　復健運動具備許多理論基礎

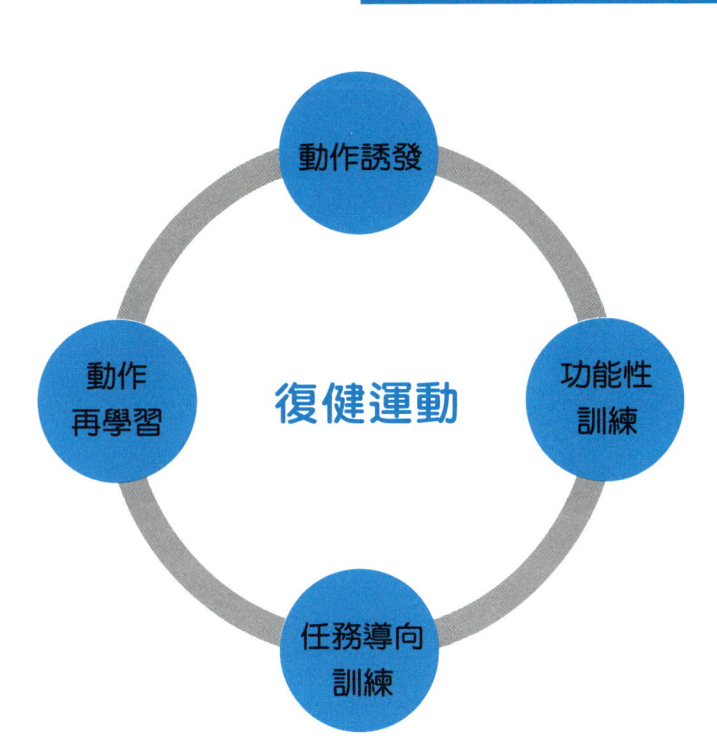

```
         動作誘發
    動作            功能性
    再學習   復健運動  訓練
         任務導向
          訓練
```

> **Point**
> 柏堯老師的醫學知識分享
>
> **動作誘發**
>
> 動作誘發是一種治療手法，治療師會透過身體不同的姿勢、運動來誘導患者找回失去的動作。或是直接引導患者的肢體做出適當的動作，藉此恢復動作功能

為什麼做復健運動是有效的？

患者最大的疑問莫過於做復健運動有效嗎？畢竟常聽說，中風後的神經細胞已經凋亡，為何還能透過復健來恢復？答案是有效的，而之所以具有療效，是由於腦部學習的 4 種特性。

｜中樞神經會自己找出路，增加復原的可能｜

中樞神經一旦凋亡便無法再生。但為何中風後仍會有動作功能的恢復呢？這與腦部水腫的減退、殘存細胞恢復活性、神經休克的消除或與神經發展出替代的路徑有關。

受傷後的腦神經本體也會產生新的突觸連結，取代壞死的腦神經，這就像通往山上的主要道路崩塌了，但是在旁邊開闢的一條小徑還是可通過一樣，也就是說，雖然已經死亡的細胞無法救回，但神經有建立新聯結的可能，進而使動作恢復。

｜神經具有可塑性，主動的運動可以促進腦部修復｜

大腦像是一塊黏土，用大拇指在黏土壓一個洞，並把這個洞視為中風所造成的神經損壞，我們可以用捏的、推的把這個凹洞補起來，雖然無法恢復原本的平整，但至少能恢復七、八成的原樣。大腦的神經可塑性（neuroplasticity）也是這個道理，透過復健運動重塑中風後的神經損壞處，使得功能得以盡可能的恢復！

神經在某些條件之下是可以被改變的，「**主動的運動**」即是重要的關鍵。研究也顯示，中樞神經損傷後，給予患側手重複的運動訓練，

可以促進大腦半球活化，表示運動可以帶來部分的神經恢復。患者常誤會復健是在訓練肢體的「力量」，其實不然，運動是在練習大腦與肢體之間的連結。練習越多次、越專心，重塑的效果會更為明顯。

> **Point**
> 柏堯老師的醫學知識分享
>
> **患側**
>
> 是指中風患者無力、無動作的那一側，反之，有力的、有動作的那側稱為健側。

| 反覆且耐心的練習有助於恢復 |

主動的運動是神經重塑的關鍵。不論是正常人或是中風者都適用這個道理。我們常說熟能生巧，如同彈鋼琴、學開車一樣，越多次的經驗，越能夠熟練，表示重複練習是有意義的。復健亦然，患側肢體的重覆性動作訓練有助於恢復，也可以保留學習的效果。

練習的過程中，必須結合各種不同的練習方式，就像籃球員不會只有練投籃，**多元的訓練**才能達到良好的治療效果。起初應先密集的訓練，增加技巧的熟悉度，熟練動作後，再增加情境的干擾，讓技巧保留的時間更長一點。治療師也會修正患者錯誤的動作，同時讓患者自我察覺並且改正動作上的缺失。

|結合真實的情境有助於動作學習|

環境也是動作學習的重要因素。人類的動作無非是為了克服環境所帶來的挑戰,例如嬰孩為了摸到玩具而爬行、人想跨過門檻而練習把腳抬高,環境會影響人類的動作發展。

想像一下走在沙灘上的感覺,沙灘比較軟,腳會陷進去導致不平衡。此時,身體會發展出各種不同的因應策略,例如把腳用力抬高、手會自然打開保持平衡等等。這些策略做很多次後也會保留下來,當您下一次走到沙灘上時,自然會使用這些技巧,就不會被沙困住。

動作經驗也是如此,如果能將動作訓練融入真實情境,可以幫助患者連接過去的生活經驗,增加他的動作表現。例如,一樣是練習手部的動作,與其單純運動手臂,不如拿一塊抹布配合擦桌子的動作,可以提升訓練的效果。

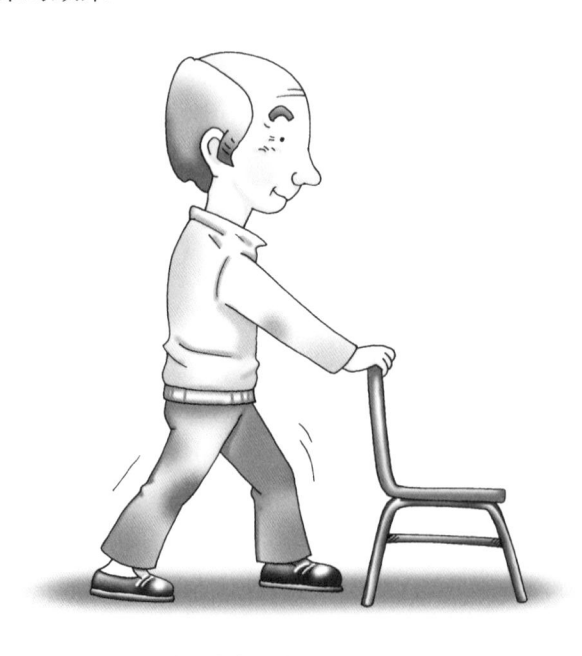

・復健與生活結合有助復健

中風復健的科學觀點──神經動作誘發模式

神經誘發模式是中風復健重要的科學論證，又稱**動作誘發**。這是神經復健的根本理論。在此介紹這個觀點，讓各位讀者了解雖然中風復健看似只是單純的運動，但這些運動是有科學根據的，進而增進讀者對復健的信心。此模式認為中樞神經是一種上而下的指揮系統，像是司令跟小兵的關係，當中風發生就會造成指揮系統混亂，使得神經功能受到影響，動作誘發就是擔任起整頓的角色，恢復指揮的秩序，藉由減少異常的動作並且透過活動、運動來誘導患者做出正常的動作。

在復健治療上有幾個常見理論，像是布朗斯壯動作治療模式（Brunnstrom movement therapy）、神經發展治療理論（neurodevelopmental treatment）、路德學派等，其中以布朗斯壯的動作治療模式最為著名，也是目前在臨床上，最普遍使用的理論，幾乎所有的復健運動都與此有關，所以本書將以此理論作為介紹的重點。

中風患者的識別證──布朗斯壯動作治療模式

布朗斯壯動作治療模式可說是目前臨床上最通用的理論。其中最著名的就是動作恢復階層。如同癌症有分期，中風患者也有分級的方式。此動作恢復階層就像識別證一樣，常使用於辨別患者目前的恢復狀態，此階層分為上肢近端（肩膀處）、上肢遠端（手掌處）、下肢3個部位，每個部位又分為1到6個階層，階層1是動作恢復狀態最差的，越往上越好，階層6為最高階（下頁表②）。

布朗斯壯認為治療主要的目標在於**提升患者主動動作的能力**，且在每個階層都有應該做到的動作，進而往更高一階邁進。這個理論讓

治療有了順序，使患者能夠一步步找回自己的動作，雖說並非每位患者都會依循此恢復進程，也可能停滯於某一個階段，但依循每個階段中可做的復健運動，通常可以帶來可觀的療效。

中風的動作復健歷經近 70 年的發展，從神經誘發的模式到現在又加入了更多的理論，現在的中風復健除了神經誘發的基礎之外，更融入了動作學習、環境情境、運動科學、任務導向式等訓練的觀念，也表示中風後的復健運動是有深厚的理論基礎，同時因為有這些理論作為治療的基礎，治療的成效將大大的提升。

布朗斯壯動作恢復階層　表②

	上肢近端	上肢遠端	下肢
階層 1	軟癱	軟癱	軟癱
階層 2	稍微可抬起或是有痙攣出現	稍微可彎曲手指或是出現手部痙攣	微小的抬腿動作或肌肉收縮
階層 3	手可以摸到嘴巴，手肘痙攣最強的時期	手可握起來或勾狀抓握，但無法張開	坐姿及站姿時髖、膝、踝彎曲
階層 4	痙攣降低，手肘可伸直，且從肩膀到手臂可向前平舉	手掌可以稍微張開，可以做出捏的動作	坐姿的情況下，膝蓋可以彎曲超過 90 度、腳踝可以打拍子
階層 5	痙攣降低，可以舉手過頭	可以做出各式的抓握動作，像是握球、握瓶子	站姿的情況下，膝蓋可彎曲（向後勾起）、腳踝可打拍子
階層 6	幾乎沒有痙攣的存在，動作自由度高，可做出單關節的獨立運動	可完成所有的抓握型態以及手指的獨立動作，如：比出各種數字	站姿下大腿可以朝側邊抬起

●僅列主要動作，詳細可由治療師或醫師評估

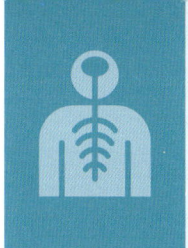

1-4 中風**復健運動**的類型

中風後的動作恢復時期與困難

　　相信讀者已對中風有初步的認識。中風後最明顯的後遺症就是動作喪失，因此必須透過復健運動，找回失去的動作。但復健並非毫無章法的亂運動，而是循序漸進的訓練。

　　中風復健運動類型的選擇，會根據動作恢復的過程分為 3 個時期，第 1 是**軟癱時期**，此時期患者肢體沒有動作、身體軟趴趴的，無法自己做運動。第 2 是**動作部分恢復期**，此時，患者肢體開始有部分動作，但是做得不完全，例如可以舉手但舉不高。第 3 進入到**動作已恢復期**，動作復原良好，但力量不足與靈活度不佳。讀者可以根據不同的時期，選擇不同的運動類型。

表③　中風後的動作恢復時期

軟癱時期	動作部分恢復期	動作已恢復期
患側完全無任何動作，肢體與身體軟癱，多是剛中風時的狀態或是中風較嚴重的患者。	患側肢體開始產生部分的動作，但是角度不會太完整，有些患者會出現肢體痙攣。此階段通常是中風後 3 個月左右或是中風後有中度傷害的患者。	動作已經或接近完全恢復，僅在力量上或靈活度上受到影響，此階段通常在中風半年後或本身中風比較輕微的患者。

不同的能力，搭配不同的運動類型

每個中風患者的狀態相異，需要搭配不同的運動類型，我們可以根據運動的狀態，區分為關節運動、強化運動及抗痙攣運動 3 種（表④）。**關節運動**適合肢體軟癱、無動作或者僅能做出部分動作角度的患者。**強化運動**適合復原情況良好的患者。**抗痙攣運動**適合肢體出現痙攣的患者。

一般而言，軟癱時期因為沒有動作，建議由他人協助做出動作或者用自己的健側帶動患側完成動作。至於已有部分動作恢復的患者，最好先由自己做到最大的關節角度，剩下做不到的再由他人或自己完成。例如手指只能打開一半，剩下的一半再由自己的健側手幫忙打開。

強化運動則是會透過一些姿勢、動作、重量來增加訓練的強度，由於強化運動難度較高，建議先執行關節運動，等到動作熟練以及動作角度正常後，再開始強化運動。若有痙攣的部分則要另外執行抗痙攣運動。

柏堯老師的復健叮嚀

若初期無法知道自己的動作恢復目標，動一動您健側邊的手腳，它們可以動到多少，患側也能以此為目標。

表④　關節運動、強化運動、抗痙攣運動之差異

運動類型	定義
關節運動	執行關節運動的重點在於執行正確的動作與適切的角度。例如正常人可以把手舉高過頭，如果中風患者不能舉高手或者只能舉到一半，我們則會建議先執行肩部關節運動，讓動作與角度恢復正常。也因此，**關節運動適合軟癱時期或動作部分恢復期的患者。**
強化運動	強化運動多用於訓練動作的品質、肌耐力、穩定度、靈巧度。所以患者必須自己執行大部分的動作且幾乎達到完整的角度，有時會加上阻力或重量來增加效果。**適合動作已恢復期或中風後恢復良好者。**
抗痙攣運動	抗痙攣運動多是透過延展肢體來達到放鬆效果，可以說是拉筋的感覺，跟一般運動最大的差異，抗痙攣運動的執行速度要慢，且延展的時間要長，2分鐘以上為佳，所以當**肢體產生痙攣時，便適合使用抗痙攣運動，常用於動作部分恢復期的患者。**

誰能指導患者做復健運動？

看到上面許多專業的名詞與複雜的情況，許多患者不禁感到迷惘。不用擔心，中風復健醫療團隊裡面有醫師、護理師、營養師、心理師以及各種治療師（圖⑤）。這麼多成員中，主要執行患者復健的專業人員有職能治療師、物理治療師、語言治療師，他們會透過不同的方式，指導患者執行復健運動，來達到治療的效果。

◎**職能治療**：職能治療師會透過治療活動、復健運動來訓練患者，恢復執行日常生活任務的能力，例如自己穿衣服、吃飯、上廁所等等，更進一步，治療師會幫助患者回歸生活，讓患者盡可能回到職場或學校，而復健的目標也會跟患者生活中必備的能力有很大的關連。

◎**物理治療**：物理治療師會透過復健運動來強化患者的動作表現，使得患者的動作能力提升，重要的包含肢體、核心肌群的力量、平衡能力等等，藉由物理治療師的專業訓練，可以提升中風後失去的動作能力，進一步能夠使患者恢復病前的狀態。

◎**語言治療**：吃飯跟說話能力是人類的重要技能，中風後可能都會喪失。舉凡口腔的動作、臉部肌肉無力、吞嚥、說話、語言等問題，語言治療師會透過臉部的按摩、臉頰肌肉的復健運動、吞嚥動作的訓練來改善患者的困擾。

治療師面對患者都會先評估，知道患者需要加強的部分之後，再設計復健運動課程，接著開始執行復健。所以每個患者的治療計畫都不盡相同，但是基本的原理是一樣的，也都是以恢復患者最大的身體功能為目標。

多數的中風患者會面臨肢體、語言、身體全面性的失能，但在物理治療師、語言治療師、職能治療師、醫師等專業人員的照料下，配合患者自己努力的復健與運動，通常會有不錯的恢復，千萬不要輕言放棄。

　　接下來我們將介紹身體每一個部位的復健運動，從上肢（手）、下肢（腳）、軀幹（身體）、臉部與口腔等，讓讀者可以根據自己動作不佳的部分，參考書中的運動加以訓練，更能準確地增強不足的部分。讓各位讀者可以利用這些動作，作為自我復健時的參考。

圖⑤　中風復健醫療團隊

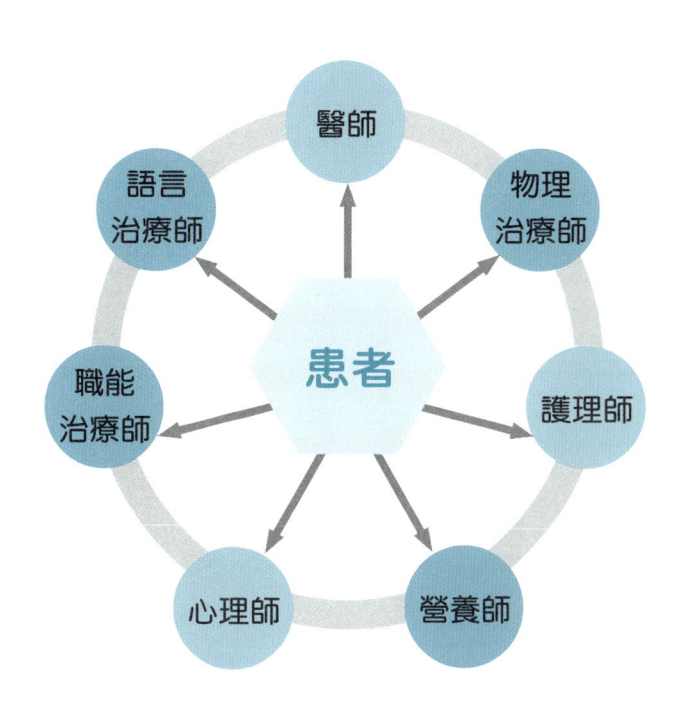

手腳沒有動作還是動作做不好、身體軟趴趴、無法走路等，都是腦中風常見症狀，中風復健運動跟著做，在家中自我訓練，恢復失去的動作。

Part2

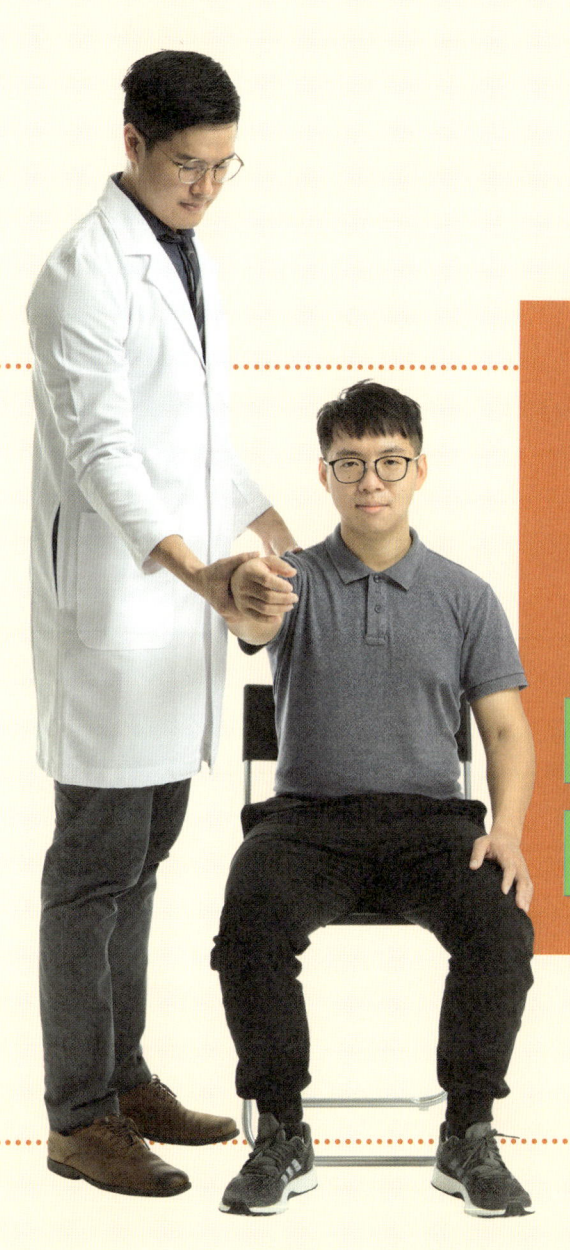

中風復健運動
上肢 · 下肢
軀體居家訓練

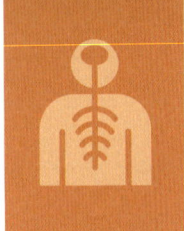

復健動作篇　肩部｜肘部

2-1 上肢功能很重要

上肢近端包含肩膀與手肘，由於此兩處較容易訓練，患者在適當的引導下，通常能逐步找回失去的動作。

中風後上肢近端的動作損傷

中風患者常出現上肢的動作損傷，上肢在臨床會分為上肢近端，如肩膀、手肘，上肢遠端，如手腕、手指。

經驗上，近端若能恢復良好，遠端通常也會有恢復的機會，首先我們將先從上肢近端的居家復健為主題，透過數個實例，介紹上肢在中風後可能會出現的障礙以及如何透過運動改善，讀者們可以先試看看自己能否做到這些動作，鎖定動作不佳的部分加以練習，若已經做得很好，當然也可以再多做一點，讓自己更加進步。

接下來介紹的**居家復健運動**，都是治療師們常用的治療動作，除了有良好的療效外，更重要的是它們簡單不複雜，讀者們可以在家試著做做看喔。

（註：本書示範動作患側皆為右側）

居家訓練運動
上肢復健
部位 肩膀

肩部是上肢運動的根基，具有多方向的關節，活動度非常大，訓練時要留意每個方向的運動。

案例 1：肩膀軟趴趴，完全沒動作時該如何處理？

樊伯伯一臉沮喪的指著自己的肩膀說：「從這裡開始，以下都不會動了，怎麼辦？」樊伯伯從前是個網球好手，但是中風後卻連肩膀都抬不起來，手臂完全不聽使喚。治療師教他與家人使用舉手過頭式、肩膀外展式等運動，找回肩膀失去的動作，歷經 3 周的練習，樊伯伯的肩膀已經能稍微抬高。

練習往前、往上、側邊抬舉是關鍵

肩膀軟癱時，會讓患者十分沮喪，但先別氣餒，肩膀的復健難度比較低，像是把手往側邊抬、手往前及往上抬舉，這些動作不複雜且直覺性較高，透過下方的復健動作及 2 個大原則加以訓練，相信肩膀動作的恢復指日可待。

手不要任意高舉過頭

當肩膀軟癱時，不要任意把手「高舉過頭」是很重要的。這與人體構造有關，正常情況下，當我們把手高舉過頭時，肩胛骨會旋轉，幫忙帶動手臂上舉，中風後患側的肩胛骨無法自行旋轉，所以若在沒有協助的情況下，把手抬高過頭，會讓肩關節夾擠到肌腱，肩膀痛可是會找上門來喔！如要執行高舉過頭的運動，請參考右頁舉手過頭式的要領，避免發生疼痛喔。

患側支撐很重要

手臂平時靠著肩膀肌肉群控制，但中風後無力的手臂就會像吊在半空中，左搖右晃，這種情況容易造成肩膀痛或是肩膀半脫位，因此不要讓手在沒有支撐的情形下胡亂運動。

若有照顧者在運動時，協助扶持患側手臂是最好的，例如在每次動作的最後或是患者已經連續做了5、6下之後幫忙扶起，這些都能減少肩膀過度負荷與疼痛的威脅。照護者可扶持患者的患側手肘與手腕。

昀霖老師的復健叮嚀

肩膀半脫位是指肩膀周圍的肌肉因中風無力，導致肱骨無法固定在關節中的現象，肩膀與手臂間會出現縫隙，出現此情況時，以保護、不引起疼痛為主，例如使用肩膀吊帶或是留意平時的姿勢，勿讓手任意垂掛或是搬動患者時勿直接拉扯手臂等，隨著肩膀力量慢慢恢復，情況會逐漸改善。

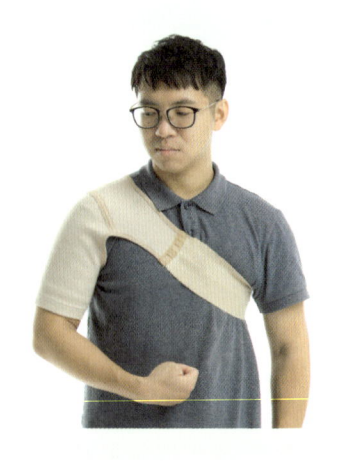

☒ 道具　　☑ 需協助者　　　　　　　　　　掃描看影片

上肢復健▼肩部▼關節

肩部 關節 運動　01 舉手過頭式

適合對象　肩膀無法作出舉手動作者、手部水腫者

動作要領

1. 協助者站在患者的患側邊，一手扶住肩胛骨，一手抓住患側的手腕處。
2. 將患者的手舉高過頭，肩膀上抬的過程中，順勢轉動肩胛骨，直到手臂朝天伸直。
3. 停留在此角度維持 5 秒，再慢慢放下。

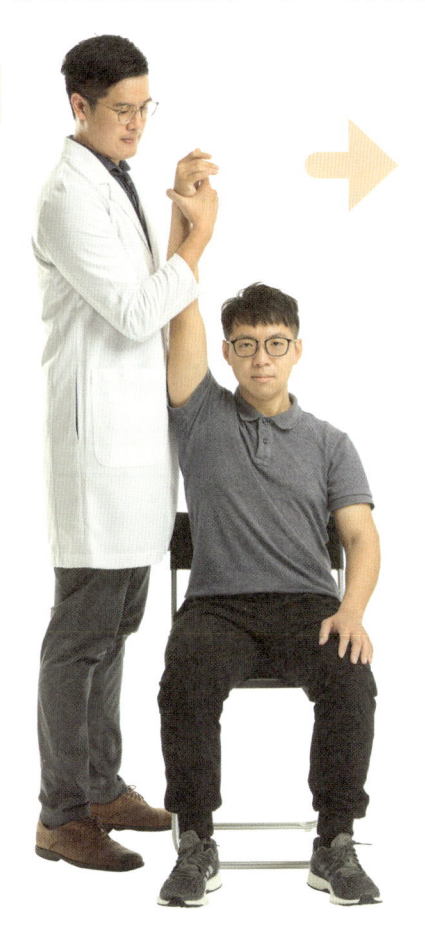

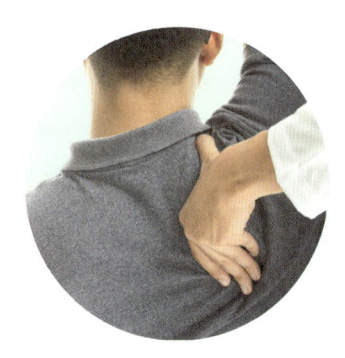

每個動作上下完成為 1 下
每回 10 下　每日 3 回

提醒

- 若手部無主動的動作，協助者務必稍微轉動患者肩胛骨，減少肌腱夾擠的發生。
- 舉手的角度，以患者不感覺疼痛為極限，切勿勉強舉高。

2-1　上肢功能很重要　059

| ☒ 道具　　☑ 需協助者　　　　　　　　掃描看影片

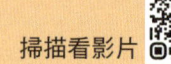

肩部 關節 運動　02 肩膀外展式

適合對象　手臂無法朝身體側邊伸展者

動作要領

1. 協助者站在患者之患側邊，一手扶住患側肩膀，一手抓住患側的手腕處。
2. 將患者的手往前抬舉到水平。
3. 接著把手往身體側邊伸展 90 度，直到手臂在側邊完全伸直為止。
4. 停留在此角度維持 5 秒，再慢慢回到原姿勢。

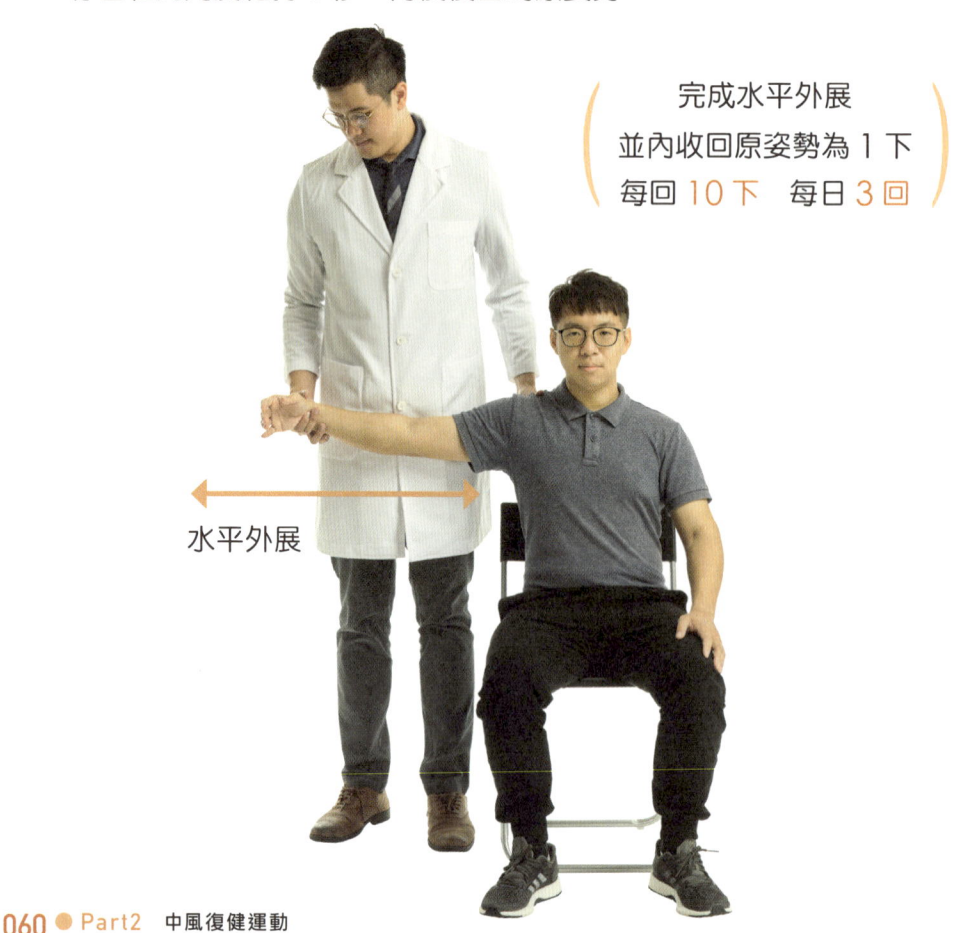

完成水平外展
並內收回原姿勢為 1 下
每回 10 下　每日 3 回

水平外展

案例2：肩膀可稍微抬起，但動作仍不明顯，如何改善？

楊大哥中風初期，肩膀呈現軟癱的狀態，所幸身為體育老師的他，深知運動的重要性，我告訴他，可以先做聳肩動作。接著，他參考雙手抬舉式、手臂平移擦桌運動，努力了半個月，肩膀慢慢能夠抬起來，也能左右移動，雖然動作仍不是很明顯。接著再經過2星期的密集訓練，楊大哥的肩膀已經能自行抬舉至水平位置，並且可以自己平移手臂了。

練習聳肩，再練習把手抬起來！

當肩膀有些微的動作恢復時，患者可先做出聳肩的動作，應鼓勵患者多做聳肩加強復健的效果。接下來，患者可能會發現手臂可以在手肘彎曲的情況下抬高起來，甚至可以摸到自己的嘴巴，表示動作有進步，此時可以參考下列的2項運動繼續加強。

昀霖老師的復健叮嚀

中風患者的動作恢復通常是逐漸發生的，不太可能會一夜之間完全恢復，而且要持續的練習才會越來越進步，所以當開始改覺到動作恢復時，可以高興但千萬不要疏忽，反而應該加緊腳步訓練，讓成效越來越明顯。

☒ 道具　　☒ 需協助者　　　　　　　　掃描看影片

肩部 關節 運動　03 雙手抬舉式

適合對象　肩膀軟癱無動作者、肩膀能稍微活動者、手部水腫者

動作要領

1. 健側手與患側手十指交扣。
2. 透過健側手的引導，將患側手舉起，肩膀抬舉直到水平高度。
3. 停留在此角度維持五秒，再慢慢放下。

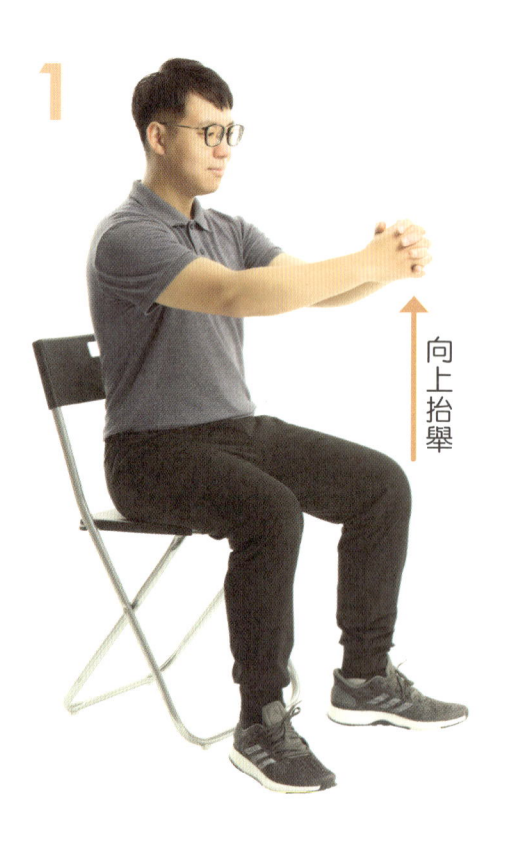

1

向上抬舉

（ 完成抬舉並放回為 1 下
　每回 10 下　每日 3 回 ）

提 醒

- 手舉至水平及可，過高容易造成肩膀疼痛。
- 剛開始練習時，若無法抬舉到水平，抬舉高度可降低一點
- 當患側手稍有動作，健側手提供的協助要減少，盡量鼓勵患者自行出力抬舉。

062　Part2　中風復健運動

道具：毛巾　　需協助者　　掃描看影片

上肢復健 ▼ 肩部 ▼ 關節

肩部 關節 運動　04 手臂平移擦桌運動

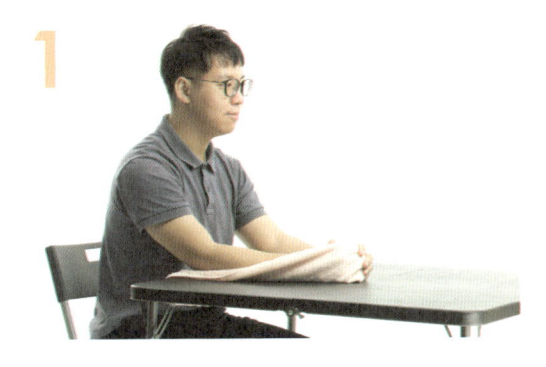

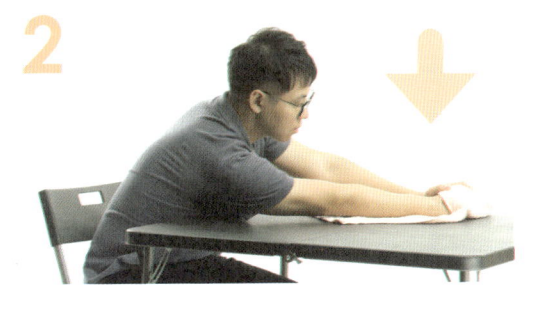

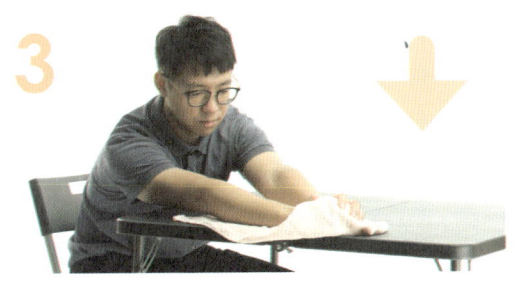

適合對象　肩膀無法左右平移者

1

2

3

完成來回為 1 下
每回 10 下　每日 3 回

動作要領

1. 毛巾置於桌面，將患側手置於其上，為增加固定效果，請把部分的毛巾塞在手掌心並抓穩。

2. 患側手肘微彎，用健側手放在患側手上，透過健側引導，將手臂往左或右側滑動，到了動作角度極限後，再收回原來的姿勢，往另一側滑動。

3. 也可由患側單手進行，以擦桌動作，往患側擦出去，並再向健側擦回來。

提 醒

- 若患側手稍有動作，健側手提供的協助要減少，盡量鼓勵患者自行做出來回擦桌子的動作。
- 肩膀勿過度聳肩，應放鬆執行動作。

2-1　上肢功能很重要　063

案例 3：患側肩膀有動作，但力量不足，如何改善？

陳女士是家庭主婦，中風後努力復健四個月，肩膀與上肢的動作已經恢復，趨於正常，但她發現力量有點不太夠，導致她曬個幾件衣服就覺得手很累，治療師發覺陳女士肌耐力不足，於是教她肩膀前舉式、肩膀側舉式，鍛鍊肌耐力，遵從「肩膀保持水平」及「訓練時以輕重量開始」的 2 個大原則，就這樣持續復健一段時間，陳女士恢復到近乎中風前的狀態。

力量不足就靠重量訓練來加強

肩部有動作但是缺乏力氣的情況常發生在復健的後期，當動作恢復到一定程度，就必須加強肌肉力量與耐力，以增強對日常生活的負荷。

力量我們會分為肌力與耐力，若要強化肌力，重量（阻力）訓練是主要的方式，手部抓握適合的重量，可以有效的提升患者的肌肉力量。

耐力是強調舉起重量並且維持動作的時間，舉例來說，人能拿起一袋三公斤的水果，稱為**肌力**，可以拿著這袋水果維持五分鐘則是**耐力**。不過，除非有特別需求，例如病前是粗重勞力工作者、運動員，否則正常人僅須具備基本的肌耐力即可。

以下 2 個原則希望大家注意，才能確保運動是有效果且安全的。

不要一開始就用大重量來訓練

執行肩部強化運動時，切勿一開始就使用過大的重量，建議先以空手執行，把動作做順暢之後，再配合重量，慢慢增強訓練的強度。避免因為過大的重量導致肌肉或關節的損傷。

適合的重量是多少？一般會建議先以 0.5 公斤開始嘗試，像是一個寶特瓶裝滿水或是小啞鈴，循序漸進到 2 公斤，一旦超過 2 公斤，建議在治療師或運動教練的指導下執行。

肩膀保持水平，不要出現抬高的代償動作

執行肩部強化運動的時候，肩膀保持自然與水平很重要，患者有時為了要把動作角度做得更大或是撐起更重的重量，他們會把肩膀抬起來，我們稱之為**代償**，這種代償動作雖然可以讓患者做出動作，但會影響動作的正確性，旁人若發現務必提醒患者肩膀不要抬起來。另外，運動時不要一開始就用大重量來訓練，先將動作做順暢或是減少重量，都是能夠避免代償動作的方式。

昀霖老師的復健叮嚀

強化運動搭配重量訓練後難免都會感覺到肌肉痠痛，一般來說休息就會改善，若過度嚴重可請求醫師開立藥物或藥膏，減少疼痛感。此外，痠痛的部位會與是否使用到正確的肌肉群有直接相關，患者可以請教您的治療師，做這個動作後哪個部位會痠痛是否正常，如果出現異常的部位時，可能就需要請治療師幫忙檢測一下動作並加以修正。

☑ 道具：寶特瓶（亦可不使用）　　✗ 需協助者　　掃描看影片

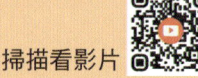

肩部 強化 運動　05 肩膀前舉式

適合對象　手臂已可部分平舉者或已可舉至水平但力量不足者

動作要領

1. 患者將患側手臂向前舉至水平，維持此動作至少 10 秒，接著慢慢放下。
2. 若搭配使用寶特瓶，請直立拿取，並依手部力量大小填裝水量，動作模式與 1 相同。

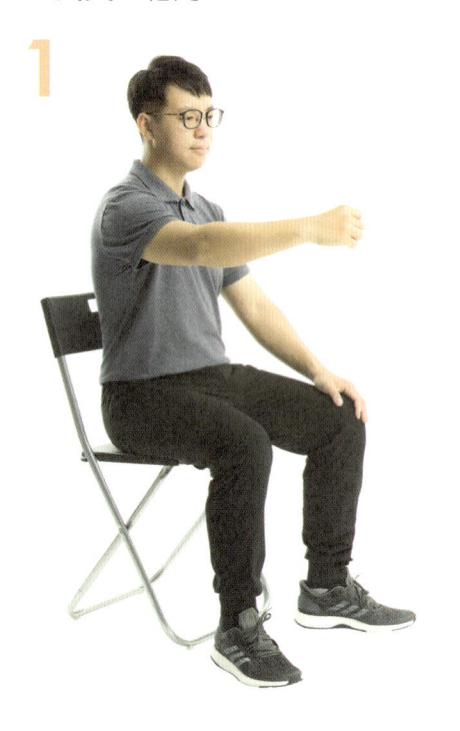

1

2

（每個動作 10 秒為 1 下
每回 10 下　每日 3 回）

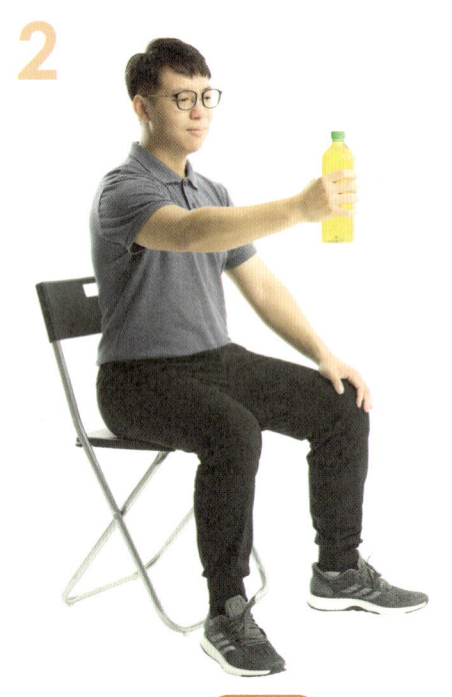

提 醒

- 動作的時間可依程度調整，提高難度則可撐到 15 秒或 20 秒，反之則降低秒數。
- 水平重量可依手部力量增減，建議從半瓶水（約 300cc）開始。若一開始手無法舉至水平高度，可降低抬舉高度。

☑ 道具：寶特瓶（亦可不使用）　☑ 需協助者　掃描看影片

上肢復健 ▶ 肩部 ▶ 強化

肩部 強化 運動　06 肩膀側舉式

適合對象　手臂可做出部分側舉者或已可側舉但力量不足者

動作要領

1. 患側手臂向側邊平舉，掌心朝前，手指微微握拳。維持在此動作，至少10秒，接著慢慢回到原姿勢。
2. 若搭配使用寶特瓶，請直立拿取，並依手部力量大小填裝水量，動作模式與 1 相同。

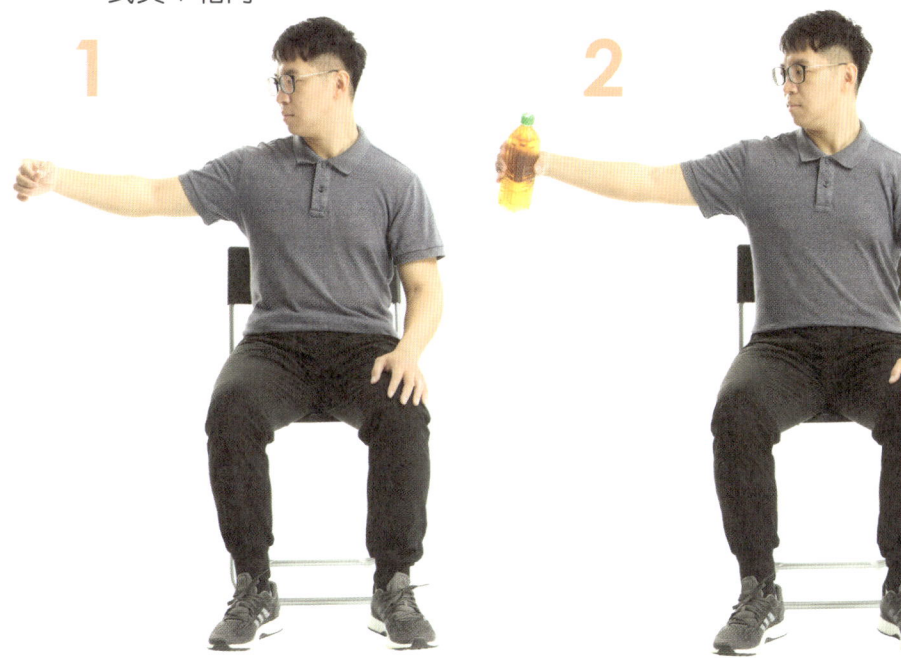

1　　**2**

提 醒

- 動作的時間可依程度調整，提高難度則可撐到 15 秒或 20 秒，反之則降低秒數。
- 水平重量可依手部力量增減，建議從半瓶水（約 300cc）開始。若一開始手無法舉至水平高度，可降低抬舉高度。

（每個動作 10 秒為 1 下
　每回 10 下　每日 3 回）

2-1　上肢功能很重要

居家訓練運動

上肢復健

部位　手肘

除了肩膀還有個重要的關節是手肘，手肘負責彎曲跟伸直。然而許多中風患者會面臨手肘因痙攣而伸不直的情況，痙攣是由於中風會影響到大腦對於肌肉張力的調節能力，進一步引起手肘過度彎曲而無法伸直，除了伸不直外，還因緊繃造成疼痛，如果有手肘痙攣問題，可以嘗試以下幾種運動加以改善。

案例4：為什麼手肘無法伸直，該怎麼處理？

林先生中風多年，手肘的痙攣一直是很大的困擾。他輾轉到本院求診，治療師教導他數個抗痙攣運動，包含RIP拉筋式、交扣手肘伸直式、手肘前伸式，降低了林先生手肘痙攣的干擾。他曾有感而發地說：「為了處理痙攣，試過很多療法，但是做來做去還是運動復健最實在！」

手肘痙攣嚴重時，藥物與伸直運動皆有改善效果

手肘痙攣常會造成患者手肘過度彎曲且緊繃，除影響動作之外，也易引發疼痛甚至關節變形，必須盡早處理。

藥物治療是一種選項，主要有兩種，一種是服用肌肉鬆弛劑，一

種是在痙攣嚴重的肌肉上注射肉毒桿菌，這些方式皆須經過醫師的評估，一般會建議在痙攣嚴重時使用。

另外一個選項則是靠運動。以復健運動來改善痙攣有 3 個原則：

| 拉筋的方向要正確 |

拉筋是對抗痙攣的第一步，拉筋是往痙攣的反方向拉，患者的手肘常是彎曲且緊繃，此時我們只要施加外力把手肘伸直，維持在此角度兩分鐘，患者會明顯感受到手肘放鬆了。

| 拉筋的速度要慢 |

拉筋的要訣就是「**慢**」，拉的速度太快會導致痙攣更加嚴重，適切的速度是患者的手從彎曲到伸直大約在 3 － 5 秒左右，並且停留在最大伸直角度 2 分鐘，接著再慢慢回復原來的姿勢。千萬不要速度過快或者反覆彎曲與伸直，這只會讓痙攣程度不減反增而已。

| 主動運動才是對抗痙攣的重點 |

很多人會問：「對抗痙攣只要每天拉筋就可以了嗎？」沒這麼簡單，拉筋只是暖身，重點是拉完之後的運動，能夠做出動作，表示大腦有本事可以把痙攣控制好，所以千萬不要拉完就休息，趁著拉完筋，肢體還柔軟時，趕緊做第 071 ～ 072 頁的交扣手肘前伸式或手肘前伸式，能有效對抗痙攣喔！

☒ 道具　　☑ 需協助者　　　　　　　掃描看影片

手肘 抗痙攣 運動　07　RIP 拉筋式

適合對象　手肘痙攣嚴重者

動作要領

1. 協助者站在患側，慢慢將患側手往外打開。
2. 使患者手肘、手腕、手指伸直。
3. 維持在此姿勢 2 分鐘，完成後回到原姿勢。

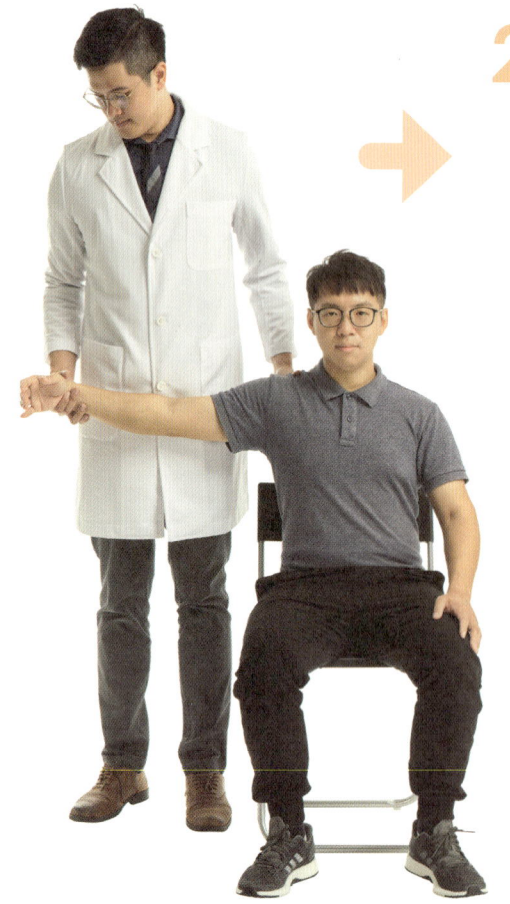

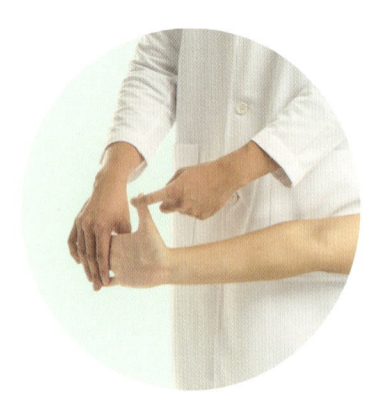

1

2

(每次 2 分鐘為 1 回
每日 5 回)

― 提　醒 ―

- 拉筋時若過度疼痛，請減少拉筋角度。
- 若手肘關節已變形，做到患者最大動作角度即可，不須過度拉筋。

☒ 道具　　☒ 需協助者　　　　　　　掃描看影片

上肢復健 ▸ 手肘 ▸ 抗痙攣

手肘 抗痙攣 運動 08 交扣手肘前伸式

適合對象　手肘有痙攣者

動作要領

1. 健、患側手十指交叉扣置於胸前。
2. 由健側手引導將患側手，往前把手肘拉直。
3. 停留在此角度維持 5 秒，再慢慢回到原姿勢。

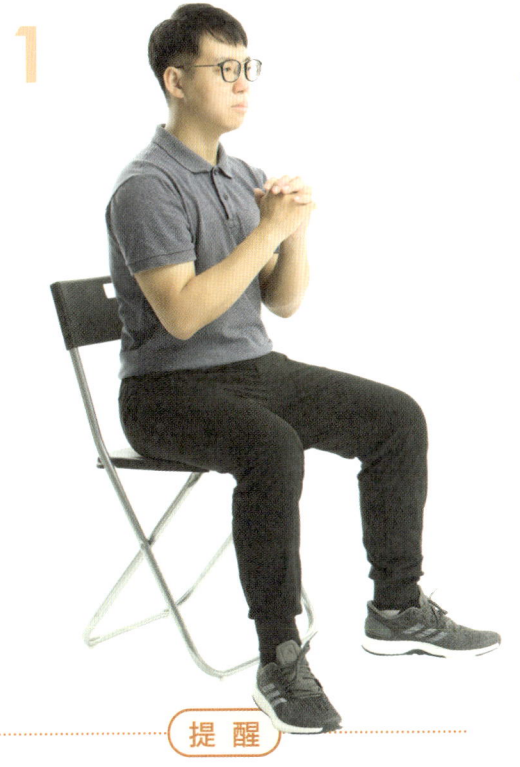

1　　**2**

提 醒

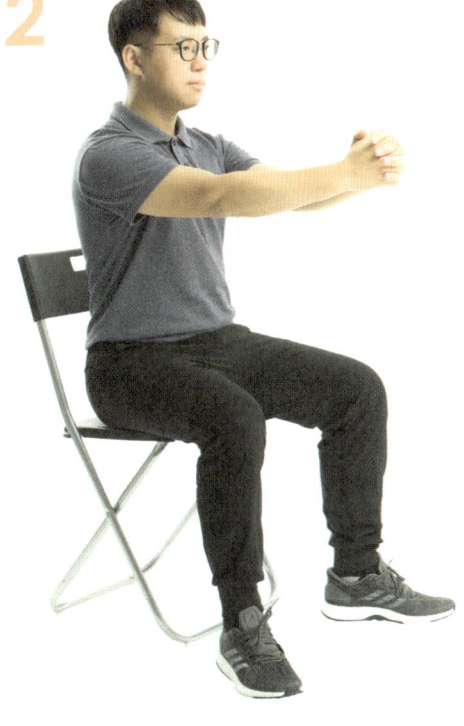

- 手的高度勿超過眼睛，避免肩膀疼痛。
- 動作不宜過快。

（完成手肘伸直並收回為 1 下
每回 10 下　每日 3 回）

2-1　上肢功能很重要　071

☑ 道具：毛巾　☒ 需協助者　掃描看影片

手肘 關節 運動　09 手肘前伸式

適合對象　手肘可部分伸直且有痙攣者

動作要領

1. 毛巾置於桌面，將患側手置於其上，為增加固定效果，請把部分的毛巾塞在手掌心並抓穩。
2. 患側手肘微彎，健側手放在患側手上，透過健側引導，將手臂往前滑動伸直，到了動作角度極限後，維持 10 秒鐘，再往收回到原來的姿勢。

1

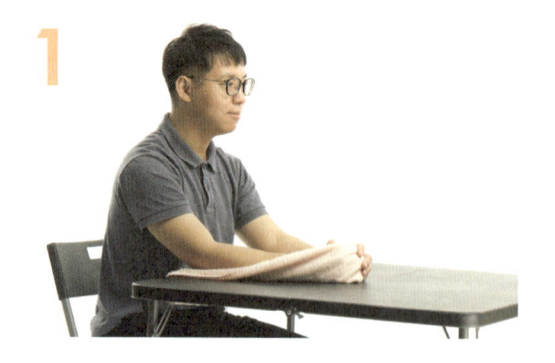

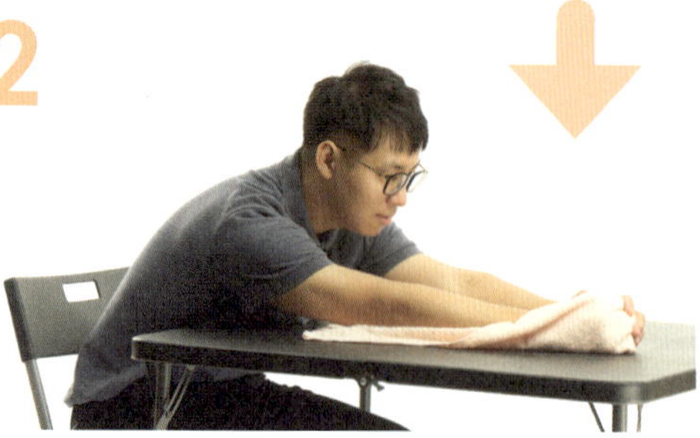

2

（完成手肘伸直並收回為 1 下
每回 10 下　每日 3 回）

提 醒

- 手肘盡量伸直，若無法完全伸直可由健側幫忙推直。
- 維持的秒數可以增加，最高可到 2 分鐘，時間越長，伸展的效果越好。
- 若患手有伸直動作時，要盡量鼓勵患側運動，減少健側的協助。

上面提供了訓練上肢近端的方法，讀者可根據自己的情況選擇適合的活動，難度（次數、回合數）可隨患者能力強弱調整。肢體近端若能恢復良好，遠端通常也會有恢復的機會，因此，上肢近端強調的是肩膀能夠抬舉並且有適當的活動能力，以及手肘能夠伸直並放鬆，若有這兩個條件，表示動作有不錯的進展，也表示手部遠端會更有訓練的潛力。

昀霖老師的復健叮嚀

拉筋真的是越痛越好嗎？

合理的拉筋不會造成過度疼痛，肢體應該感覺緊緊、痠痠的，當然，僵硬的關節剛開始拉會有輕微的疼痛感，通常多拉幾下就會舒緩，拉筋太痛反而會造成反效果，要特別注意！

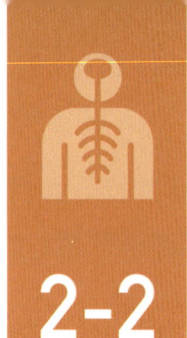

復健動作篇　手腕｜手掌｜手指

2-2 恢復**手部精細動作**

上肢遠端也就是手指、手腕等部位，其神經支配複雜，讓人能做出細膩的動作，如彈鋼琴、縫紉。過於複雜的神經網絡也導致中風後的恢復往往不如預期，但透過適當的訓練，還是有機會可以找回失去的動作。

上肢遠端的動作損傷

上一篇談到上肢近端，接著介紹上肢遠端（手腕、手指）的重要性，手腕與手指牽涉到抓放物品的動作，因此手功能不佳易導致生活的障礙。本章將透過數個實例，介紹上肢遠端在中風後可能會出現的障礙，並且教導讀者如何透過運動改善，與上肢近端一樣，讀者們可以先試看看自己能否做到這些動作，鎖定動作不佳的部分加以練習，若已經做得很好，當然也可以再多做一點，讓自己更加進步。

居家訓練運動

上肢復健

部位 手腕

手腕有兩個比較重要的動作，彎曲（下垂）跟伸直（上翹）。由於肌腱構造的關係，手腕會連帶影響手指的動作，如果手腕的動作不夠流暢，手指也沒辦法靈活操作，所以手腕訓練是很重要的。

案例 5：手腕總是不靈活，該如何訓練？

葉阿姨中風前是某公司的文書人員，有天，疑惑地問我：「老師，手腕如果不練好，手指是不是也會受限制？」我訝異的說：「阿姨，你怎麼會注意到的？」葉阿姨回答：「我那天練習拿辦公桌上的迴紋針時，發現手腕垂垂的，手指比較不好開合，如果手腕撐起來，手指的動作會靈活一些。」阿姨的感覺是對的，後來，我們發現葉阿姨的手腕可以微微的上翹跟下垂，所以教她左右彎手腕式、翹手腕式，經過數個月的練習，葉阿姨的手腕動作變得更流暢，連帶手指動作都有進步。

手腕下垂不是好動作，撐起來就對了！

手腕的動作比較小，在治療過程中，多數的人會忽略手腕，但手

腕動作的確是會影響手指的抓握。您可以試看看，當手腕下垂時手指會不自主地開啟，干擾抓握的品質。所以無法有效控制手腕，手指的動作將受到很大的限制。手腕下垂不是很好的動作表現，可以透過撐起手腕甚至上翹的動作，來加強手腕的動作。

｜建立手腕關節活動度為首要目標｜

多數的中風患者都手腕都會呈現下垂的彎曲狀態，可能是軟癱無力或是痙攣導致，這常讓患者的手腕非常僵硬且無法撐平，所以手腕的訓練應該先以關節運動做出關節活動度，進一步才能練習主動翹起、下垂手腕。

☒ 道具　　☒ 需協助者　　　　　　掃描看影片

上肢復健 ▸ 手腕 ▸ 關節

手腕 關節 運動　10 左右彎手腕式

適合對象　手腕無動作或只有些微動作者

2

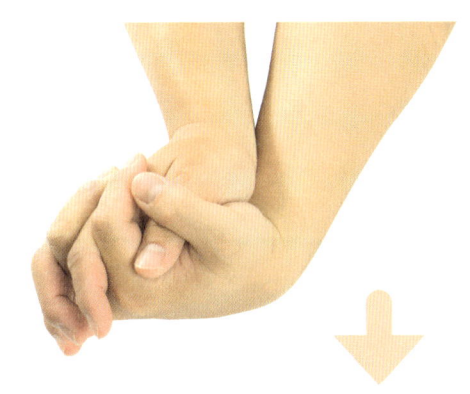

3

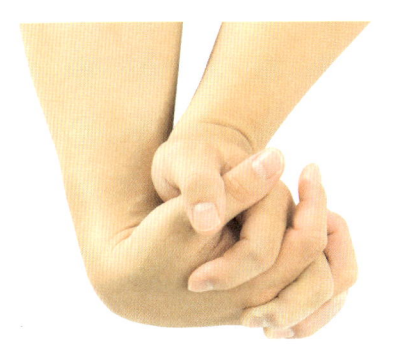

動作要領

1. 患者健側、患側十指交扣。

2. 慢慢以健側手引導患側手腕向右彎到最大角度後，停留 3 秒。

3. 再將手腕向左彎到最大角度後，停留 3 秒，接著返回原姿勢。

提 醒

- 若患側手稍微有動作，健側手提供的協助則要減少，盡量鼓勵患者自行左右彎曲。
- 此動作也可由他人協助將患側手腕左右彎曲。

（ 手腕左、右彎為 1 下　每回 20 下　每日 3 回 ）

2-2 恢復手部精細動作　077

☑ 道具：寶特瓶（亦可不使用） ☒ 需協助者　掃描看影片

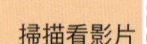

手腕 強化 運動　11　翹手腕式

適合對象　手腕已有部分動作者或手腕動作近乎正常，但力量不足者

動作要領

1. 患者將手臂稍微懸空並伸直，掌心朝下，手腕往上翹，此時可以順勢將手指握起。

2. 接著手腕向下彎，順勢將手指放鬆，接著回到原來的姿勢。

3. 此動作可配合寶特瓶進階訓練，請水平握好寶特瓶，配合上述 2 點操作方法練習。

（　上翹、下彎完成為 1 下
　　每回 10 下　每日 3 回　）

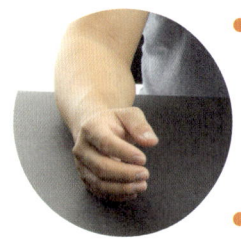

提 醒

- 若手腕動作不明顯，可嘗試將手腕側向置於桌上接著再做出動作，此作法可以免除地心引力的干擾，減少難度。

- 若手腕動作已進步，可以搭配裝水的寶特瓶，提升力量。

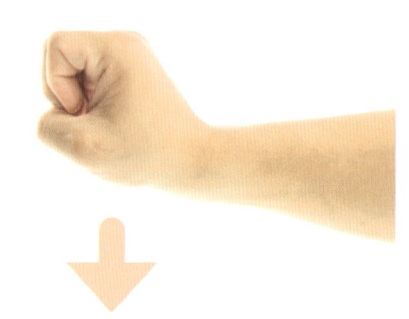

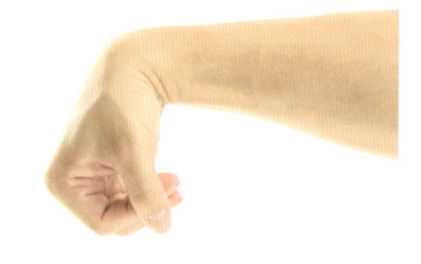

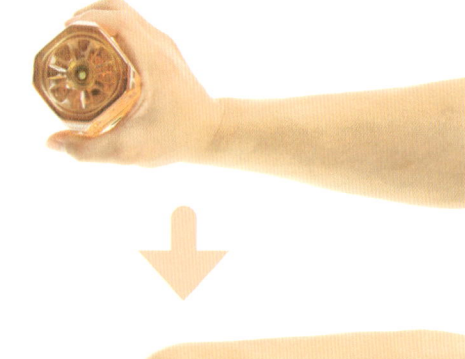

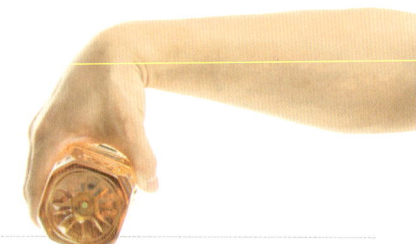

居家訓練運動

上肢復健

部位 手掌與手指

手掌與手指可說是上肢最難訓練的地方，常會出現無法翻動手掌或無法抓握東西的問題，由於神經支配相當精密，一旦中風，復原難度高，恢復的程度往往不如預期，但別太快放棄，運動很重要。除了有找回動作的正向效益之外，也可以避免關節攣縮的問題。

案例 6：手掌不太會翻動，該怎麼訓練？

劉媽媽平常問題不太多，總是默默的復健，有天，她突然問了我一個問題：「老師，我現在可能連門都開不了。」經過詢問，劉媽媽說她發現她的手掌無法翻動，擔心以後連用鑰匙開門都做不到，所以有些灰心。我評估後教了她一招手掌翻動式，讓她自己練習，半個月之後，劉媽媽的手掌竟然可以微微的翻動。

透過前臂帶動手掌翻動

手掌的翻動其實是來自於前臂的轉動，所以可算是一種手臂的強化運動，我們可以練習，以前臂出力將手腕一起翻過來，此時要注意手腕放輕鬆，跟著轉動不要過度用力，避免緊繃狀態下無法順利翻動。

（註）前臂是指手肘以下到手腕的這個肢段

☑ 道具：寶特瓶（亦可不使用）　☒ 需協助者　掃描看影片

手掌 強化 運動　12　手掌翻動式

適合對象　手臂無法翻動者、能部分翻動者或有動作但力量不足者

動作要領

1. 將患側手置於桌上，手心朝上。
2. 透過前臂出力翻動手掌，直到掌心朝下。
3. 前臂再出力將手心翻回朝上的位置。
4. 此動作可配合寶特瓶，請將寶特瓶握好，前臂微微懸空，依上述3點步驟執行。

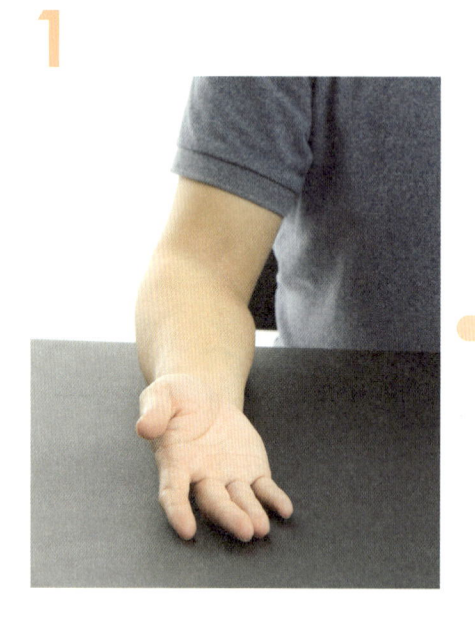

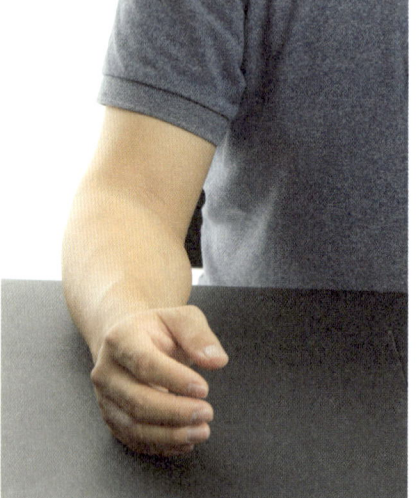

1

2

上肢復健 ▼ 手掌 ▼ 強化

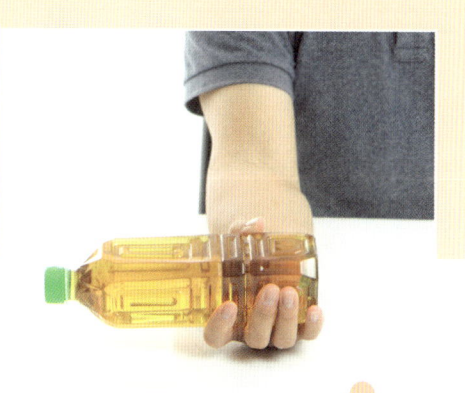

提 醒

- 若完全無法翻動者，可由旁人協助翻動。

- 有動作者可手持寶特瓶，建議先裝水 300CC，增加難度。

- 若無法一次翻到位，可以先翻到一半，接著再完成，難度會較簡單。

- 若動作進步，前臂可稍微懸空，難度會增加。

(手心朝上、朝下翻動，
回到原姿勢為 1 下
每回 20 下　每日 3 回)

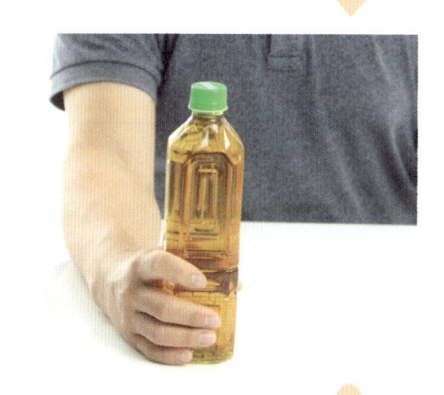

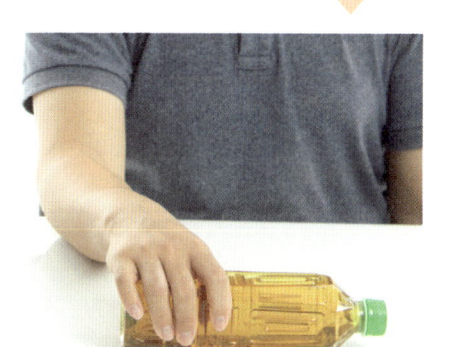

2-2　恢復手部精細動作　081

案例 7：患側手指軟趴趴沒動作，怎麼辦？

林伯伯中風後非常勤勞的復健，肩膀動作恢復的不錯，但手指的狀況卻不甚理想，輾轉到本院，經過評估發現他的手指仍十分癱軟，雖然他很努力地想把手握起來，手指始終沒有反應。

在治療師的詢問下，林伯伯才說，之前他太專注於走路跟肩膀的復健，卻忽略了手指。不過沒關係，只要肯動就有機會恢復，於是治療師教他跟他太太包拳式、掌指關節彎曲式，讓他們自己練習，過了幾個月，林伯伯的手指開始有些彎曲的動作了。

中風初期手指全部握拳及放鬆

手指有許多小關節，在軟癱的情況下，手指分開運動很沒效率，所以建議一開始可以透過像握拳、放開的方式，將全部的手指一起活動，使手指頭同時彎曲，接著伸直。

昀霖老師的復健叮嚀

手指不但沒動作，而且關節還很僵硬，是什麼情況？

這情況常出現在沒有復健的患者上，手指長期沒有運動會導致韌帶、肌腱失去彈性，進而引起關節僵硬，已經發生的患者，可以透過手指關節運動加以改善，但是嚴重僵硬甚至併發水腫、疼痛的患者，建議先尋求醫師診斷，再由治療師協助治療。其實只要規律的活動手指，通常可以避免手指關節僵硬。

☒ 道具　　☑ 需協助者（亦可自行練習）　　掃描看影片

手指 關節 運動　13 包拳式

適合對象　手指無動作者、手部水腫者

上肢復健 ▼ 手指 ▼ 關節

動作要領

1. 患者以健側手將患側的手指握拳包緊，停留 10 秒鐘。
2. 慢慢以健側手將患側手鬆開，將患側手指拉直後停留 10 秒鐘。
3. 再從步驟 1 重複此運動。

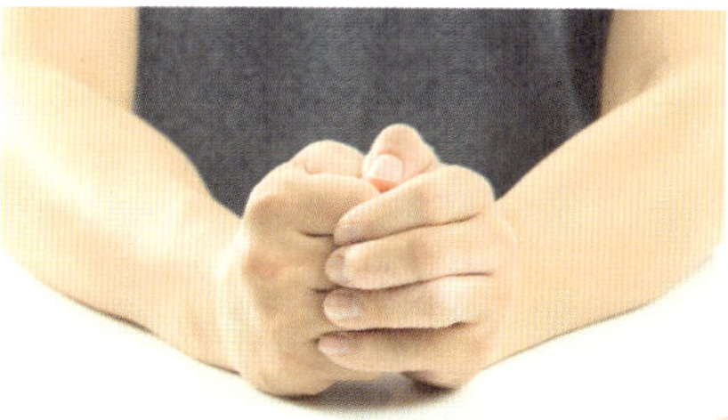

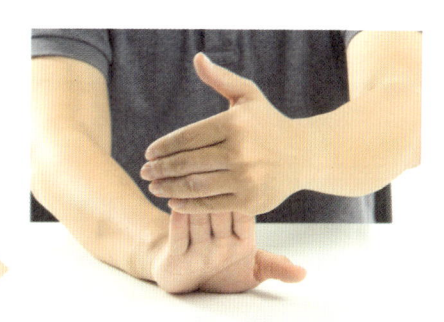

握拳鬆開為 1 下
每回 20 下
每日 3 回

提醒

- 此動作可由他人協助握緊與放鬆，打開患者之手指關節。
- 健側手包拳時，須稍微施加一點壓力於患側手指上。

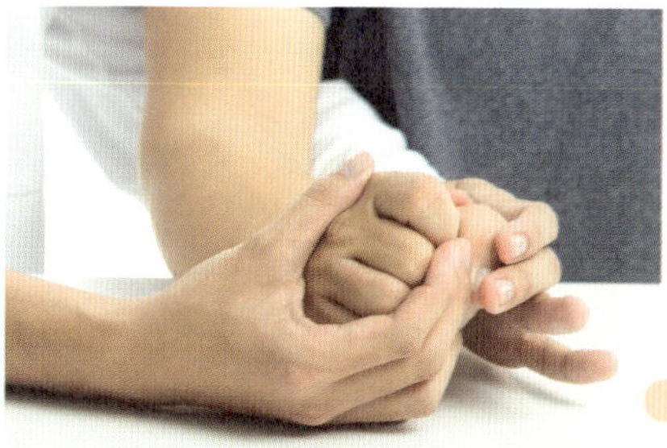

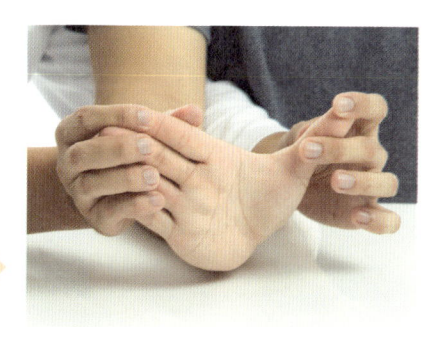

2-2　恢復手部精細動作　083

☒ 道具　　☑ 需協助者（亦可自行練習）　　掃描看影片

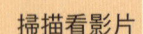

手指 關節 運動　　14 掌指關節彎曲式

適合對象　手指無動作者、手部水腫者

動作要領

1. 此動作可由協助者幫忙執行。

2. 一手固定患者之手掌，一手彎曲患者之掌指關節，彎到最大角度後停留 5 秒，最後伸直其手指。

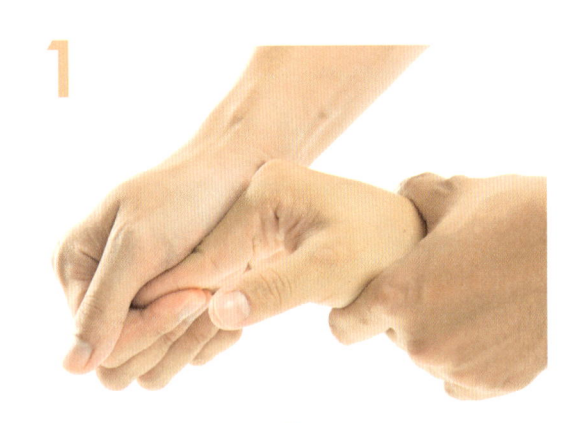

（每個動作完成為 1 下
每回 10 下　每日 3 回）

提醒

- 此動作也可由患者自己進行復健動作。患者可將患側手心朝上，平放於桌上，將健側手指伸到患側手背下方，以健側手彎曲患側掌指關節直到最大的角度，停留 5 秒鐘後慢慢將手指伸直。

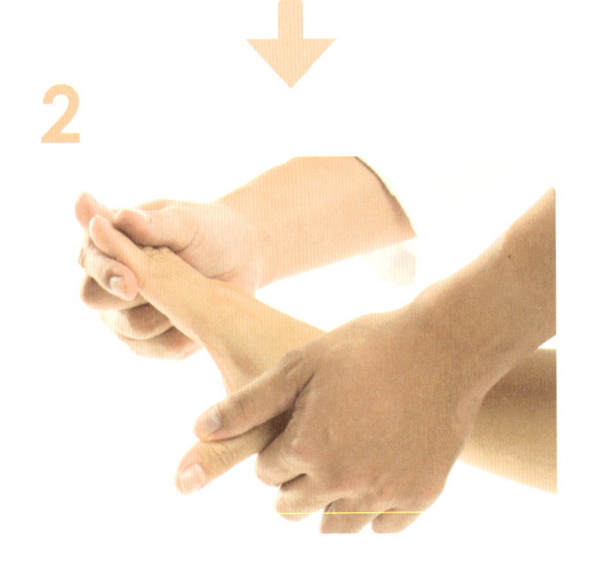

1

2

084　●Part2　中風復健運動

案例 8：手部有動作但是握力不夠，該如何訓練？

吳老師是國中數學老師，中風後恢復得不錯，我認為他應該不需要再復健，但是有天，他默默地拿起治療室旁白板的板擦，才剛舉起板擦便直直落下，再拿一次還是拿不住，此時才發現，吳老師的手雖然有動作，但是握力不足，如果不改善，他回到學校教書的願望會有所阻礙。

握力靠握拳，配合阻力訓練可鍛鍊力氣

當手部能做出流暢的抓握時，除了持續增加手指訓練外，強化握力也是很好的目標。先從用力握拳開始，再增加阻力提升訓練的強度，市面上有許多握力訓練的器材，例如握力器，此外，也有一些日常物品是可以運用的，像是報紙、網球都是很好的素材。

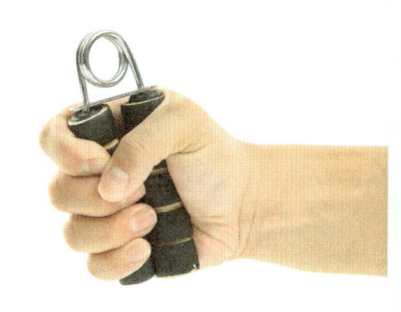

昀霖老師的復健叮嚀

手指抓握動作不完全，就先別用握力器訓練，動作要先完整的做出來，才可以加上阻力進行強化運動訓練。

☑ 道具：握力器（亦可不使用） ☑ 需協助者　掃描看影片

手指 強化 運動　**15** 握拳運動

適合對象　手部有動作但無力者

動作要領

1. 將患側手用力握拳。

2. 維持 5 秒鐘並慢慢放開。

3. 此動作也可配合市售之握力器或是握力球執行。

1

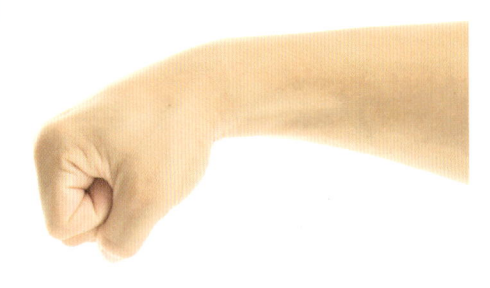

2

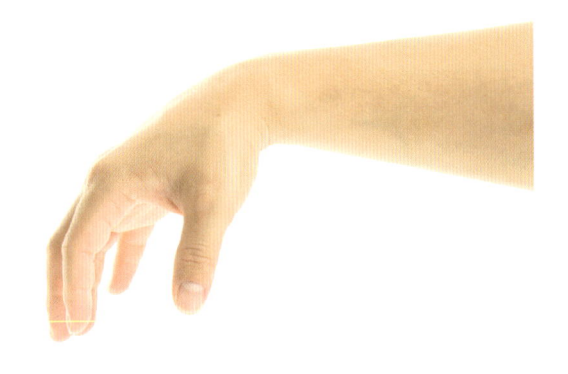

（ 每握緊、放鬆為 1 下
每回 20 下　每日 3 回 ）

提 醒

- 握力器宜以較輕的阻力開始訓練。
- 建議可以從阻力磅數 5kg 的握力器開始練習。

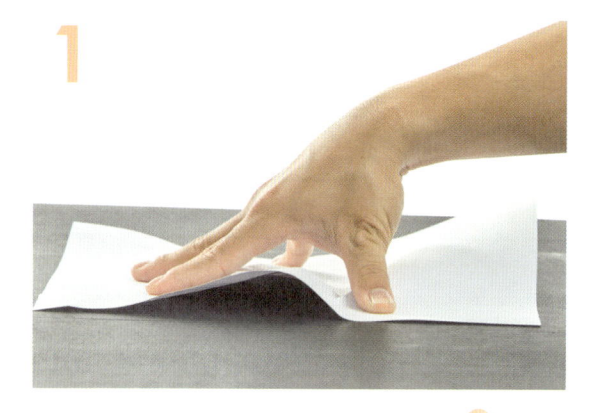

☑ 道具：白紙或報紙一張　　☒ 需協助者　　掃描看影片

上肢復健 ▼ 手指 ▼ 強化

手指 強化 運動　**16** 揉捏紙球

適合對象　手部有動作但手指無力者

1

2

動作要領

1. 將紙放置於桌面，並將患側手放在紙上。

2. 以五隻手指抓握的方式慢慢將紙揉成紙球。

3. 將紙球用力捏緊。

―― 提 醒 ――

- 要求患者將紙團揉緊。
- 若要增強難度，可給予較大或厚的紙，需要較大的力量。

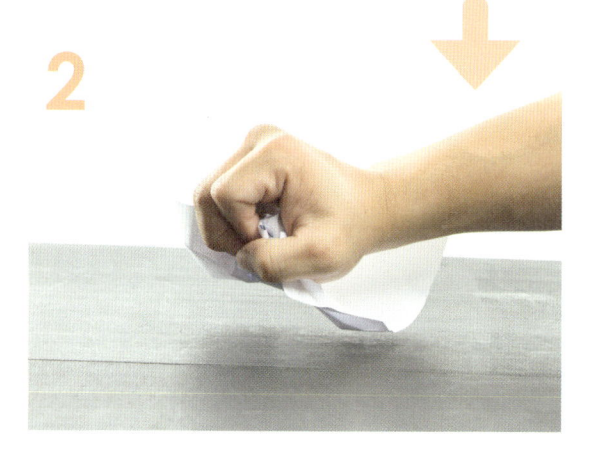

（ 每個紙球完成為 1 次
每回 20 次　每日 1 回 ）

2-2　恢復手部精細動作　087

案例 9：手指痙攣嚴重，可以如何改善？

顏先生是一名廚師，中風後右手受到嚴重的痙攣干擾，讓他遲遲無法回歸職場，因此我先幫他製作了手部副木供其穿戴，再加上之前提過的 R.I.P 拉筋式，經過半年的治療，顏先生的手指痙攣改善了，甚至還可以稍微做出手指伸直的動作，讓他非常有成就感。

對抗手指痙攣仰賴拉筋、運動以及副木穿戴

手指痙攣處理的原則仍是主動運動搭配被動的拉筋，多數的情況，手部的痙攣是手肘、手指一起出現的，因此典型的痙攣患者，手肘、手指都會受到干擾，痙攣處理的原則是一樣的，所以當我們處理手肘問題時，也能一併改善手指的痙攣（請參考第 070 頁的手肘抗痙攣運動 RIP 拉筋式）。

針對手指的痙攣，臨床上常會利用靜態（休息）型副木（Resting Upper Splint）給予正確的擺位，進而對抗手部的痙攣，這類副木可以透過復健科醫師轉介，由職能治療師為患者量身製作，是健保給付的器材，可有效預防關節變形。

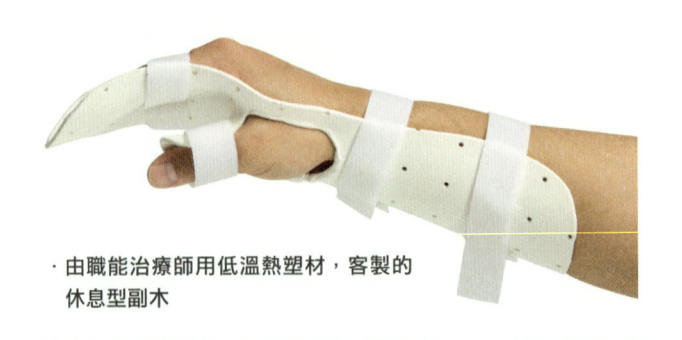

· 由職能治療師用低溫熱塑材，客製的休息型副木

另外也可以選擇使用拉筋型矯具（如下圖），提供手指適當強度的拉筋，脫下後搭配手指主動運動，像是握拳運動等，可以有效減緩手指張力的影響。

此外，動態矯具（請參考第 322 頁）則是透過有彈力的纜繩牽拉手指，進而讓患者加強手指的動作，已在許多研究中被證實，對於手部痙攣問題有良好的療效，只是因製作的難度較高，並非每個院所都能為患者製作，建議先上網搜尋哪一家醫院有相關資源，再行前往製作，避免白跑一趟。

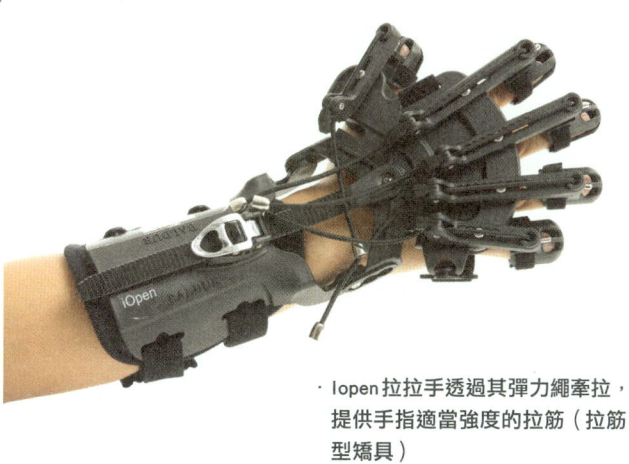

· Iopen 拉拉手透過其彈力繩牽拉，提供手指適當強度的拉筋（拉筋型矯具）

昀霖老師的復健叮嚀

上肢遠端訓練需要耐心與專注。要提醒大家，所有的動作都應以日常生活功能為目標，重點不在於你的手指能動得多快，而是要有實際的用途。就像手指訓練，最終能運用在像是轉遙控器、拿餅乾吃等生活技能上，這才是復健的主要目的。

案例 10：患側手指靈活度不佳，可以做些什麼活動？

李媽媽是家庭主婦，中風之後努力復健，動作漸漸沒什麼大問題，有天，她面有難色的跟我說：「老師，我碰上了一個困難，我現在挑菜很慢，而且挑得不好，家人常常會吃到老梗。」一聽我就明白，原來是手指不靈活，這問題不困難，因此我教她手指數字操、手指對掌式，讓她可以在家練習。

專注且反覆練習，手指靈活度自然提升

中風患者恢復的最後一個階段，往往會面臨到手指不靈活的問題，例如：拿餅乾時會滑掉、扣釦子的時候抓不穩，這表示動作雖然恢復但不代表靈活度的進步，唯有透過專注與反覆的訓練，才能改善手部的靈巧度。

實際的情境也很重要，根據**任務導向訓練**的原則，當患者強化手指靈活度一段時間後，應該配合使用日常生活的實體訓練，例如直接使用餐具、拿零錢、杯子等等，透過實境來促進訓練效果，使患者能夠更加進步。

| 道具 ☒　需協助者 ☒　　　　　　　　　掃描看影片

手指 靈活度 運動　17　手指數字操

適合對象　手部有動作但不靈活者

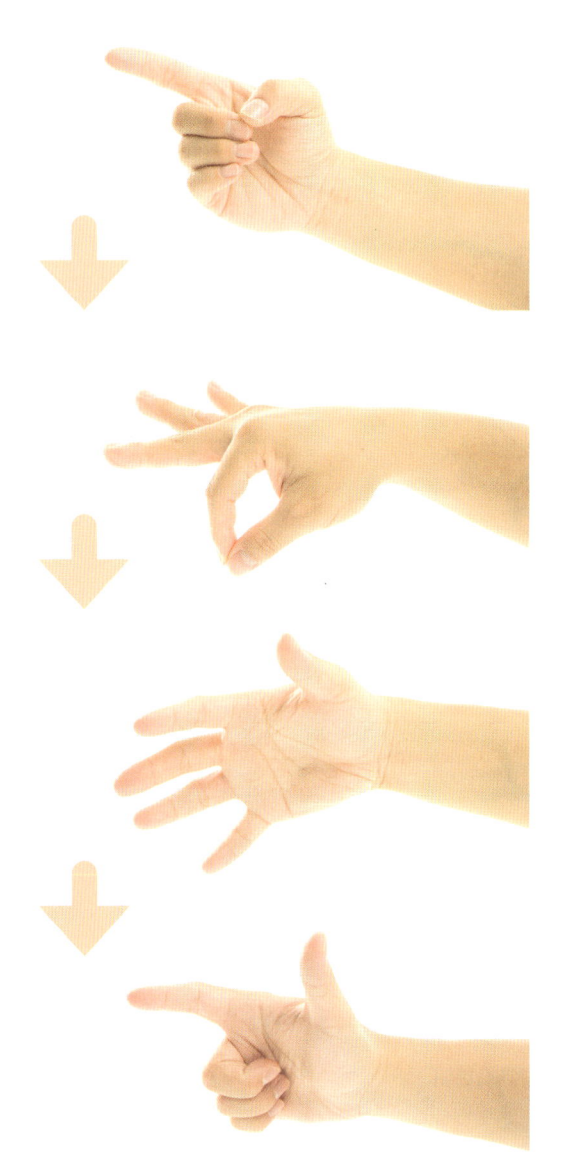

上肢復健 ▼ 手指 ▼ 靈活度

動作要領

1. 患手置於桌上或懸空。

2. 依序比出一、三、五、七的動作，速度適中一致。

3. 比完七之後再回到一，依序執行。

（　四個數字比完為 1 回
　　　每日 5 回　）

提 醒

- 比三的時候，拇指與食指可以盡量呈現圓一點。
- 由於是連續動作，一開始速度放慢，熟練後可加快速度。
- 熟練之後可以隨時隨地練習，不一定要把手放桌上。

2-2　恢復手部精細動作

☒ 道具　　☒ 需協助者　　　　　　　　掃描看影片

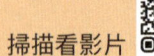

手指 靈活度 運動　18　手指對掌式

適合對象　手部有動作但不靈活者

動作要領

1. 患側手置於桌面上或懸空。

2. 患側手心朝上，姆指依序碰觸各手指，從食指開始、中指、無名指、最後到小指。

3. 再逆向依序碰觸回到食指。

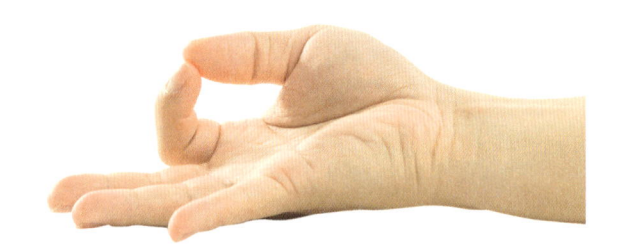

（ 完成一循環為 1 回
　　每日 10 回 ）

提　醒

- 一開始速度放慢，隨著熟練度增加，可加快速度。

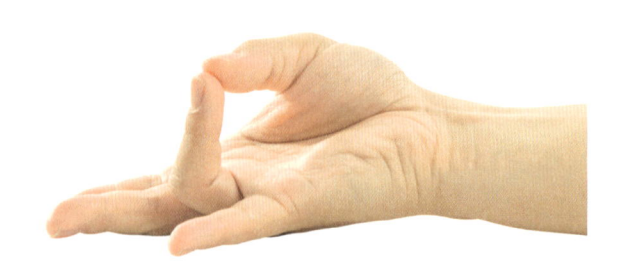

復健運動 Note

將一些小要領，
記錄下來！

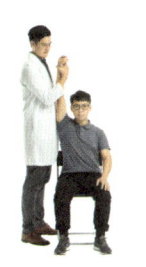

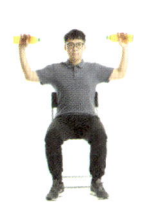

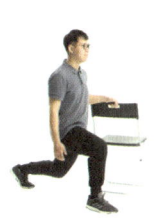

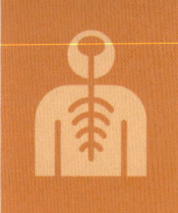

復健動作篇 大腿｜膝蓋｜腳踝

2-3 下肢功能很重要

下肢動作因為神經支配網絡較單純，下肢動作恢復的情況常會比上肢還理想，若勤加訓練，通常可以重拾走路的能力，這將有助於患者回歸日常生活。

走路是影響生活自主的關鍵

多數的中風患者，首要之務都希望能恢復走路的能力。因為**走路是影響生活自主的關鍵，能夠自行走路的話，日常生活也能更獨立**，不用凡是仰賴別人。而想要能走路，下肢動作的復健就很重要了，與上肢復健的概念相同，沒動作時，我們可以透過協助者進行被動運動找回動作，有動作的患者也可藉由強化運動，促進動作品質。

走路是下肢的各種動作組合起來的，大腿、小腿、腳踝，各部位的動作互相配合，因此一開始治療師都會教導患者把基本的下肢動作練好，如果沒有這麼做，之後訓練走路時容易出錯。以下會依照不同的部位，提供數個治療師們常用的下肢運動，讓患者可以在家裡自行練習，這些動作都很淺顯，並且很有效果。切記，慢慢的把動作做出來才是重點，如果暫時沒有辦法做到也不用灰心，可以請家人協助，但務必要自己嘗試做出動作！

居家訓練運動

下肢復健

部位 大腿

大腿可以做出多方向的動作，像是向前踢、向後抬、側邊抬腿、往內夾等。由於下肢動作多與大腿有關，所以大腿的動作練好，下肢的動作表現便不會太差。

案例 11：患側大腿無法彎曲抬起，該怎麼辦？

歐大哥坐在輪椅上看著我，我請他把大腿抬起來，只看他用盡全身的力氣，大腿僅離開椅面一點點，歐大哥有點不服氣地問我：「我已經很出力了！」我回答：「看得出來，但我們可以換個方式練習。」於是我教了歐大哥大腿伸彎式、躺姿抬腿式，讓他增強大腿的彎曲、抬起動作，經過幾個月的練習之後，歐大哥已經可以坐著練習抬腳。

訓練大腿彎曲並撐住，效果更明顯！

患者大腿仍無法自行彎曲時，可以先協助他做出彎曲的動作，彎曲之後，請患者撐在這個角度幾分鐘，這個訓練的關鍵不只是做出彎曲的動作，還有維持也非常重要，因此，我們在引導患者做出動作後，也要提醒他撐住！

｜先躺著練再坐著練｜

大腿彎曲訓練時，考量安全通常會建議先躺著練習，也較容易做出動作。等到動作熟練之後，可以慢慢學習坐起來做。

｜出力撐住很重要｜

出力撐住可以讓肌肉持續用力，同時專注去感受肌肉出力的感覺，幫助大腦未來更熟練地做出動作唷！

昀霖老師的復健叮嚀

下肢動作是走路的基礎，若能夠讓患者把下肢動作的基本功練好，有助於未來走路時的順暢度。反之，在下肢動作尚不熟練之前貿然開始走路，將容易養成不良的走路姿勢，甚至造成關節的疼痛，要特別留意。

| 道具 ❌ | 需協助者（亦可自行練習） ✓ | 掃描看影片 |

大腿 關節 運動　19 大腿伸彎式

適合對象　大腿軟癱無動作者

動作要領

1. 患者躺下伸直雙腳，慢慢將患側膝蓋彎起，腳板平貼於床面。
2. 慢慢將膝蓋彎曲至最大角度，維持此姿勢達 10 秒。
3. 再慢慢將患腳伸直。

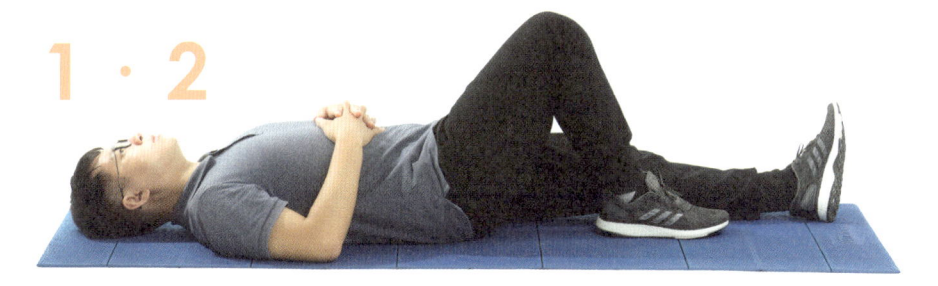

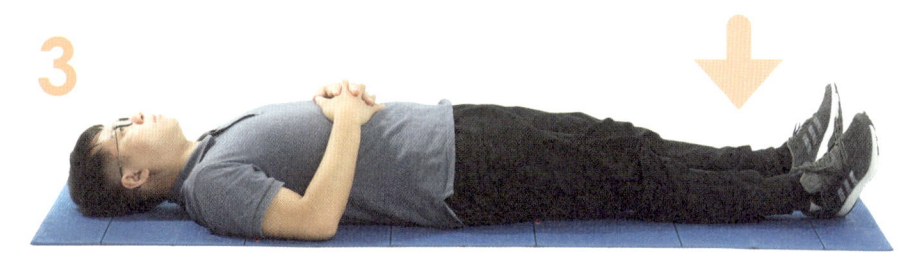

1・2

3

(每個動作完成為 1 下
每回 10 下　每日 3 回)

提 醒

- 協助者可於患側，一手扶住腳踝，另一手扶住膝窩協助。
- 膝蓋彎曲時，注意腳尖朝前、膝蓋保持正中不歪斜。
- 盡量讓患者可自行出力撐在最大角度。

案例 12：腿可以自主彎曲，但是力量不足怎麼辦？

陳大哥經歷數個月的大腿伸彎訓練，發現他的腿可以貼著床面做出彎曲抬舉，陳大哥因此得意地跟我們及其他病友炫耀，此時，旁邊的治療師出了新的考題。「陳大哥，你可以整個把腿舉起來嗎？」他很有自信的表示沒問題。但眼看一秒鐘變成一分鐘，又變成五分鐘，他的大腿因為無力仍然舉不起來，此時，老師出面解圍，教了他正確的抬腿，讓他可以回家練習，2 個月後，陳大哥又再治療室表演了一次，此時，他已可以坐著做出抬大腿的動作。

大腿無力就該練習抬腿

想像一下，你走路的時候，大腿是不是會抬起呢？而練習抬腿這個動作除了有助於走路外，更會用到多數的大腿肌肉，所以不論是躺著或是坐著，甚至站著抬腿，都能刺激大腿的肌肉群。而這也是治療師們在訓練患者下肢動作時常用的動作喔。

昀霖老師的復健叮嚀

一般來說由於站姿抬大腿需要考量身體的姿勢、平衡能力，所以抬大腿的動作以躺姿下執行較容易，再來是坐姿，而站姿抬大腿會是最難的挑戰。

☒ 道具　　☑ 需協助者（亦可自行練習）　　掃描看影片

下肢復健▼大腿▼關節

大腿 關節 運動　20 躺姿抬腳式

適合對象　大腿軟癱無動作者

動作要領

1. 患者躺下伸直雙腳，慢慢將患側小腿抬高。
2. 慢慢讓膝蓋靠近肚子，將腿彎曲到 90 度。
3. 到達最大角度後，維持此姿勢達 10 秒，再慢慢將患側腳放下伸直。

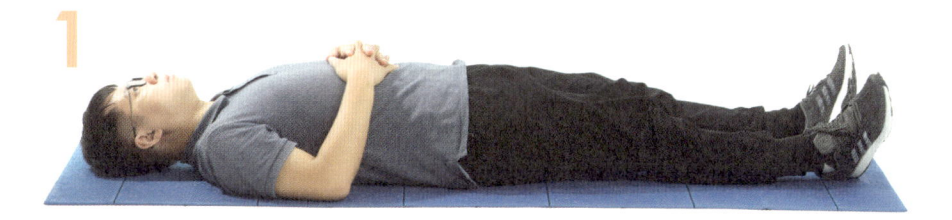

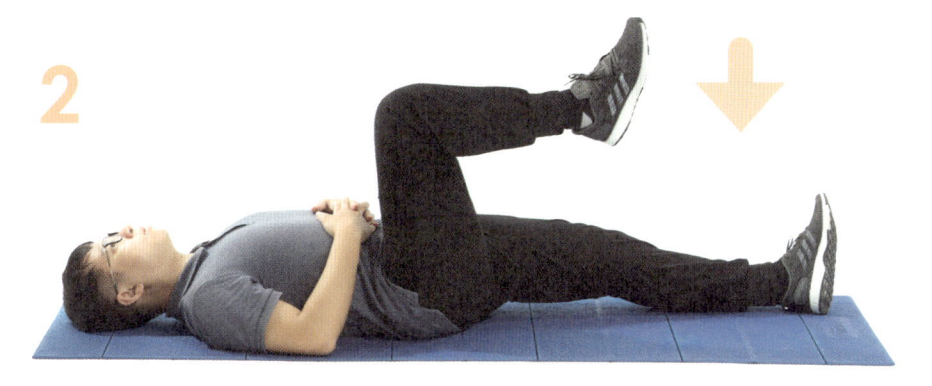

1

2

（ 每個動作完成為 1 下　每回 10 下　每日 3 回 ）

提 醒

- 協助者可於患側，用手扶住腳踝，膝窩協助。
- 腿彎曲時，注意腳尖、膝蓋保持正中不歪斜。
- 盡量讓患者可自行出力撐在最大角度。

2-3　下肢功能很重要　099

☒ 道具　　☑ 需協助者（亦可自行練習）　　掃描看影片

大腿 **強化** 運動　㉑ 站姿抬腳式

適合對象　可站立但患側大腿無力者

動作要領

1. 患者站姿雙腳與肩同寬，健側手扶助椅子或拐杖，慢慢將患側膝蓋抬高。
2. 慢慢讓膝蓋靠近肚子，患側腿彎曲到 90 度。
3. 到達最大角度後，維持此姿勢達 10 秒，再慢慢將患側腳放下伸直。

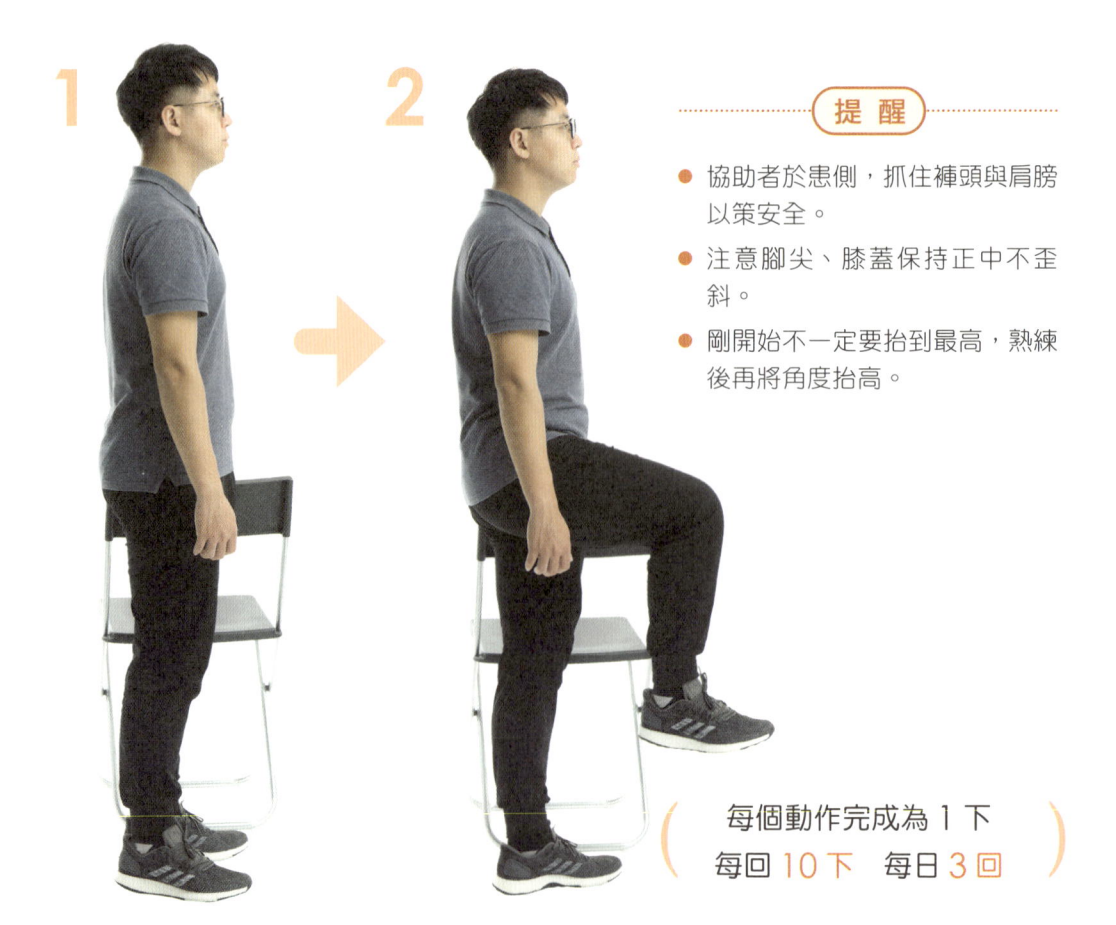

提 醒

- 協助者於患側，抓住褲頭與肩膀以策安全。
- 注意腳尖、膝蓋保持正中不歪斜。
- 剛開始不一定要抬到最高，熟練後再將角度抬高。

(每個動作完成為 1 下　每回 10 下　每日 3 回)

案例 13：大腿無法側抬，該怎麼練習？

　　阿美老師是某國中體操隊的指導老師，由於是體操教練，她很在乎沒辦法側抬腿這件事，因為這是體操選手常用的動作，如果做不到，她很難繼續指導學生，於是問我該怎麼辦？大腿側抬是困難的大腿動作，可以先從躺姿側抬開始，之後再嘗試站著側抬腿。阿美老師在指導下，經過躺姿側抬練習，再經過三個月的站姿側抬訓練，已經能夠在雙手扶著扶手的情況下，微微側抬她的大腿，雖然她仍不滿意，但可以預期的是她應該會慢慢變得更好。

練成大腿側抬，成功復原已在眼前

　　大腿向側邊抬舉是高階的動作，生活中有許多動作與此有關，像是側邊跨步、調整雙腳的寬度等等。一樣的原則就是先躺著，練習把腳打開的動作，如果沒有動作，可以請旁人先幫忙支撐，帶動大腿往外打開，當動作出現之後，記得讓患者自己試著出力氣把腳往外推出去。隨著動作越來越熟練，可以嘗試站著做，如果能夠順利將患側腳抬舉起來，患者與成功復原便已相隔不遠囉。

☒ 道具　　☑ 需協助者（亦可自行練習）　　掃描看影片

大腿 強化 運動　22 站姿側抬腿式

適合對象　大腿已有些許側抬動作，但不熟練者

動作要領

1. 患者站姿雙腳與肩同寬，健側手扶助椅子或拐杖，慢慢將患側大腿向外側張開。
2. 維持膝蓋伸直，慢慢讓大腿側開到 30 度。
3. 到達並維持在最大角度，停留 10 秒鐘，再慢慢將大腿收回原位。

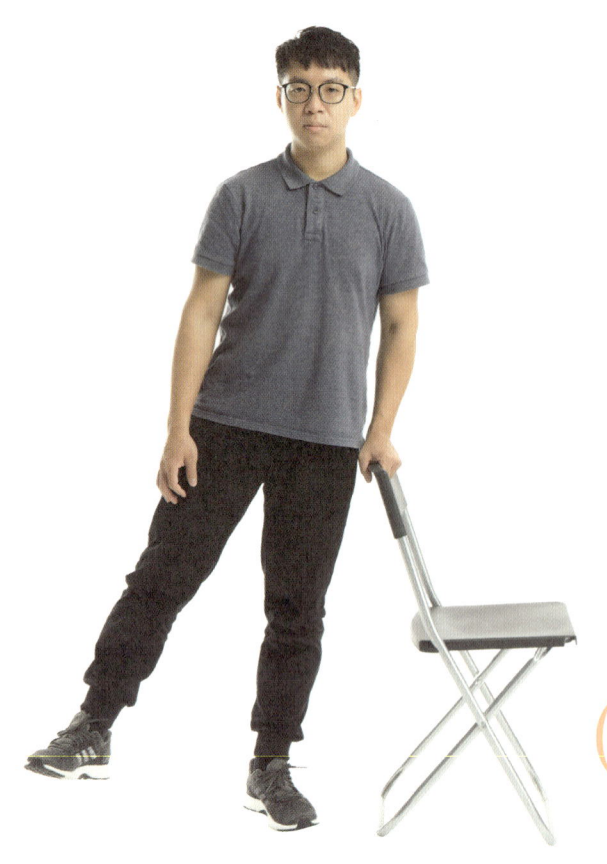

提 醒

- 若有協助者，可站於患側，抓住褲頭與肩膀以策安全
- 剛開始大腿不一定要抬到最高，熟練後再將角度抬高。
- 已經可進行躺姿側抬者即可進行站姿側抬，如有困難請躺在床上進行訓練。

（每個動作完成為 1 下　每回 10 下　每日 3 回）

案例 14：內收肌群的動作很弱無法合併大腿，如何訓練？

「老師你看，我先生的腳好像都開開的耶！」許太太說著。他的患側大腿像是沒有支撐一樣，往外側張開，這樣一來除了坐姿很不好看之外，當家人協助他站起來的時候，常常因為腳開開的而撐不住，好幾次都差點跌倒。於是我教許先生要留意將腿擺正，並且透過夾球運動來強化大腿內收肌群，讓他的大腿可以擺正，不要歪掉，經過三個月的訓練，許先生的大腿已經能夠擺正在很好的位置，坐姿也都正常了。

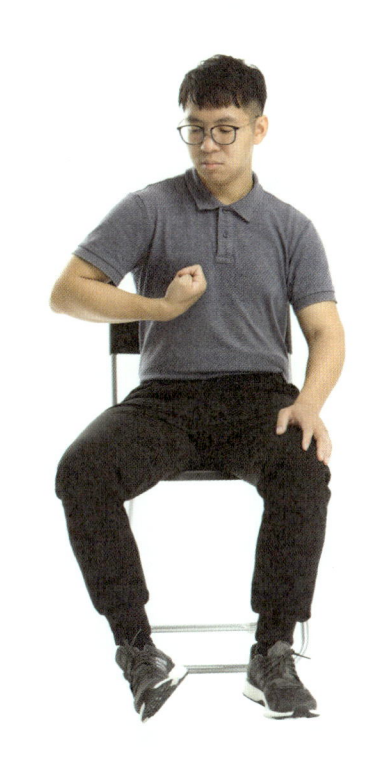

勤練開合夾腿可擺正大腿的姿勢

大腿內收肌群就是從膝蓋一直到鼠蹊部這一段，主要負責大腿內夾的動作，平時較少運動到此肌肉群，肌肉力量普遍比較弱。如果患者坐下時，很明顯發現他的腳開開的，務必提醒他把腳擺正。動作不明顯時，可以幫忙他們擺好後，讓他們維持。當動作熟練之後，可以嘗試進行強化動作，多數的患者再一段時間的訓練下，都可以有效改善。

☑ 道具：球、毛巾或抱枕　　☒ 需協助者　　掃描看影片

大腿 強化 運動

23 大腿夾球運動（以毛巾示範）

適合對象　大腿開合無力者

動作要領

1. 患者坐在椅子上，雙腳與肩同寬，把球或毛巾放於兩腿間近膝蓋處。
2. 慢慢將患側腳內夾，把球或毛巾用力夾緊後，維持動作 10 秒鐘。
3. 再慢慢將大腿放鬆收回原位。

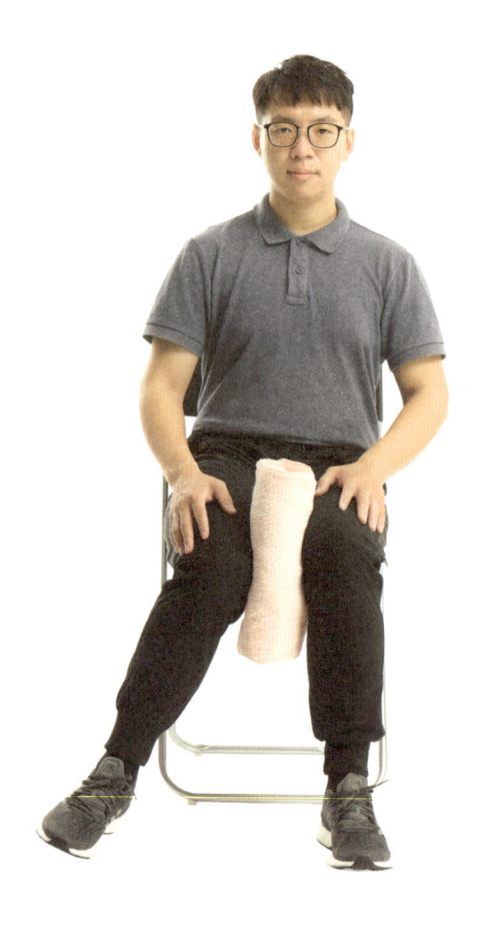

提 醒

- 球、毛巾或抱枕的軟硬大小須適中，不得過硬，厚度以一個手掌寬為宜。
- 剛開始可以選擇較寬的毛巾練習，熟練後再換成小毛巾挑戰。

（每個動作完成為 1 下
每回 10 下　每日 3 回）

居家訓練運動

下肢復健

部位 膝蓋

膝蓋活動度不如大腿，但是它仍肩負著控制腿部動作的角色。中風患者的膝蓋常發生兩種狀況。一種是因腦神經受損影響控制能力，無法彎曲、伸直，這種情況建議可與第 099～100 頁的躺／站姿抬腳式訓練一起執行，由於抬腿過程中，必定會同時彎曲與伸直膝蓋，所以可以一起練習。另一種是因痙攣干擾而過度緊繃，此種情況可以參考下文的抗痙攣運動加以改善。

案例 15：膝蓋總是硬梆梆，不好彎曲，該如何處理？

「老師，我覺得我的膝蓋像棒球棍一樣硬。」吳老師抱怨著。「如果早一點中風，我以前打棒球的時候就不用帶球棒去了。」吳老師繼續說著這番話，引起全場哄堂大笑。吳老師幽了自己一默，但是讓治療師很傻眼，因為這種膝蓋僵硬常是下肢痙攣所引起，容易影響走路的姿勢，長久下來更會導致膝蓋不適，絕對不可大意呀！我要吳老師每天都要做前弓後箭的運動，一個月之後，吳老師明顯感覺到膝蓋比較鬆了，走路也相對舒適許多。

直則硬，彎則軟，膝蓋彎起來！

膝蓋動作的重點在於伸直與彎曲，過直容易僵硬，常彎就會軟。

訓練的焦點應讓膝蓋有適當的柔軟性與彎曲度，讓走路時可以有流暢的動作。所以一開始我們會先藉由外力「軟化」患者的膝蓋，就像拉筋一樣，可以使用第 097 頁大腿伸彎式的動作，此動作能夠彎曲膝蓋，使膝關節鬆軟一點，接著開始練習膝蓋的動作，相信膝蓋一定能變軟 Q 的。

另外，下肢痙攣與上肢痙攣的成因一樣，只是，上下肢呈現的狀態不一樣，上肢的痙攣常是彎曲型，下肢正好相反是伸直型，就會像吳老師所說，他的腳像棒球棍一樣硬梆梆的。至於運動則要注意以下原則。

| 慢慢做就對了！|

跟上肢對抗痙攣一樣，**動作速度要放慢**，下肢降低痙攣的運動慢慢做就好。過快會讓痙攣更嚴重，要注意的是，下肢的痙攣常是伸直型，所以我們要常常練習膝蓋彎曲的動作，增加柔軟度。

| 除了拉筋，搭配膝蓋抗痙攣與強化動作更有效果喔！|

抗痙攣的另一個原則就是**主動的做出動作**。要記得，不論拉筋多少次，維持的效果總是短暫的，要真的治療好膝蓋痙攣，必須配合下面的前弓後箭運動，主動的彎曲膝蓋，讓身體學習如何控制與放鬆緊繃的肌肉，如此一來，膝蓋「鬆軟」的感覺才會延續下去。之後，可以融入小腿前踢式，學習主動彎曲伸直膝蓋，當膝蓋的動作越熟練，痙攣的干擾自然就下降了。

☒ 道具　　✓ 需協助者（亦可自行練習）　　掃描看影片

膝蓋 抗痙攣 運動　24　前弓後箭式

適合對象　可站立但下肢有輕微痙攣者

動作要領

1. 患者站姿患腳在前，雙腳與肩同寬，健側手扶助椅子或拐杖，慢慢將患側膝蓋微彎。
2. 慢慢將身體重心向前移，後腳伸直，把身體重量集中在前腳。
3. 到達最大角度後，維持此姿勢達 10 秒，再慢慢將身體重心回正。

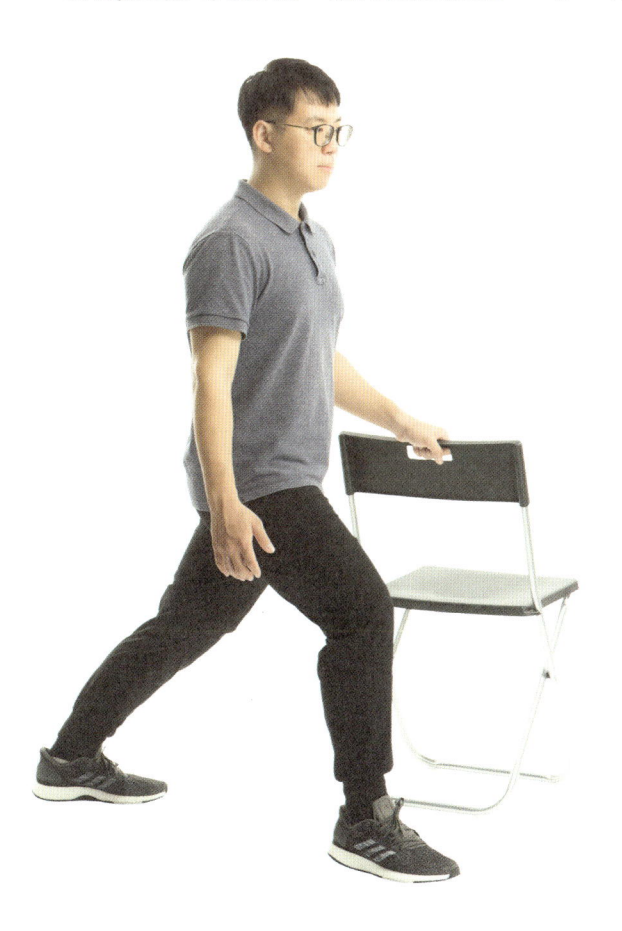

提 醒

- 協助者於患側，抓住褲頭與肩膀以策安全。
- 注意移動時身體軀幹不要歪斜。
- 患側膝蓋彎曲的角度可以調整，穩定度不足蹲淺一點，穩定度良好則蹲深一點。

（ 每個動作完成為 1 下　每回 10 下　每日 3 回 ）

2-3　下肢功能很重要　107

☒ 道具　　☒ 需協助者　　　　　　掃描看影片

膝蓋 強化 運動　25 小腿前踢式

適合對象　患側膝蓋動作不佳或有輕微痙攣者

動作要領

1. 患者坐在椅子上，雙腳與肩同寬，慢慢將小腿向前踢。
2. 直到膝蓋打直後，維持停留 10 秒鐘，再慢慢將小腿放下。

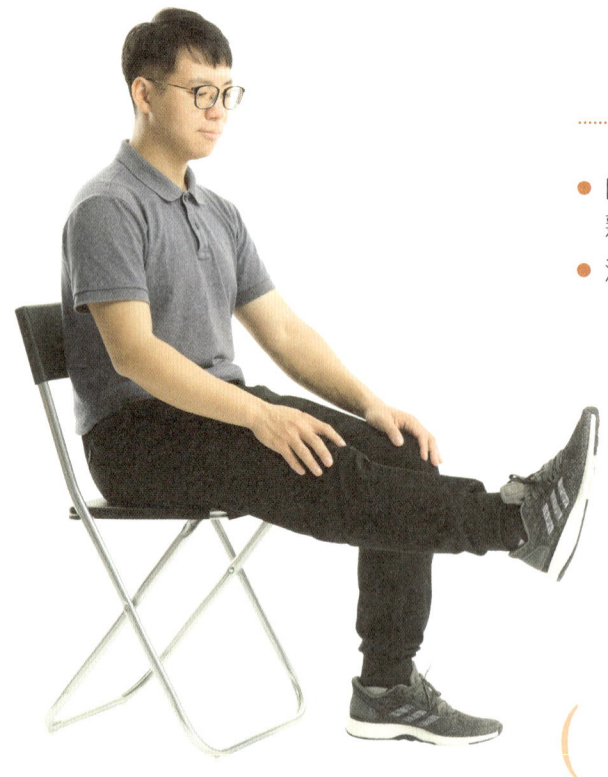

提 醒

- 剛開始小腿不一定要抬到最高，熟練後再將角度抬高。
- 注意腳尖勿向外或向內傾倒。

每個動作完成為 1 下
每回 10 下　每日 3 回

居家訓練運動

下肢復健

部位　腳踝

腳踝是接觸地面的第一道防線。中風後的腳踝可能會因為下肢無力或者痙攣導致垂足或內翻足，容易造成危險。腳踝的動作小，所以更需要專注的練習。

案例 16：腳踝出現「垂足」的問題，該如何訓練？

「老師，阿聖昨天跌倒了。」何媽媽一臉無奈「為什麼會這樣！？」我驚訝地問。何媽媽說：「翻腳刀啦。」阿聖中風半年，恢復的狀況不錯，所以他很勤勞地每天走路復健，但他很常「翻腳刀」，在醫學上稱之為腳踝垂足及內翻足的症狀，一般人也會發生，中風患者更是常見，會造成患者踩地時不穩，進而跌倒。我首先評估阿聖的腳踝情況，的確有垂足、內翻足的現象，因此，請他這段時間務必要穿戴垂足板（請參考第 110 頁），另外，每天練習腳打拍子式、躺姿腳背勾壓式等動作，一段時間後，阿聖表示走路有比較穩也沒跌倒過了。

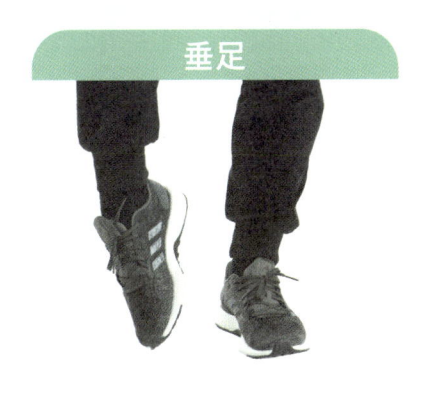

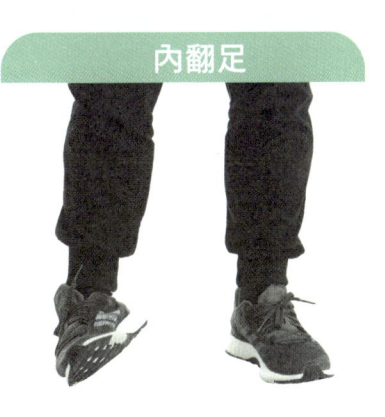

垂足　　　　　　　　內翻足

腳打拍子當運動，下踩上勾是關鍵

　　腳踝有兩個比較明顯動作就是下踩跟上勾，想像一下，聽到音樂時，腳跟著旋律打拍子，這就是腳踝主要的動作，若能流暢地做此動作，腳踝的控制通常不會有太大問題。復健時請注意以下 2 個原則。

| 適時搭配輔具，也是一種治療方式 |

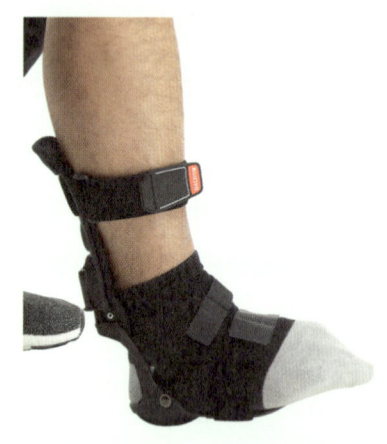

　　有時候患者會說，腳踝的動作不好訓練。當有這種情形時，可以考慮穿戴輔具，這種輔具稱為垂足板（AFO）。AFO 可以支撐住腳底板，避免出現垂足、內翻的現象，建議在剛中風或者訓練一段時間後，腳踝仍無明顯進步時可以使用。

· 垂足板（AFO）支撐腳踝避免垂足

| 如果腳板動作慢慢進步，可脫下垂足板練習 |

　　很多人擔心長期穿戴會讓患者依賴垂足板（AFO）。所以當動作慢慢產生時，的確可以慢慢脫離垂足板（AFO）。提醒各位，是否拿掉垂足板（AFO）請務必找您的治療師或醫師評估後再做決定，切勿自行取下走路，以免危險。

☒ 道具　　☑ 需協助者（亦可自行練習）　　掃描看影片

腳踝 關節 運動　26 躺姿腳背勾壓式

適合對象　腳踝無動作或動作微弱者

下肢復健 ▼ 腳踝 ▼ 關節

動作要領
1. 患者躺下伸直雙腳，將患側腳板往下壓，維持 10 秒鐘。
2. 慢慢將腳板往身體方向勾，一樣維持 10 秒鐘。
3. 再慢慢將放鬆腳板休息。

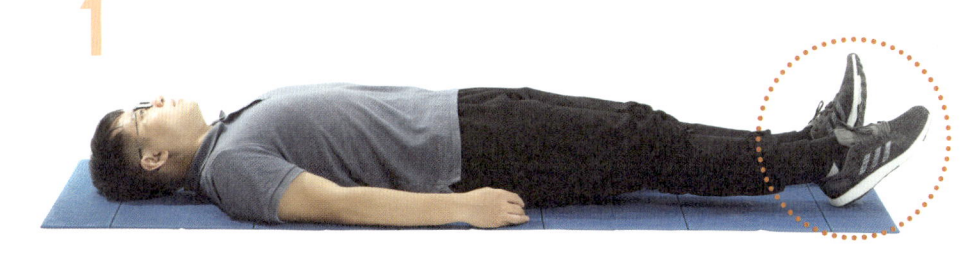

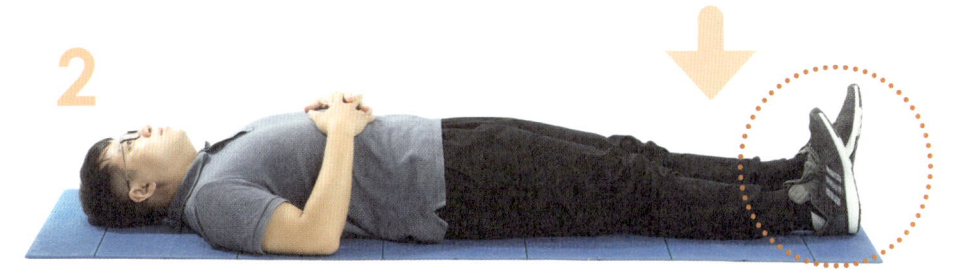

1

2

（ 每個動作 10 秒鐘為 1 次　每回 10 下　每日 3 回 ）

── 提 醒 ──

- 若有協助者，可於患側，一手抓住腳板、一手抓小腿靠近腳踝處，協助勾壓腳板。
- 盡量讓患者可自行出力撐在最大角度。

2-3 下肢功能很重要 ● 111

☒ 道具　☒ 需協助者　　　　　　　掃描看影片

腳踝 強化 運動　27 腳打拍子式

適合對象　腳踝動作微弱者

動作要領

1. 患者坐在椅子上，雙腳與肩同寬，慢慢將腳板向上勾。
2. 腳板勾起離地面 30 度後，維持 10 秒鐘，再慢慢將腳板放下。

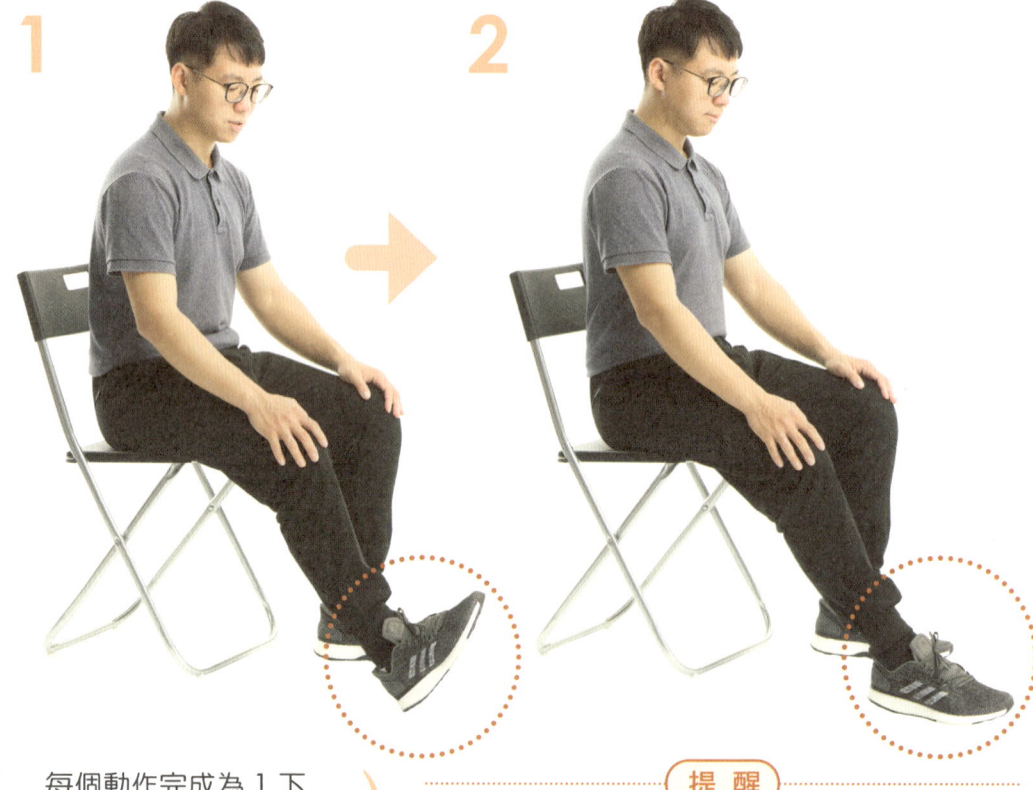

1　**2**

（ 每個動作完成為 1 下　每回 10 下　每日 3 回 ）

提 醒

- 注意腳跟維持在地面上。
- 剛開始不一定要勾到最高，熟練後再將角度抬高。
- 當患者動作進步之後，可嘗試站起來，用腳打拍子。

112　Part2　中風復健運動

居家訓練運動

下肢復健

部位　腳趾

腳趾雖然沒有明顯的動作，但它的功能是增加抓地力，讓人在站、走、跑的過程中能夠更加穩定。但中風患者常因痙攣，而使腳趾呈現彎曲的狀態，可能造成患者走路時不穩。

案例 17：腳趾痙攣、彎曲問題嚴重，如何改善？

林牧師中風後，一直在復健，恢復得相當不錯。手腳都恢復近乎正常，有天他跟我說，他準備回去教會服務，有事請教，接著脫下鞋襪，讓我看了他的腳趾說：「我覺得這個腳趾是個很大的問題。」林牧師的五根腳趾像是雞爪一樣彎彎的，他有點急切的跟我說：「老師，可否提供我在家訓練的方式，我沒辦法一直來復健。」於是我告訴他：「有一招可以用來改善腳趾彎曲，試看看吧。」

腳趾彎曲像雞爪，可能是痙攣惹的禍

患者腳趾會產生腳趾彎曲，可能是痙攣的現象，這會讓患者走路時不舒服且會有一種不踏實的感覺，如果能舒緩這種痙攣的問題，患者站立與走路時會比較穩定。患者可以做以下介紹的動作，改善痙攣的現象。另外，保暖也很重要，保持身體與足部的溫暖，可以避免痙攣更為嚴重。

☑ 道具：捲起來的毛巾或彈性繃帶　　☒ 需協助者　　掃描看影片

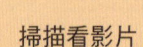

腳趾 抗痙攣 運動　28　腳踩彈繃式

適合對象　腳趾痙攣彎曲者

動作要領

1. 患者坐在椅子上，雙腳與肩同寬，彈性繃帶捲好放在患側腳板下。

2. 腳趾慢慢用力將彈性繃帶抓起，維持停留 10 秒鐘。

3. 再慢慢放鬆腳趾頭回復姿勢休息。

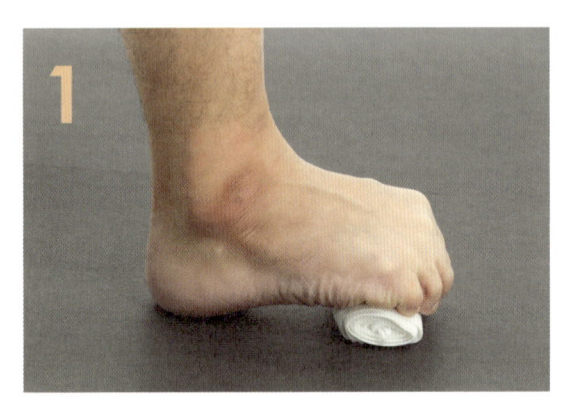

（每個動作完成為 1 下　每回 10 次　每日 3 回）

提 醒

- 若站姿平衡穩定的患者，亦可站著踩。
- 執行完後，可以站立 5 分鐘，使效果保留。

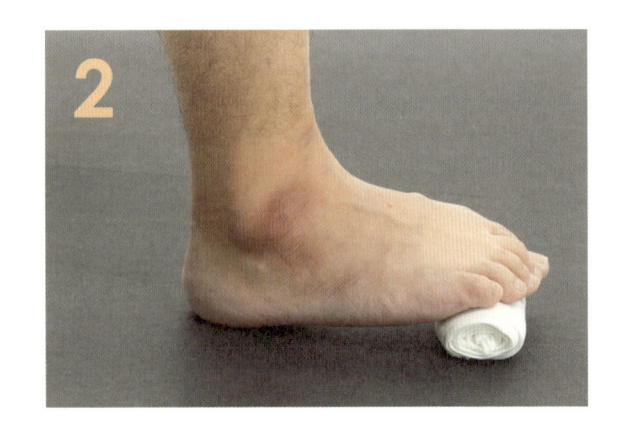

114 ● Part2　中風復健運動

復健運動 Note

將一些小要領，記錄下來！

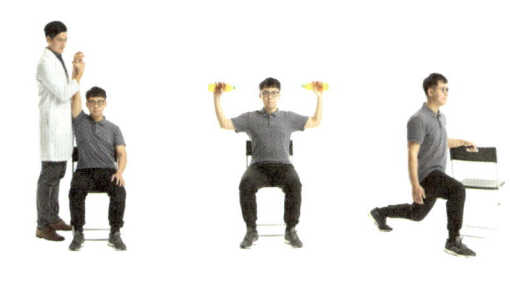

2-2 恢復手部細膩動作

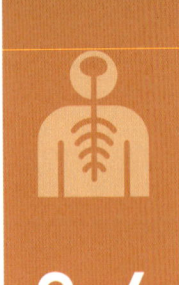

復健動作篇 軀幹訓練

2-4 強化軀幹力量

很多人都覺得中風影響最大的是手跟腳，但其實身體軀幹也是會受到影響的，輕微者走路時，影響到走路的姿勢，更嚴重一點可能躺在床上時想翻身都是問題。

中風後大腦沒辦法維持身體的姿勢或是做出彎腰、轉身、挺胸等動作。乍看之下身體軀幹的影響比較不明顯，但其實患者需要耗費更多的體力，才能維持好姿勢來坐好、站好，更別說是做運動。

一般來說家屬通常都會關注於偏癱的手和腳，但如果身體軀幹無法維持直立的話，手腳的動作就會像沒有打好地基的大樓一樣不穩固，因此身體軀幹的訓練也是重要的一環，這些都是為了將來能夠更容易控制身體的姿勢，讓患者坐著能坐更穩，走路也能走得更好。

軀幹的訓練可以改善這些問題，下面也會提供幾個在家可以練習的動作，來增加軀幹的穩定度與姿勢控制的能力。軀幹運動多屬於強化運動，由於只要經過簡易的示範，多數的患者都能在短時間內理解如何訓練，且具有明顯的效果，所以特別挑選出這幾個動作，讓大家能夠參考練習。

例 18：中風初期都躺在床上，該如何練習軀幹力量？

　　黃醫師因為工作壓力過大而中風，因為身體癱軟，所以最初來復健時，都是用病床推到治療室接受治療，我評估之後選擇用翻身訓練來強化身體力量，並且讓黃醫師能盡早學會自己翻身，同為醫療人員的他不解地問：「老師，我是手腳無力，練翻身的意義是什麼？」我解釋翻身能促進軀幹的力量，可以讓你早日脫離臥床，至少可以練坐，甚至站起來。所以他非常努力練習，因為他想早日恢復身體的力量。

翻身是最入門的練習，及早訓練能增加身體力量

　　翻身是非常基本的動作，剛發病臥躺在床上後，就可以開始練習，透過翻身可以訓練軀幹的力量，學會翻身後，也能避免患者一直維持同樣的躺勢，造成皮膚壓力過大，進而降低壓瘡發生的機會。

　　由於帶動翻身的肌肉群不同，翻向健側（患側在上）會比翻向患側（患側在下）困難，但因為身體肌肉群是對稱的，所以兩邊都要加強練習。

☒ 道具　☑ 需協助者（亦可自行練習）　掃描看影片

軀幹 強化 運動　29 翻身

適合對象　初期臥床時或軀幹無力者

動作要領

1. 患者躺下，健側腳膝蓋彎曲，健側手抓住患側手，雙手向天花板抬高伸直。
2. 脖子出力將頭抬起往患側看，健側手帶著患側手往患側擺動，順勢帶動健側肩膀翻向患側。
3. 健側腳膝蓋稍微抬高後，膝蓋往患側倒下，順勢帶動臀部翻向患側，轉為側躺姿勢。
4. 接著再倒回，平躺休息。

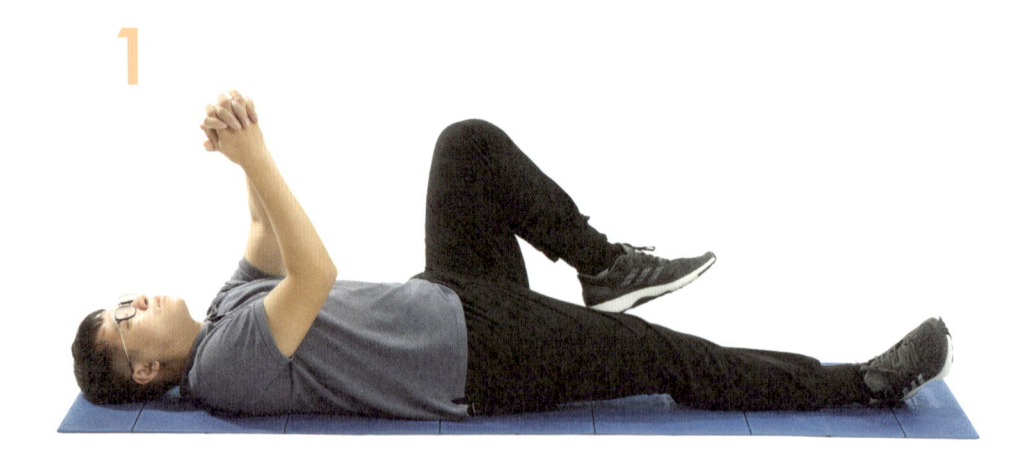

1

軀幹強化 ▼ 翻身

2

3

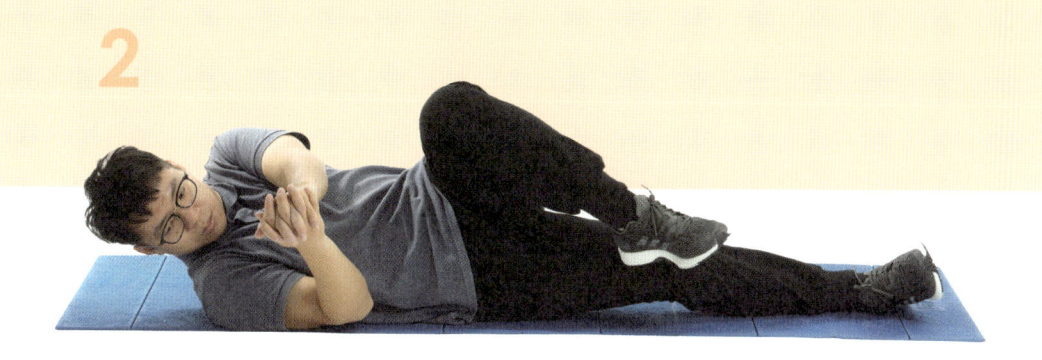

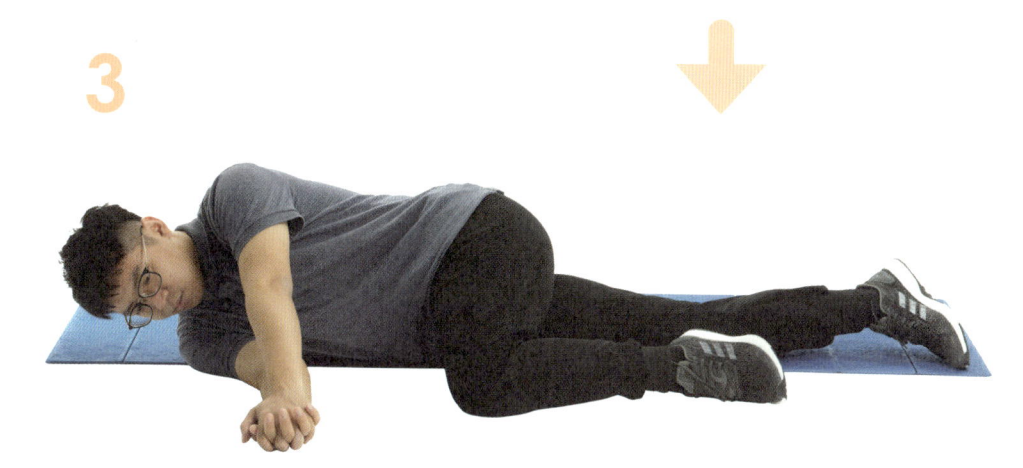

（完成翻身動作至側躺為 1 下
10 下為 1 回　每日 3 回）

— 提 醒 —

- 協助者可在患側旁，一手扶肩膀一手扶膝蓋，協助患者的肩膀與膝蓋轉向患側。
- 熟悉後可以練習往健側翻。

2-4　強化軀幹力量　119

如果已經會翻身，該如何強化下背部的力量呢？

經過一周的努力，黃醫師已經學會翻身，他問我：「老師，我覺得我下背部沒什麼力量，翻身的時候會特別吃力，更別說坐起來時更是困難，該怎麼辦？」我告訴他：「下背無力對中風患者來說很正常，還是要靠運動來改善。」其實多數的患者較無法明確感覺到下背部的無力。我教他抬臀運動，讓他每天在病床上練習，過了兩周，他便感覺到下背的力量明顯提升，坐起來時也不會有明顯的無力感。

利用拱橋運動，強化下背肌肉群

抬臀運動是一個訓練軀幹力量的動作。一樣在中風初期躺臥在床上時，就可以開始練習，除了軀幹與下背部外，這個運動同時會訓練到臀部、下肢的肌力，對於將來練習坐姿、站姿行走都很有幫助。

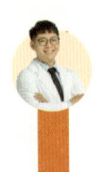

昀霖老師的復健叮嚀

下背部指腰部、臀部的上緣這個區塊，若此處無力的患者，容易感覺到翻身吃力或坐立十分困難。

☒ 道具　　☑ 需協助者（亦可自行練習）　　掃描看影片

軀幹強化▼抬臀

軀幹 強化 運動　30 抬臀運動

適合對象　軀幹無力者、欲強化下背力量者

動作要領

1. 患者躺下雙腳與肩同寬，膝蓋彎曲，腳板踩穩在地面。
2. 腰部挺直，臀部夾緊，慢慢將臀部抬離地面。
3. 抬到大腿與身體接近平行的一直線後，維持此姿勢 10 秒。
4. 慢慢將臀部放下休息。

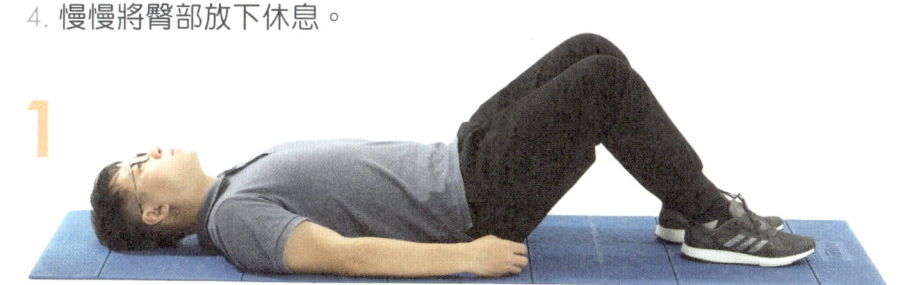

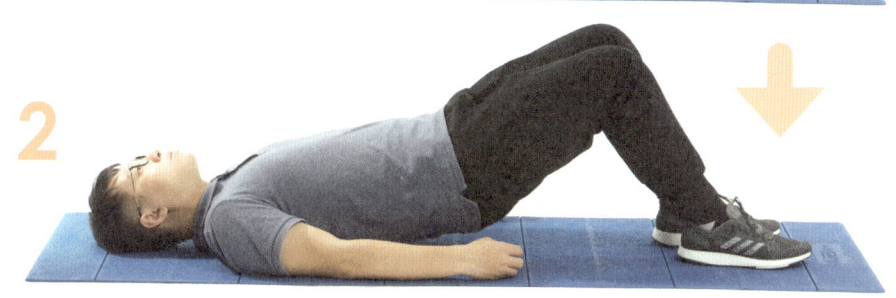

(完成抬臀動作並回到平躺姿勢為 1 次　10 下為 1 回　每日 3 回)

提 醒

- 協助者可協助抓住腳踝，固定腳板不滑動，或是用手扶持腰部，協助撐起。
- 剛開始不一定要抬到最高，熟練後再將角度抬高。
- 進階練法抬起後可以將臀部向左、向右擺動，加強左右邊軀幹穩定度的訓練。

2-4　強化軀幹力量

例 19：患者想要坐起來，該怎麼練習？

許老闆是國內知名企業的總經理，掌管數千名員工，平時沒有注意血壓問題導致中風，中風後他歷經了數周身體無力的臥床階段，有天他問我：「老師，我什麼時候可以練習坐？至少需要坐半小時，因為我每天要開視訊會議，我不想躺在床上開會。」我告訴他：「這個沒問題，我們一起來努力吧！」於是就帶著許老闆練習坐姿穩定訓練，不久之後，他便能自己坐在病房的椅子上開視訊會議了。

身體力量逐漸進步，開始訓練患者坐起來

患者能夠透過練習坐姿，來加強軀幹動作與穩定度，並保持身體平衡。由於中風可能也會影響到感覺功能，所以患者有時無法意識到自己的身體是歪的，建議在鏡子前練習，讓患者可以藉由視覺輔助，看到自己身體歪掉時，可以自行調整，如果沒有鏡子，最好是有人能夠在旁邊提醒。

昀霖老師的復健叮嚀

一般來說，正常人能維持坐姿 30 分鐘，可以此為目標。當患者已經能夠坐得很穩且維持 10 分鐘以上，我們可以多練習所謂動態坐姿（第 124 頁），動態坐姿的運動就是做出類似彎腰撿東西的動作，更能夠強化腰部的力量，練好之後在生活上也很好運用。想像一下，患者坐在椅子上，結果手機掉到地上，若有良好動態坐姿的患者，自己彎下腰撿起來非常容易，而動態坐姿不佳的患者，一彎下腰馬上就會東倒西歪，所以可以參考第 124 頁的動態坐姿訓練加以練習喔。

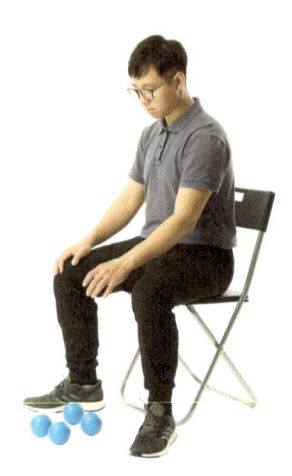

☒ 道具　　☑ 需協助者（亦可自行練習）　　掃描看影片

軀幹強化 ▶ 坐姿

軀幹 強化 運動　31　坐姿穩定訓練

適合對象　已能坐立，但不穩者

動作要領

1. 患者呈現坐姿，軀幹挺直，雙腳與肩同寬踩穩在地面上。
2. 讓患者頭部維持直立，身體重心偏向患側，維持 10 秒鐘。
3. 將身體重心移回，返回姿勢坐正。

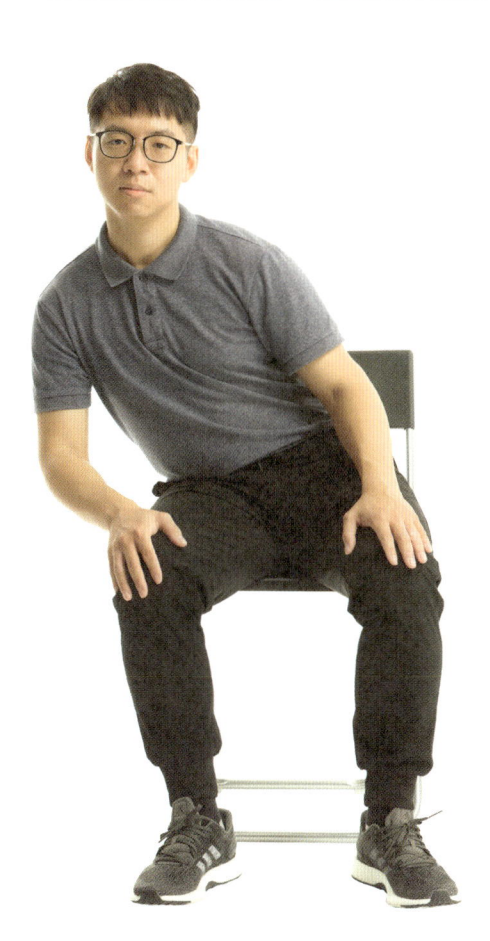

（身體重心傾倒並回復坐姿為 1 次
10 次為 1 回　每日 3 回）

提 醒

- 協助者站在其患側，適時給予扶助，維持安全。
- 可以在前方放鏡子幫助練習，調整姿勢。
- 坐在硬的椅墊較簡單，軟的床面較困難。
- 此動作可採站姿練習。

2-4　強化軀幹力量

☑ 道具：球、零錢等　　☑ 需協助者（亦可自行練習）　　掃描看影片

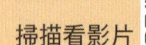

軀幹 強化 運動　32 動態坐姿訓練

適合對象　已能坐立，但不穩者

動作要領

1. 患者呈現坐姿，協助者將數個物品做為目標物，置於患者身體前方地面。
2. 讓患者練習伸手碰觸或抓取目標物，並且回復到原來的坐姿。

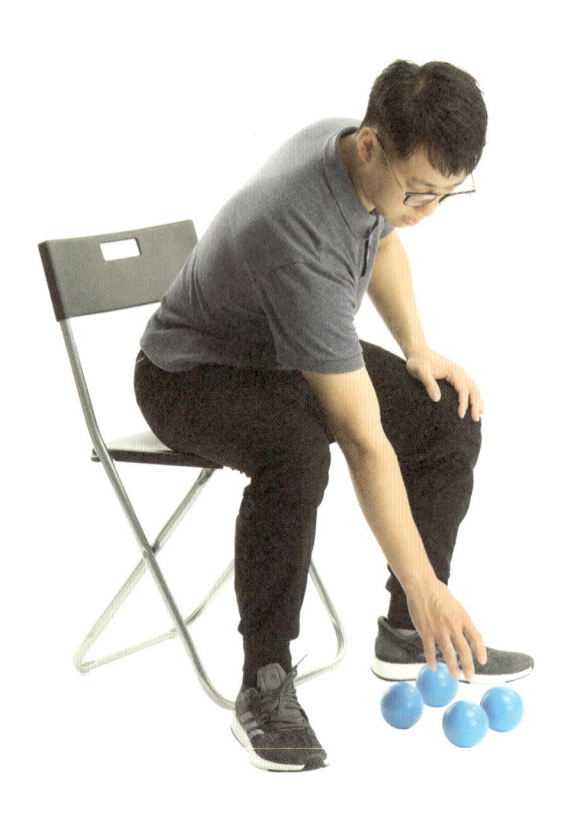

（ 抓取物體並回復坐姿為 1 次
10 次為 1 回　每日 3 回 ）

提 醒

- 協助者站在其患側，適時給予扶助，維持安全。
- 以健側手或患側手抓取皆可。
- 物品放置的高度與距離可以根據患者狀況調整。

何時才是練習站立的最佳時機？該怎麼訓練呢？

當許老闆已經能坐時，不免就想練習站起來，不過遲遲不得要領，他自己練習的時候，常常會不知道腰部、腳該怎麼施力，只能勉強站，他很納悶的問我原因。「其實站立只是一個結果，重要的是從坐到站的過程要反覆的練習，有點像是重複做上課前起立、坐下的動作。」許老闆似乎聽懂了，他之前想要直接站起來，反而忽略掉起立、坐下的動作應該要先練習，經過一段時間的調整，許老闆總算是能夠靠自己站起來了。

當患者可以坐穩時，就練習站起來吧！

當患者可以在不扶持下維持穩定坐姿，代表患者本身的軀幹控制已經有一定的基礎，若患者的頭部也能保持正中，接下來就可以開始訓練由坐到站的動作了。

切記，這個動作講究的是身體、臀部、腿部的配合，所以速度上不宜過快，同時也需要一定的下肢肌力，可以先參考 2-3 下肢動作訓練強化腿部的動作！您會發現，透過這個方法，練習站立會變得十分簡單。

☒ 道具　　☑ 需協助者（亦可自行練習）　　掃描看影片

軀幹 強化 運動　33 從坐到站

適合對象　軀幹有力氣但無法站立者

動作要領

1. 患者坐於椅面二分之一，身體坐正，雙腳與肩同寬，膝蓋彎曲 90 度，腳板踩穩地面。
2. 雙手向前伸直，身體向下彎腰，像是鞠躬，此時臀部會漸漸離開椅面，將身體重心放到雙腳上。
3. 腰部與雙腳同時出力挺直，調整好姿勢站穩 10 秒鐘，緩緩坐下休息。

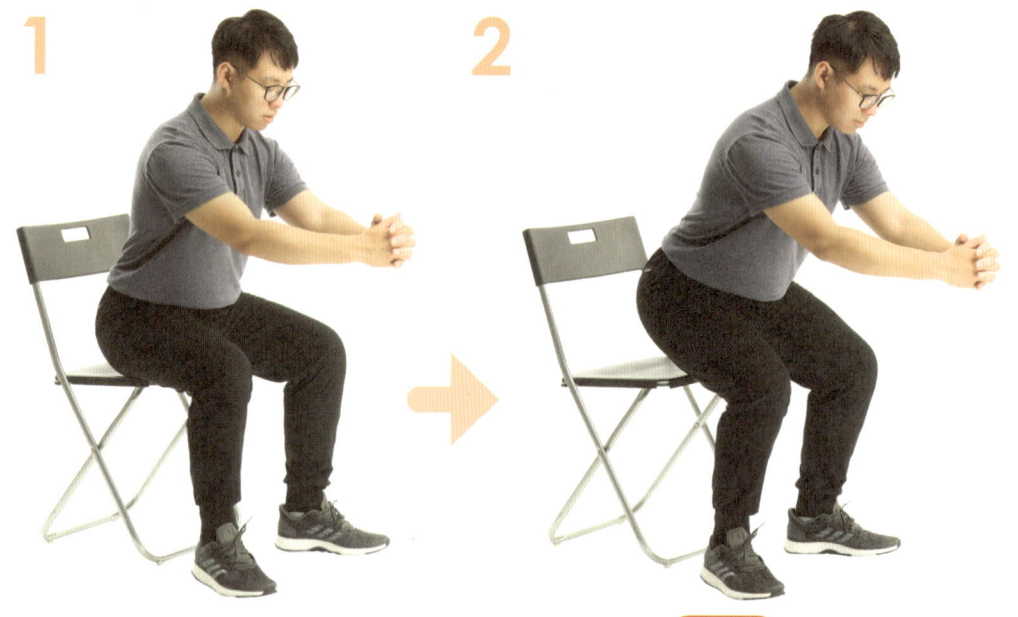

1　　**2**

（每個動作完成為 1 下　每回 10 下　每日 3 回）

提醒

- 站起前後確認患者血壓穩定，並詢問是否感到頭暈、頭痛、想吐等不適，若出現，請立即坐下或躺下休息。
- 協助者請站在患者患側後方，可適時扶持腰部與肩膀。
- 注意肩膀、臀部、頭部不要歪斜傾倒任何一邊

想學走要先學會站,該如何訓練呢?

許老闆接受坐立、坐到站等訓練,一個月後,他的軀幹力量有很明顯的改善,也能稍微站,我知道他一直想要趕快可以走路,畢竟對工作的熱誠與責任讓他不得不加快自己的進度,但他自己也有感覺,好像還差一點,使他有點沮喪。於是我安慰他:「這不能操之過急,學走之前,一定要先學會站,不然,除了練習起來會比較困難,而且姿勢會不好看。」後來他也願意接受建議,好好練站之後,再練走,根據他事後的回想,還好當時有提醒他,否則他的走路姿勢應該不可能恢復得如此自然。

當患者可以站立時,強化站姿平衡與控制能力

站立姿勢直接影響患者日後走路的狀態,在初期培養良好的站姿,未來走路會更自然。請先學習坐穩、坐到站的動作訓練,再來進行站姿的平衡訓練!靜態站姿訓練方法簡單,跟靜態坐姿的練習一樣,最好有鏡子或旁人在前方,提醒患者的姿勢是否不正(下頁圖①)。

開始練習時,可以扶持扶手、拐杖,以利安全。當靜態站姿已經穩定之後,可以參考動態站姿的訓練。所謂動態站姿就是站著彎腰往地上拾物的樣子,難度比較高,但對於軀幹力量的強化極有幫助,此外,學會之後也可以克服在站姿下彎腰取物的挑戰,如果東西剛好掉在地上,患者就可以自己彎腰撿起,不假他人之手。

圖① 靜態站姿訓練

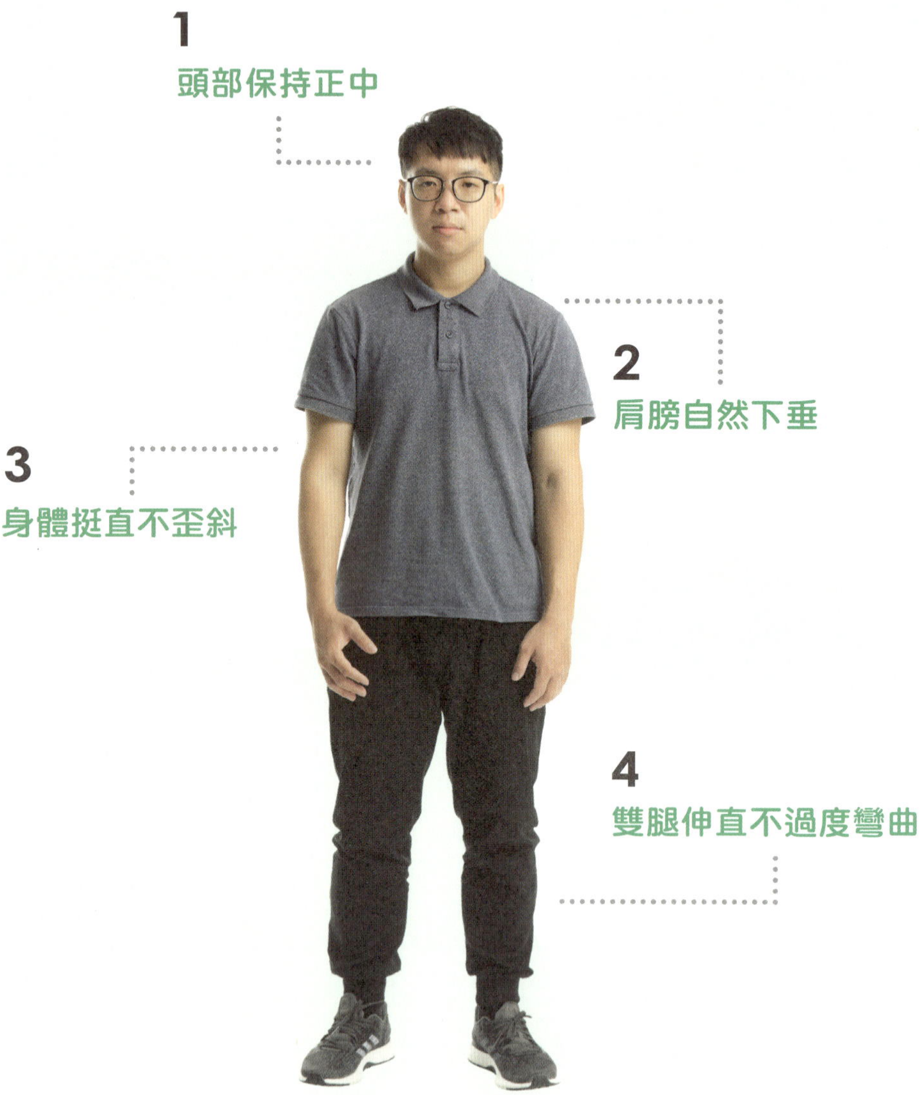

1 頭部保持正中

2 肩膀自然下垂

3 身體挺直不歪斜

4 雙腿伸直不過度彎曲

☑ 道具：球、零錢等小物　　☑ 需協助者　　掃描看影片

軀幹強化▼動態站姿

軀幹 強化 運動　34 動態站姿訓練

適合對象　已能有穩定站姿，須增加站姿平衡者

動作要領

1. 協助者站在患者患側，可適時扶持腰部與肩膀。
2. 將數個物品做為目標物，置於身體前方地面，讓患者練習伸手碰觸或抓取目標物。
3. 回復到原來的站姿。

（抓取物體並回復站姿為 1 次
10 次為 1 回　每日 3 回）

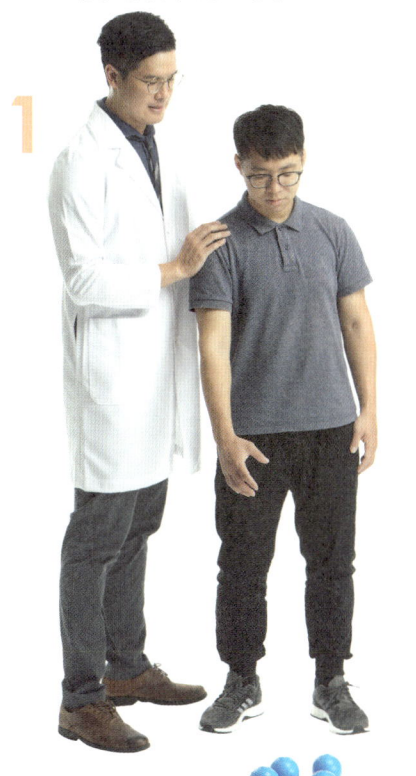

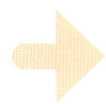

1　**2**

── 提 醒 ──

- 物品放置的高度與距離可以根據患者狀況調整。
- 以健側手或患側手抓取皆可。

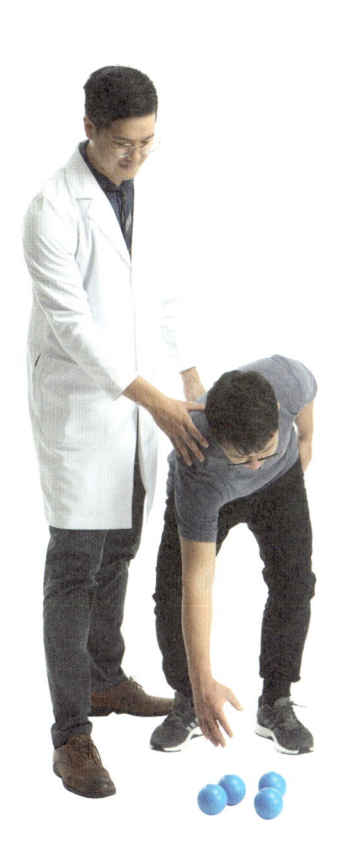

2-4　強化軀幹力量　129

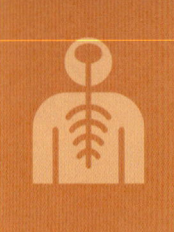

復健動作篇　走路訓練

2-5 恢復行走的能力

重新站起來走路可說是每位中風患者最想達成的目標之一，但想要漂亮的踏出每一步，重點在於基本功的訓練！

走得快、走得久也要走得好

　　腦中風患者中曾有人提問，想要走好還是走快？答案全部一面倒：「兩個都要！」很多人拚命練習走路，甚至每天至少花了2、3個小時走，但是幾乎沒有人會認真練習基本功。

　　許多病友很認真練走，但仔細觀察他們的走路姿勢，卻不一定是正確的，常會有環狀代償步態，看起來就會一跛一拐的，除了外觀上看起來異常，比起一般人走路其實更耗費體力，長期下來也可能會對肌肉、關節造成傷害。

　　很多人都誤以為走路只要練習把腳抬高就夠了，事實上在行走時，雙腳都要能流暢地交替邁出步伐，並在一隻腳做出向前跨步的同時，另一隻腳也需要足夠的力氣撐住身體，腳踝適時地做出穩定推進的動作，軀幹維持穩定正中立挺的姿勢。所有動作都須配合到位，這也是先把下肢、軀幹動作練熟，再來練走的原因。接下來將介紹患者走路時常遇到的問題，把這些問題改善後走路才會順暢。特別提醒，由於走路訓練都屬於強化運動，難度較高，請在安全的情境下進行訓練。

例 20：走路時腳踝都垂下來該怎麼辦？

小若是年輕的中風患者，雖然已回公司上班，但走路時腳踝不太穩定，她常抱怨很容易拐到腳。我發現她的腳踝還有一點垂足的現象，表示她需要再加強腳踝訓練，小若有點意外：「之前都沒有想過走路不穩是腳踝下垂的問題耶！」我教她踩階梯運動，經過一段時間的訓練，小若自己明顯感覺到走路越來越穩，也能走得比較遠了。

運動加穿戴垂足板是有效的解方

垂足常見的原因是小腿前側肌肉無力或是小腿後側肌群張力過高，因此走路時可能容易被絆倒，不論何種原因都應該加強腳踝的動作控制（**請參考第 109 頁腳踝訓練運動**）。

垂足的患者在行走時常會想避免腳底拖到而刻意把大腿抬高，造成異常的步態，就像機器人一樣，外人看起來反而更不自然。建議在腳踝控制能力不佳時，先穿戴踝足輔具「垂足板（AFO）」協助腳底板的支撐（**請參考第 110 頁**），且文獻研究表示，使用 AFO 並不會導致依賴，而且對腳踝動作有正向的幫助！

運動部分，由於一般跨步對於踝部的要求較少，建議進行踩階梯的運動練習，原因是踩階梯時，若腳踝很垂，則無法順利放上台階，這樣可以讓患者無形中學習把腳踝控制好，不要下垂，而且腳踝在階梯上時也能促進腳踝承重，有助於讓整個下肢的能力越來越好喔！

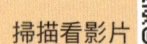

☑ 道具：樓梯或小木箱　　☒ 需協助者　　掃描看影片

走路 強化 運動　35 踩階梯

適合對象　已能自行行走者

動作要領

1. 患者站立於樓梯或木箱後，患者健側手扶助椅子或拐杖，將重心轉移至健側腳。
2. 慢慢將患側腳舉起輕踩在階梯上，站立約10秒鐘，再將患側腳收回踏穩。
3. 接著換另一側腳進行同樣的動作訓練，此動作雙腳都應該要練習。

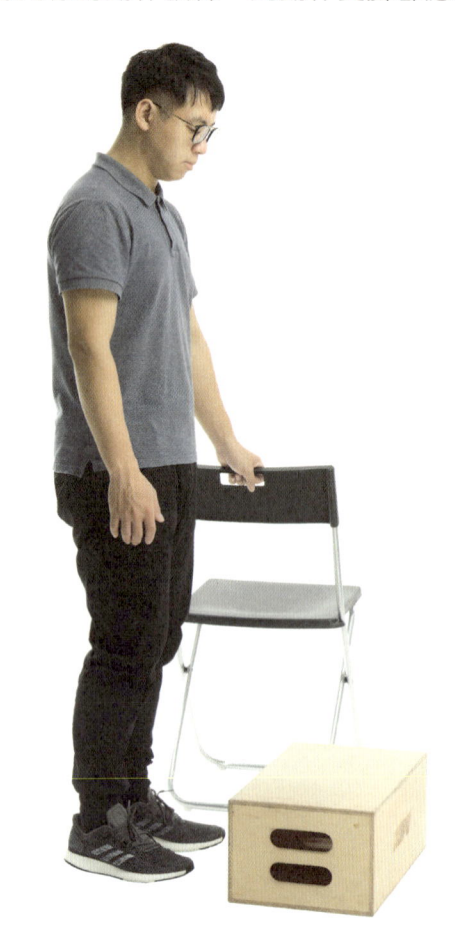

1

走路強化 ▼ 踩階梯

2　　　→　　　3

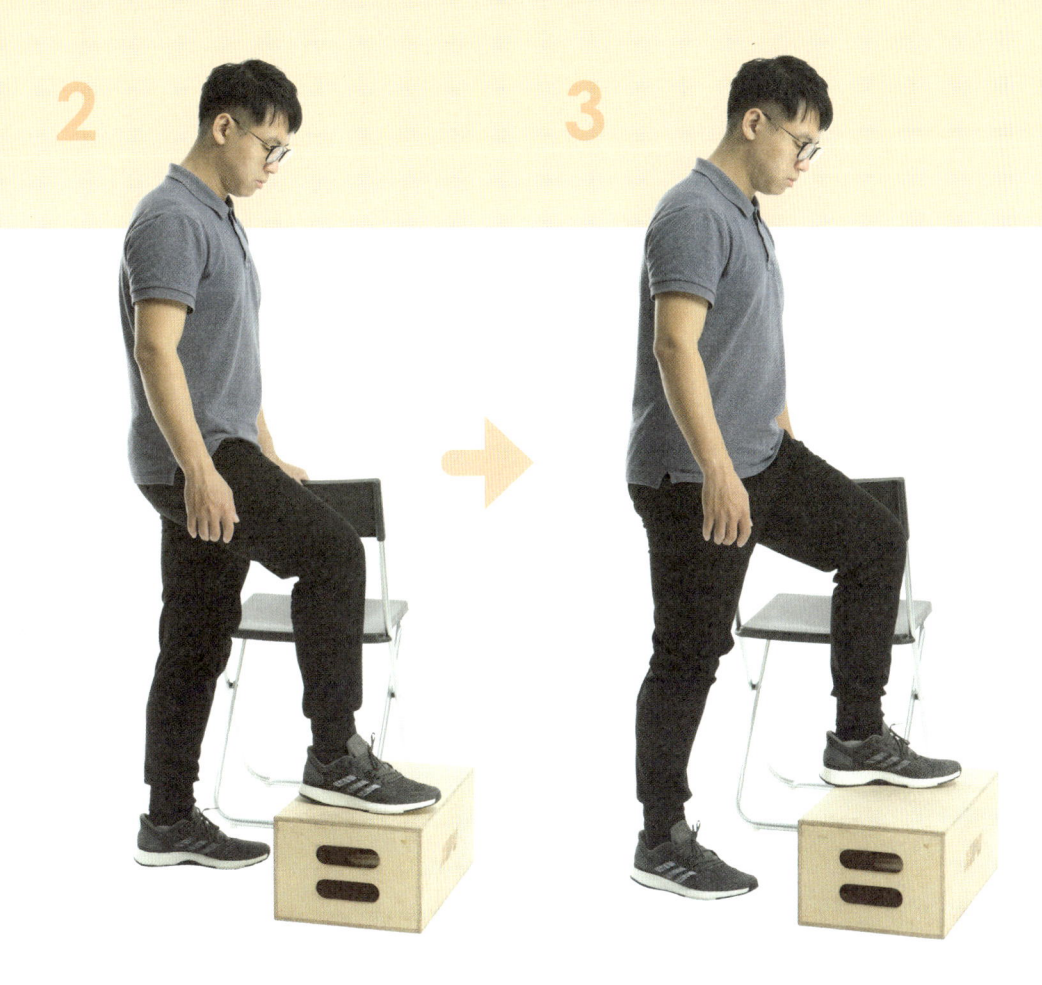

（完成踩階梯動作並把腳收回為 1 下）
每回 10 下　每日 3 回

― 提 醒 ―

- 協助者站在患者患側，可適時扶持腰部與肩膀。
- 注意肩膀、臀部、頭部不要歪斜傾倒任何一邊。
- 高度可以視個人情況調整。另外若熟練後，踏上階梯時，可以試著將身體重心移到前腳，練習上樓梯的預備姿勢。

2-5　恢復行走的能力

例 21：患腳出現環狀代償步態，走路會掃堂腿怎麼辦？

楊大哥在家屬的陪伴下慢慢地走進治療室，我看見楊大哥一步一拐、努力地把腳向外側甩向前方。家屬說：「老師你看我爸的掃堂腿，常會踢到路人！」

我說：「因為你爸爸用錯力量了，腳的動作不夠熟練，才會用大腿往外掃的方式走路。」楊大哥有點心不在焉地回答：「那有什麼關係，反正還不是能走路。」我苦笑地問：「那你的大腿跟腰是不是常常很痠痛？」楊大哥震驚的說：「老師，你怎麼會知道？」

因為這是中風患者很常見的問題，要盡早改正，而楊大哥也聽從建議慢慢修正自己的練習方式與步態。

環狀代償步態靠訓練大腿、膝蓋、腳踝動作來修正

環狀代償步態有幾個原因，第一是大腿往前抬的肌力不足，第二是膝蓋過度僵硬無法在走路時彎曲，第三就是腳踝垂足，這些都有可

> **昀霖老師的復健叮嚀**
>
> 環狀代償步態：是一種中風患者因下肢動作尚未恢復，卻急於走路而發展出的步態。多數的患者在中風初期，患側腳都會產生大腿抬舉離地的高度不足、膝蓋不夠彎的問題，但走路時為又必須得活動患側腳，只好將整隻患側腳由身體側邊畫半圓甩出，才能前進。

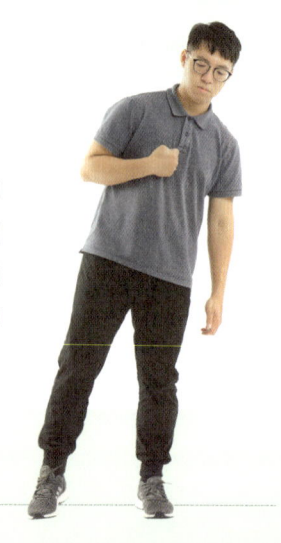

能導致中風患者在走路時，為了順利邁出步伐，而將腳向外環繞就像是掃堂腿一樣來跨步。

再次呼籲，「**把大腿、膝蓋、腳踝動作練熟後，再走路**」的觀念**很重要**，早年的復健概念強調早點開始走路，沒有先針對下肢動作訓練，所以患者常有環狀代償步態，而要避免就必須從下肢動作開始下苦功練習，才能夠根本上解決這個問題！

另外，訓練時應注意以下 2 個原則。

| 強化下肢運動與穿戴垂足板（AFO）|

加強大腿與膝蓋、腳踝的動作，可以參考前 2-3 小節的下肢運動，如果還沒有辦法做得很流暢的話，可以先請家人稍微協助，或是穿戴垂足板練習，但請務必要讓自己嘗試做出動作。

| 練習跨步 |

既然環狀步態是因為在行走時，無法順利將腳向前踏出，那就先在原地練習跨步吧！記得站在鏡子前面，可以看清楚自己的大腿、膝蓋、腳踝有沒有與肩膀成一直線，避免身體歪掉喔。

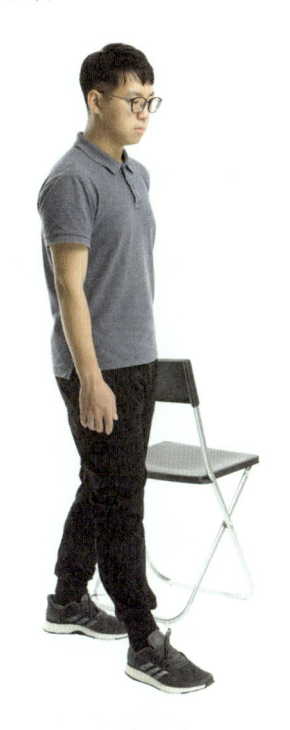

☑ 道具：椅子或拐杖　　☑ 需協助者（亦可自行練習）　　掃描看影片

走路 強化 運動　36 跨步

適合對象　剛開始練習走路、有環狀步態者

動作要領

1. 患者站立，健側手扶助椅子或拐杖，將重心轉移至健側腳。
2. 將患側腳向前踏出一步距離，腳掌著地站立約 3 秒鐘，再將患側腳收回。
3. 接著換健側腳進行此動作，雙腳都應該練習。

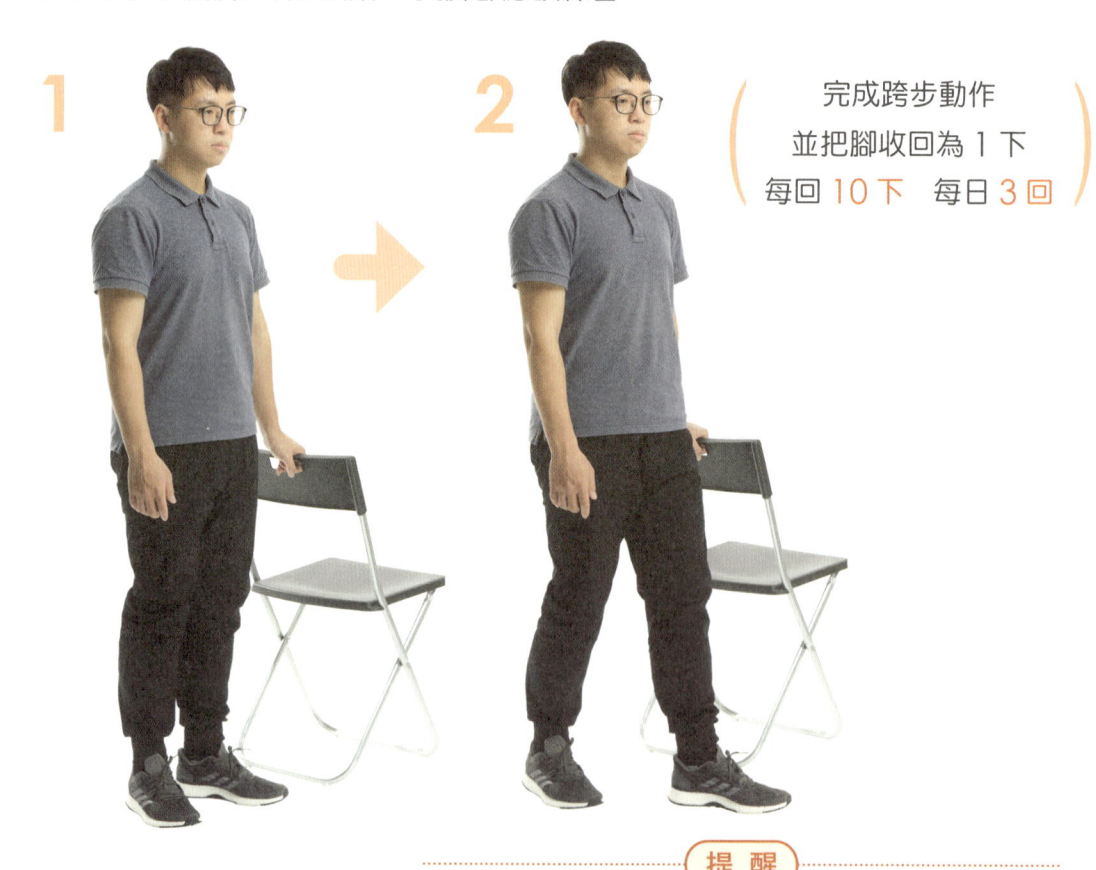

1　→　**2**

（完成跨步動作並把腳收回為 1 下　每回 10 下　每日 3 回）

提 醒

- 協助者站在患者患側，可適時扶持腰部與肩膀。
- 注意肩膀、臀部、頭部不要歪斜，每次步伐只能向前踏

例 22：走路的時候，膝蓋會後頂怎麼辦？

周小姐經過半年多的復健，已經走得不錯了，只是有一個小問題總是困擾著她，就是走路或站立的時候，膝蓋會後頂。周小姐抱怨：「這樣的症狀使她走路時都會一拐一拐的，動作很不自然，是不是走不夠多？」我回答：「不是的，這種情況反而不能一直練走，要強化大腿肌力、增加膝蓋的柔軟度，不然很容易會受傷喔！」

若有膝蓋後頂情形，應強化大腿肌力與增加膝蓋柔軟度

一般人在走路的時候，膝蓋通常都會保持彈性，但是中風患者因為肌肉無力容易將腳打直，就像是我們平常站三七步的時候刻意將膝蓋往後頂的樣子，來協助患側腳支撐身體，但這個動作容易造成關節耗損退化，久而久之就可能會造成關節疼痛。

膝蓋會後頂表示大腿前側的肌肉力量不足，可以參考前 2-3 的大腿動作訓練及膝蓋強化運動，如果太簡單，可以在腳踝綁上沙包來增加阻力，加強大腿前側肌群及膝蓋周圍的肌力，才能靠肌肉穩定膝蓋，避免患者使用膝蓋骨頭卡住的方式來行走。另外，膝蓋能夠保持柔軟的彎曲也很重要，可以先透過弓步曲膝式使膝蓋彎曲，同時練習將身體的重心移到患側腳來支撐。

另外，部分患者可能從病前就有膝蓋後頂的問題，只要觀察健側腳就會知道，如果健側腳也有膝蓋後頂，那可能就是天生的問題。還是會給予訓練，但矯正的效果不會太明顯。

☑ 道具：椅子或拐杖　　☑ 需協助者（亦可自行練習）　　掃描看影片

走路 強化 運動　37　弓步曲膝式

適合對象　已能自行扶拐杖走路或不需拐杖可短距行走者

動作要領

1. 患者採站姿，患腳往前踏出一大步的距離，雙腳與肩同寬，健側手扶助椅子或拐杖，慢慢將患側膝蓋微彎。
2. 慢慢將身體重心向前移，後腳盡量伸直，把身體重量集中在前腳。
3. 膝蓋彎曲達最大角度後，維持此姿勢達 10 秒，再慢慢將身體重心回正。

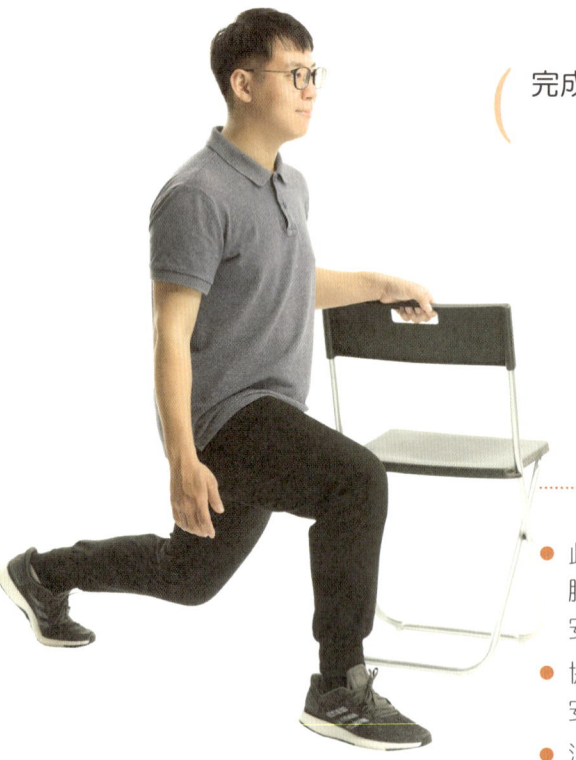

（完成弓步姿勢，維持 10 秒為 1 下
每回 10 下　每日 3 回）

提醒

- 此動作與前弓後箭式類似，差別在於腳步更開，蹲的更低，執行時要注意安全。
- 協助者於患側，抓住褲頭與肩膀以策安全。
- 注意移動時，身體軀幹不要歪斜。

走路不求快而是力求正確與自然

　　動作是需要優化的，就像擦桌子一樣，先擦一次，第二次再把剩下的地方整理好，動作的訓練也是如此，前期可能只能練習七成，剩下的就要靠自己慢慢修正，例如腿有沒有抬到位、腳踝有沒有控制好等等，同時旁人的觀察很重要，如果有持續復健，當然可以請治療師幫您看一下目前動作的正確性，如果沒有，可以請旁邊的人幫忙看一下，走路的姿勢是否自然。

　　其實訓練的目標不是走出多漂亮的步態，而是自然就好，旁人觀察時，可以請他們跟正常人比較，便可以知道哪邊需要加強了。

　　再次強調練習走路時的動作務必正確，並不是說動作不正確就不該練習走路，而是說與其搶快的走路，倒不如先把下肢動作練好，養成正確的走路姿勢，以後才不會被上述問題影響走路的能力。所以只要是患者自己願意主動練習，想努力靠著自己跨出每一步，都應該被鼓勵，但要時時刻刻注意自己的姿勢，避免養成錯誤的動作習慣！

昀霖老師的復健叮嚀

中風者用跑步機訓練是好事嗎？

中風患者不適合在走路的動作及姿勢練習熟練前，使用跑步機，因為跑步機的履帶速度會帶來干擾，並且沒有時間檢視自己的步伐與姿勢。為了趕上跑步機的速度，就容易做出錯誤的姿勢，養成習慣的話，要改就很難了，而且如果速度沒調整好，可能還會跌倒發生危險。

吞嚥障礙、語言障礙、肢體水腫、感覺缺損、知覺問題、認知功能障礙等，都是中風後的特殊後遺症，透過復健運動或日常生活訓練、按摩等手法，改善問題。

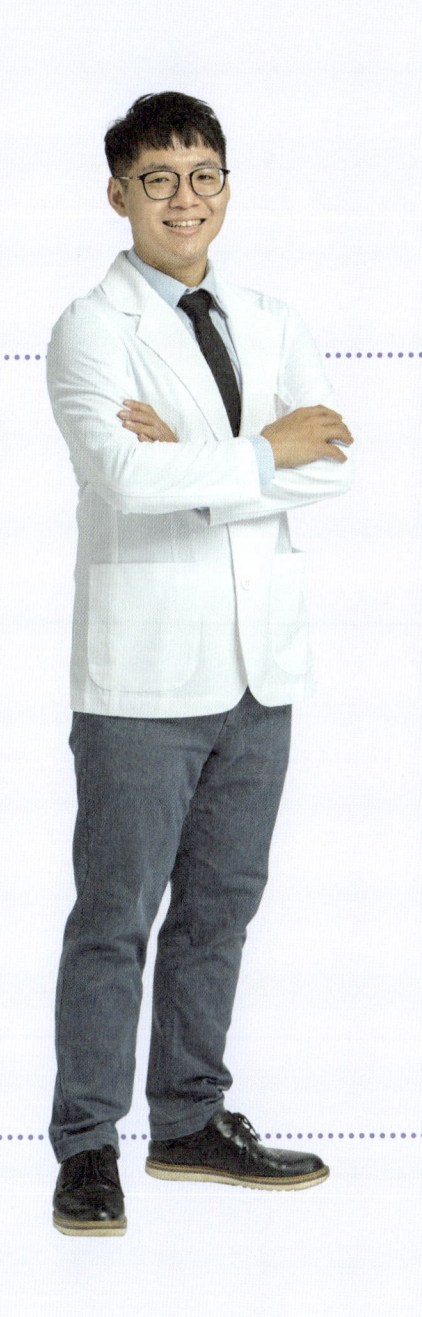

Part3

特殊後遺症的
自我復健法

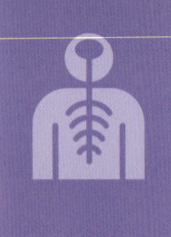

3-1 肢體動作之外，其他**常見後遺症**

中風會造成腦部不同程度的破壞，不僅是肢體動作，就連情緒、思考、語言、吞嚥的功能都可能喪失，造成生活上的困擾。

除了喪失手腳動作，記憶力減退、頭腦遲鈍、口齒不清、性格大變都可能是腦中風的後遺症，這與中風發生的位置比較有關，所以並非每位患者都會有，但當症狀浮現時，往往會造成生活上的困擾，不過，透過耐心復健，有時會有意想不到的改變喔。中風常見的後遺症，大約可以分為以下幾種情況。

語言及吞嚥障礙

口腔區域肩負兩個功能，一個是說話，一個是吞嚥。如果中風傷及語言區，語言功能消失，這時患者將無法溝通，有人會說，不會說話那就用筆談好了，其實語言功能是很複雜的，一旦受傷就會有不同症狀，有些人是口腔動作受影響、有些人是會聽不會說、有的是會說不會聽、有人是能筆談、有的是連寫字都不會，整體來說，患者會喪失溝通的能力，

此時就需要特別的語言復健來幫忙了！

另外一種口腔的問題是「吞嚥」，有部分的中風患者因傷到吞嚥功能，導致他們吞不下飯、喝不了水，導致生活品質大打折扣，但我們仍可以透過一些復健的方式來改善吞嚥的功能喔！

肢體出現水腫

中風的患側除了動作問題，還可能產生水腫，引起疼痛、衣服穿不下等惱人的狀況，其實最大的原因就是肌肉無力收縮，無法幫助身體的組織液回流，才堆積在患側肢體，除了治療、運動以外，還要建立許多預防的觀念，才能有效預防消腫。

中風後的認知功能損害

當中風影響到認知功能時，會出現像是記憶力不佳、邏輯思考能力有問題、無法算數、退化等，常常會被人誤會是不是失智症。不過，中風的確有可能造成認知功能的損害，我們可從日常生活中發現到患者的障礙，例如忘記吃藥、忘記手機怎麼使用，關於這些問題，我們可以針對患者的日常生活活動進行調整，鼓勵患者執行這些活動，進而達到訓練的效果。

「方便」不方便——中風後的排泄障礙

許多中風患者都會有這種難言之隱，就是大小號困難，而這種困難有 2 種，一種是太會上（失禁），一種是上不出來（解放困難），這兩種都有各自的原因，像是神經問題、括約肌、腹肌問題等等，除了配合藥物之外，簡易的復健運動也是很不錯的改善方法！

「感覺」不對勁——中風後的知覺與感覺障礙

如果不幸中風發生在腦部的感覺區，便會引發感覺障礙。感覺障礙基本有兩種，一種是太敏感，另外一種是太遲鈍，這兩種問題與動作、生活都有一定的關聯，但是不要氣餒，在臨床上還是可以透過一些方法，試著加以改善。

中風不僅是影響到肢體的動作，還包含了上面這麼多後遺症，而這些後遺症或輕或重，但都會干擾患者的生活品質，所以我們一樣要面對這些不適，透過一些治療的原則加上簡易的運動，讓我們可以戰勝這些惱人的症狀喔。

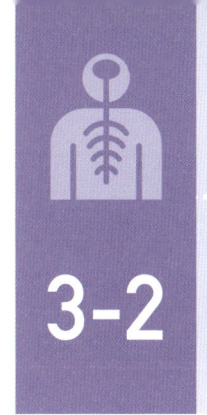

3-2 口腔後遺症──語言及吞嚥障礙

中風患者常有口腔運動的困難,最明顯的就是說話或吞嚥功能受到影響,這往往會造成患者極大的痛苦,無法吃飯、無法說話的生活將是如此的不方便。透過相關的治療與復健,來改善語言及吞嚥障礙。

認識中風後的失語症

失語症(aphasia)是由於大腦左側處理語言的區域受到損傷,導致聽、說、讀、寫等能力受到影響。患者總會感到挫折,原本能夠自在表達的語句,現在可能連單字都發不出來,就算勉強湊出幾個字,但可能連自己都聽不懂。對家屬更是挑戰,中風後的生活已經一團亂了,現在患者連話都說不清楚,溝通到最後兩方一定火氣爆表,嚴重影響到彼此的相處關係。失語症依腦部創傷嚴重程度不同,語言能力恢復的時間及改善的幅度也不盡相同,因此每位患者的症狀也不一樣。

失語症的患者雖然在語言能力上有所損傷,但不代表其智力、認知能力、感覺能力或精神狀況有缺陷。另外失語症可能會伴隨其他的腦部損傷,如肌肉控制功能失調,導致構

音困難的吶語症（dysarthria）、腦部動作計畫的迴路受損造成的言語失用症(apraxia of speech，AoS)，以上症狀都會影響患者的語言表現。

失語症依不同型態可分為以下 3 種（表①）。

3 種不同型態的失語症　表①

表達性失語症（Expressive Aphasia）	此類型患者在語言「表達」的部分出現困難，即是「聽得懂、難說出話」，也可能包含著書寫的困難、語言動作控制的困難等。主要是傷及大腦中掌管語言表達的布洛卡區塊（Broca's area），又稱布洛卡失語症（Broca's aphasia）。
接受性失語症（Perceptive Aphasia）	此類型患者在語言「理解」的部分出現困難，表現出「語句流暢，但缺乏邏輯」的型態，患者因無法理解他人的話語，也未能察覺自己說話內容有異，較無病識感。主要為大腦掌管語言理解沃尼克區塊（Wernicke's area）受到損傷，又稱沃尼克失語症（Wernicke's aphasia）。
完全性失語症（Global Aphasia）	患者的理解及表達能力皆受到損傷，在聽、說、讀、寫各方面都出現困難。

失語症的語言治療

面對失語症我們該怎辦？讓我們藉由一部法國電影《尖峰人生暫停一下》裡的內容來與大家分享失語症患者的語言表現。

影片的主角是某汽車集團執行長克里斯蒂安・斯泰夫，他在某天早上小睡片刻時中風了，就此就展開他語言復健的旅程，在第一次的語言治療中可看出，患者對於治療不感興趣，第一句話就是「我要肥（回）家」，接著在命名的測驗時，將秒針說成「喵針」、葡萄說成「普萄」等，這些都是發音上的語誤，而從影片中可看出患者並沒有明顯的察覺自己有說錯，而是直到進行接唱熟悉的歌謠，如「一閃一閃亮晶晶」，下一句是什麼？當患者發現他無法接歌詞時，才驚覺自己竟然不會了！

有的患者對於本身狀況不是很了解，在與他人溝通出現問題時，才發現喪失了原本具備的能力，在自尊上受到打擊，這個時候身邊的人要如何協助減少患者溝通上的困難，便是重要的關鍵。

跟前章較為不同的是，語言障礙的復健是透過一些引導與習慣的調整來改善，以下介紹與患者溝通時的基本策略及常用的提示方法，大家可以嘗試使用，但仍建議尋求語言治療師協助，依照患者的能力施行復健計畫，並且要自我練習，才能有最好的效果。

調整說話習慣，可以促進訓練的效果
雖說治療要透過語言治療師執行，但是在生活上與患者接觸最多的是家人、朋友。如果我們與患者接觸時，能夠調整說話習慣，就可以促進訓練的效果。

- 打招呼：見面打招呼是人與人互動最自然的方式，叫喚患者的名字可以提高警醒度或是說句「早安、你好」，讓患者保持該

有的日常互動。
- **保持眼神的接觸**：眼神的接觸表示此時此刻我在這陪你、聽你說，也讓患者感受到被尊重。
- **耐心傾聽**：患者說的話我們不一定能馬上理解，可能要多花一點時間猜想。患者想表達是很好的事，應該讓他們多說話，這也是一種很好的陪伴。
- **放慢說話的速度**：有些患者接收語言訊息的反應較慢，太快速的說話速度可能會影響患者對內容的理解。
- **使用簡短的句子**：過長的句子會增加理解的困難度，建議使用內容簡單明確的句子或是將較長的句子分段說出，不要一次說完。
- **請患者再說一次**：若患者說的話有點聽不太懂時，可以請他再說一次，來確認內容，但次數不宜過多，或者可以請患者換句話說，不要一直卡在說不清楚的內容。
- **提供選項讓患者選擇**：當你大概知道患者想表達的方向時，可以先提供選項讓患者選擇，同時確認雙方對話題的理解是否同步，當選項被否定時，也得以先排除部分的可能性。
- **重複患者說過的內容**：這個方法可以讓患者明白你真的有在聽他說話，並且可以確認是否正確理解患者想表達的需求或想法。

練習說話需要引導跟提示

就像教導小孩說話一樣，提示非常重要，語言是需要思考並且加以提取的過程，只是我們已經習慣化了，所以感受不到這個過程，但對患者來說，卻很困難，有時話好像哽在喉嚨無法說出來，需要透過旁人的引導與提示，當患者在家中練習說話時，我們可以嘗試以下的幾種方法，增加他們說話的意願與技巧喔。

- 語音的提示：以該詞注音拼音的聲符來提示，例如香蕉的「香」說不出來，此時可直接以「ㄒ」音來引導患者說出「香」。
- 語意的提示：以該詞的內容作為提示，同樣以香蕉為例子，可以用「猴子最愛吃什麼？」，引導患者對內容的聯想，來說出語詞。
- 字卡／圖卡的提示：利用視覺的刺激，讓患者看著圖片或文字，較易說出想表達的內容。
- 以既往的生活經驗來提示：利用與家人的生活經驗，對過去事件的回想，來加速提取相關的詞彙。

善用溝通輔具，快速達成目的

對於口語表達較困難的患者，可以使用溝通輔具來協助表達。溝通輔具不是取代語言表達，而是擴充表達的範圍，可依照患者的需求來挑選，從以前的手寫板到現在智慧型手機、平板電腦，都能以手按鍵操作，來傳達需求；現在更有眼控系統的溝通輔具，可以用看的方式來選取選項。但誰適合什麼類型的溝通輔具選擇，仍須由具有輔具評估資格的治療師為患者做最適當的選配。

說話是慢慢學習來的

對於大部分中風後失語症患者及家屬來說，語言復健這條路會遇到各種不同的挫折或是卡關的情形，其實我們從小開始學習語言也是一步一腳印，花了好長的一段時間，才學會正確的發音、寫字、閱讀。因此，語言復健的過程就當作重新開始學習吧！

一同創造有趣的學習體驗，每一個進步都是一個里程碑。在此也要提醒大家打破迷思，語言治療的目的不是只有讓患者說話而已，也能透過不同的方式表達，有效與他人「溝通」才是最重要的目的。

認識中風後的吞嚥障礙

　　吞嚥障礙是指因機能上、構造上或心理的原因，造成患者進食時，食物不易咀嚼、下嚥或容易嗆噎，這些症狀經常出現於腦中風患者。我們幾乎不會想到有一天，連吞自己的口水都吞不好，飲食需要仰賴他人協助，「吃」這個再簡單不過的動作，變成了令人挫折且麻煩的事，面對這樣的障礙，我們該如何處理及改善呢？

　　先從了解吞嚥的整個過程開始，接著透過吞嚥訓練及飲食的調整，來提升吞嚥能力及生活品質。

｜了解吞嚥原理，有助於找出哪個環節有問題｜

　　想像一下，面前有一盤小番茄，您拿一顆起來塞進嘴裡咬一咬，吞下去。不過幾秒鐘的事情，您能想像過程中有多少細微動作的產生以及各口腔構造巧妙的相互作用。這是很複雜的過程，吞嚥的動作分成 4 個時期：

1、口腔準備期
從辨識食物到將食物放入口中，由雙唇、舌頭、兩頰、上顎等協助將食物含住，透過咀嚼的動作，將固體食物變成食團的過程，稱為口腔準備期。

2、口腔期
將準備好的食團往後送到咽部的階段，此時更需要口腔器官啟動一連串的協同動作，雙唇要緊閉防止食物留出口外。舌頭向後移動食團；

兩頰協助將食物不要掉落在兩側；同時上顎可維持正常呼吸，才能成功將食物後送。

3、咽部期
當食團通過前咽門弓及舌根與下顎骨下緣相交的任一點時，啟動吞嚥反射引發一連串的咽部動作，使氣管關閉並將食團送往食道。

4、食道期
食團通過食道後移動至胃部的過程。

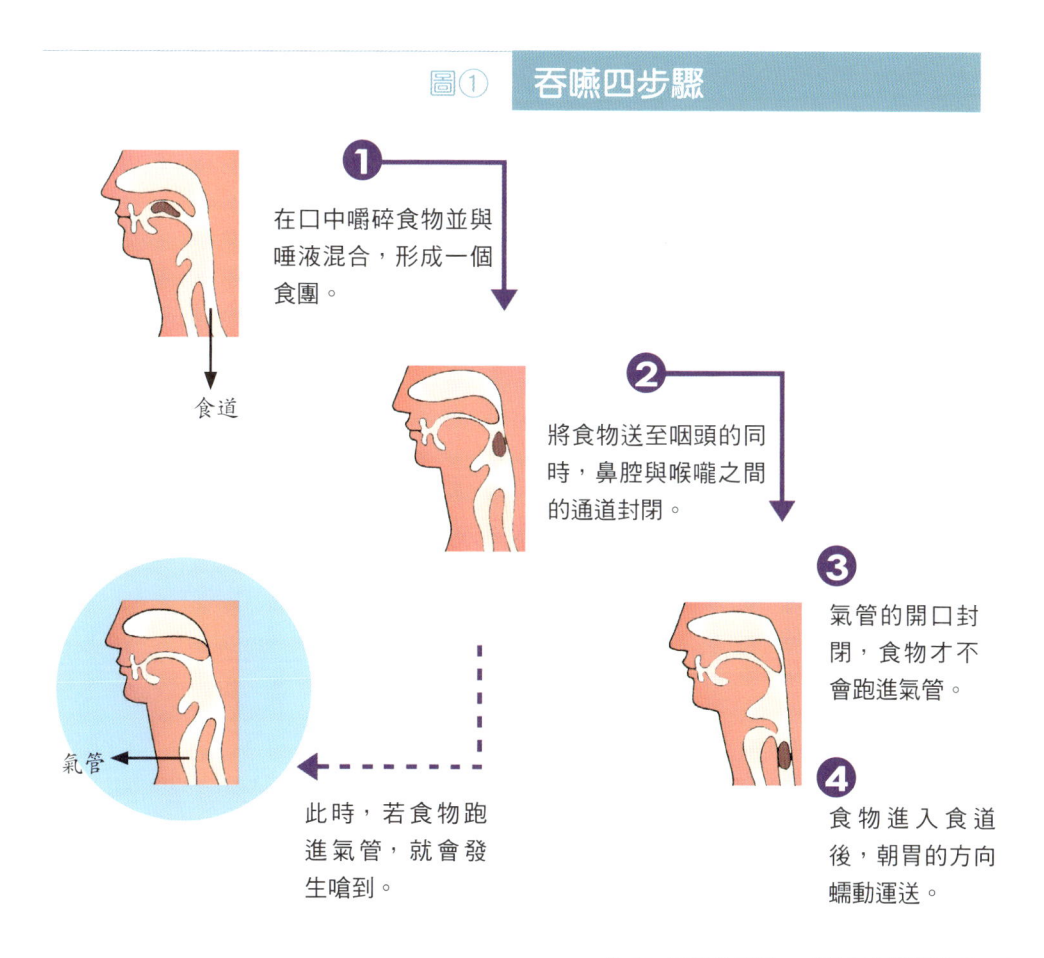

圖① 吞嚥四步驟

❶ 在口中嚼碎食物並與唾液混合，形成一個食團。

食道

❷ 將食物送至咽頭的同時，鼻腔與喉嚨之間的通道封閉。

❸ 氣管的開口封閉，食物才不會跑進氣管。

氣管

此時，若食物跑進氣管，就會發生嗆到。

❹ 食物進入食道後，朝胃的方向蠕動運送。

吞嚥障礙該怎麼處理呢？

吞嚥障礙可能會發生在任何一個時期，有人在口腔準備期就出現問題，有人是在咽部期才產生障礙，雖然吞嚥看似簡單，但其實是由腦部接受訊息後，透過神經系統傳達一連串的動作指令，才能完成的動作，所以吞嚥的動作都很細緻。但由於吞嚥的練習有嗆咳的風險，因此建議有吞嚥障礙者，請務必先由醫師診斷並且接受治療師的專業指導，不要自己貿然的練習，否則容易發生危險。

同時，吞嚥跟臉部、舌頭、嘴唇的動作有很大的關聯性，而這些動作是可以透過運動來加以練習的，也沒有危險性，適合患者自己執行。把這些動作練習好，也能改善吞嚥功能的障礙，以下會介紹臉部、舌部、唇部的復健動作，讓各位讀者參考練習。

其他復健部位：臉部、舌部、唇部

在口腔準備期，臉部、嘴唇的動作會影響咀嚼。臉部無力、嘴唇軟癱，會阻礙食團的形成，造成吞嚥更為困難。而舌頭能使食團混合更為均勻，在口腔期也能幫助食團後送，所以舌頭的靈活度在吞嚥的過程中也是非常重要的關鍵。因此把臉部、舌頭、嘴唇的動作練好，將有助於提升吞嚥的能力。臨床上也發現，部分的腦中風患者會發生面部歪斜、舌頭不靈活的表現，若觀察到患者有這些現象後，可以參考接下來將介紹的臉部、舌部、唇部的復健動作進行練習來恢復原本的動作，甚至進一步讓說話的能力更進步喔！

✗ 道具　　✓ 需協助者　　　　　　掃描看影片

臉部 運動　38 臉部按摩術

適合對象　臉部軟癱、歪斜,易流口水者

動作要領

1. 協助者站在患者旁,用手從患側臉部由下巴順著臉頰往上拉,力量不宜過大。
2. 拉提臉頰肌肉,盡可能讓整片臉頰都按摩到。

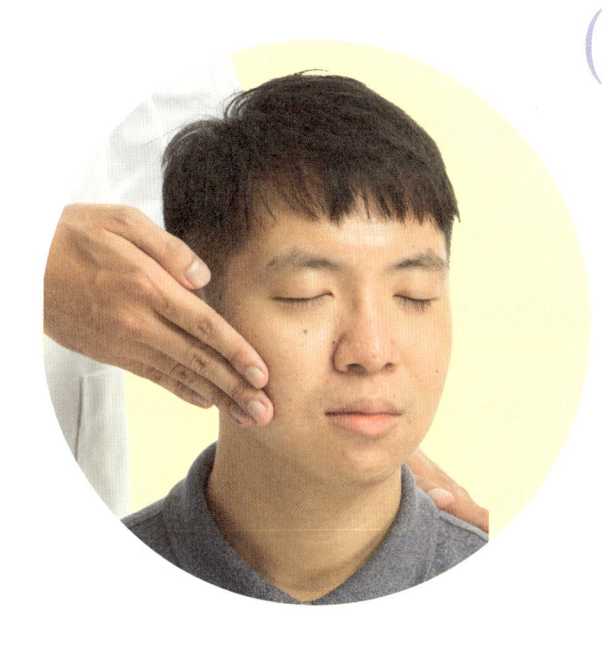

(往上拉提完成為 1 下
每回 10 下　每日 3 回)

提 醒

- 手的拉提速度勿過快,力量不宜過大。
- 患者臉部皮膚脆弱時,拉提時可在手上抹些凡士林或乳液,避免傷害皮膚,造成疼痛。

3-2　口腔後遺症──語言及吞嚥障礙　153

✗ 道具　✗ 需協助者　掃描看影片

臉部 運動　39 閉氣嘟臉式

適合對象　臉部軟癱、歪斜，易流口水者

動作要領

1. 患者臉部放輕鬆自行將嘴巴閉上，把臉頰鼓起來。
2. 呈現嘟臉的狀態，維持 10 秒鐘。
3. 慢慢的把口中的空氣吐出。

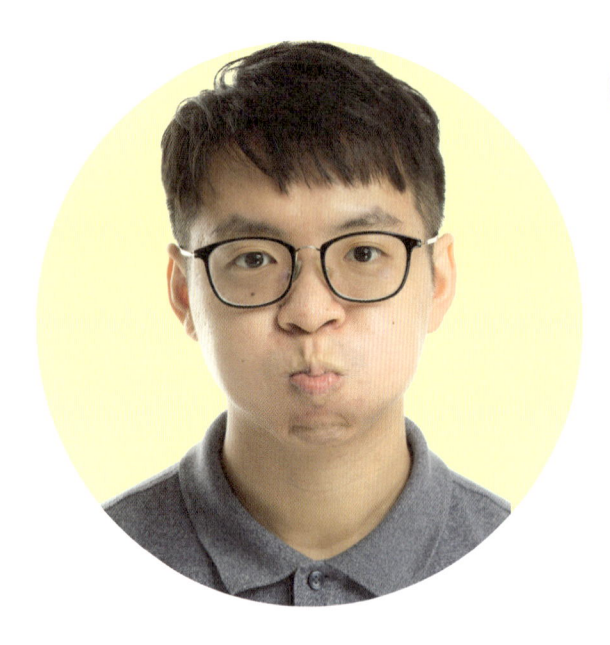

（嘟臉維持 10 秒鐘為 1 下
每回 10 下　每日 3 回）

提 醒

- 勿憋氣超過 10 秒。

☒ 道具　　☒ 需協助者　　掃描看影片

臉部 運動　40 臉頰微笑式

適合對象　臉部軟癱、歪斜，易流口水者

動作要領

1. 患者臉部放輕鬆，做出嘴角上揚的臉頰動作。
2. 盡可能維持微笑 10 秒鐘後放鬆。

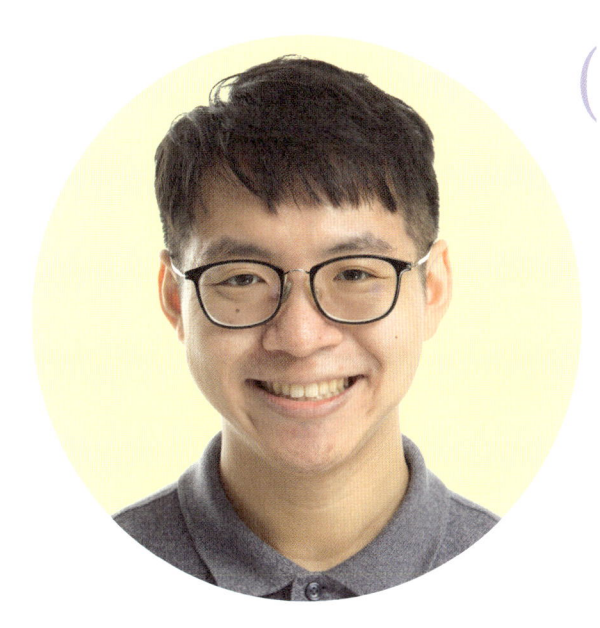

（維持微笑 10 秒鐘為 1 下　每回 10 下　每日 3 回）

提 醒

- 此動作建議兩邊的臉頰同時上提，增加臉頰的對稱性。

3-2　口腔後遺症——語言及吞嚥障礙

☒ 道具　☒ 需協助者　　　　　　　　掃描看影片

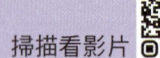

舌頭 運動　41　吐舌頭式

適合對象　舌部不靈活者、無法將食物以舌頭後送至咽喉者

動作要領

1. 患者臉部放輕鬆，將舌頭向前吐出。
2. 盡可能往前延伸，維持 10 秒鐘，慢慢把舌頭收回口中。

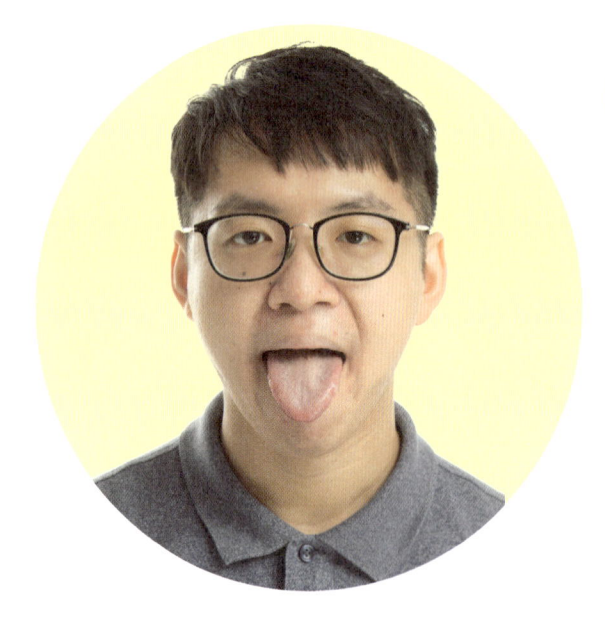

吐出舌頭維持 10 秒鐘後
收回為 1 下
每回 5 下　每日 3 回

提 醒

- 若舌頭無法完全吐出，可以先嘗試部分吐出，再慢慢增加吐出長度。

☒ 道具　　☒ 需協助者　　　　　　掃描看影片

舌頭 運動　　**42 舔嘴唇式**

適合對象　舌部不靈活者、無法將食物以舌頭後送至咽喉者

動作要領
1. 患者臉部放輕鬆,將舌尖舔左邊嘴角。
2. 沿著嘴唇往右順時鐘方向舔 1 圈。
3. 接著再以舌尖舔右邊嘴角,沿著嘴唇逆時鐘舔 1 圈。

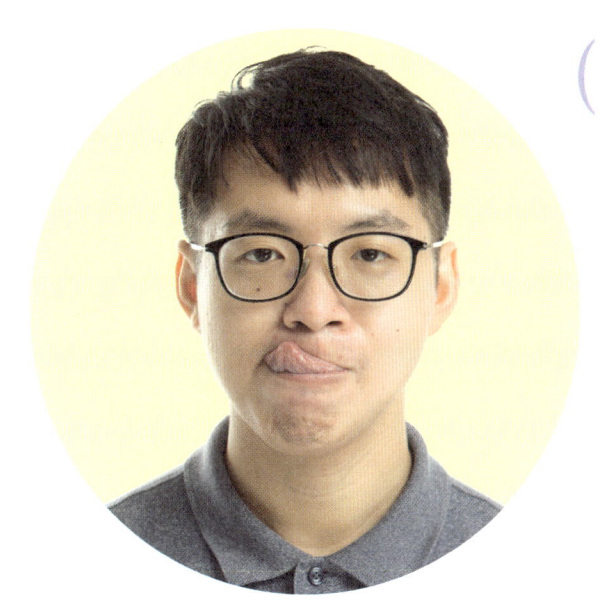

(完成 1 圈為 1 下　每回 5 下　每日 3 回)

提 醒

- 隨著舌頭靈活度提升,可以增加圈數。

☒ 道具　　☒ 需協助者　　　　　　　　　　掃描看影片

舌頭 運動　43 彈舌式

適合對象　舌部不靈活者、無法將食物以舌頭後送至咽喉者

動作要領

1. 患者將舌尖頂住上顎，停留 5 秒鐘。
2. 舌尖用力彈上顎，發出噠噠噠的聲音，越大聲越好。

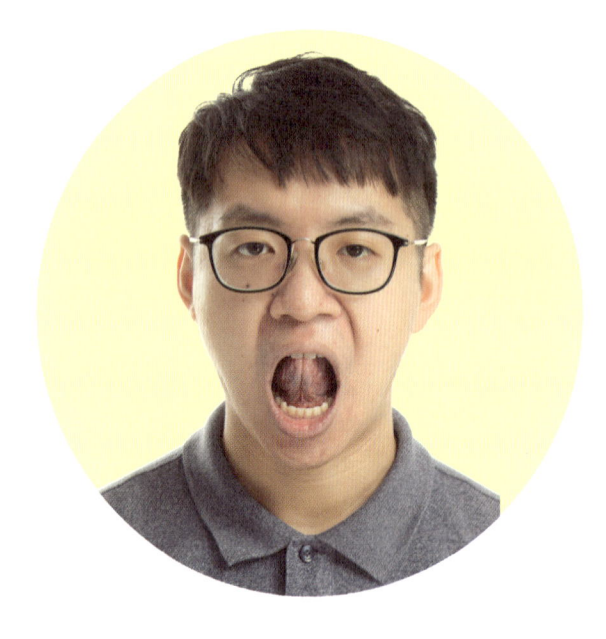

（ 頂住上顎 5 秒為 1 下
每回 5 下　每日 3 回 ）

（ 彈舌
每回 10 下　每日 3 回 ）

提 醒

- 初期不靈活的患者，可以先練習舌尖上頂 5 秒後放鬆，熟練後再開始練習彈舌。

❌ 道具　　❌ 需協助者　　　　　　掃描看影片

唇部 運動　**44 嘟嘴式**

適合對象　口腔周圍動作不靈活者、食物易流出嘴巴者

舌頭・唇部運動 ▼ 彈舌式・嘟嘴式

動作要領

1. 患者做出噘嘴的動作，停留 10 秒鐘。
2. 接著放鬆嘴巴，回復原姿勢。

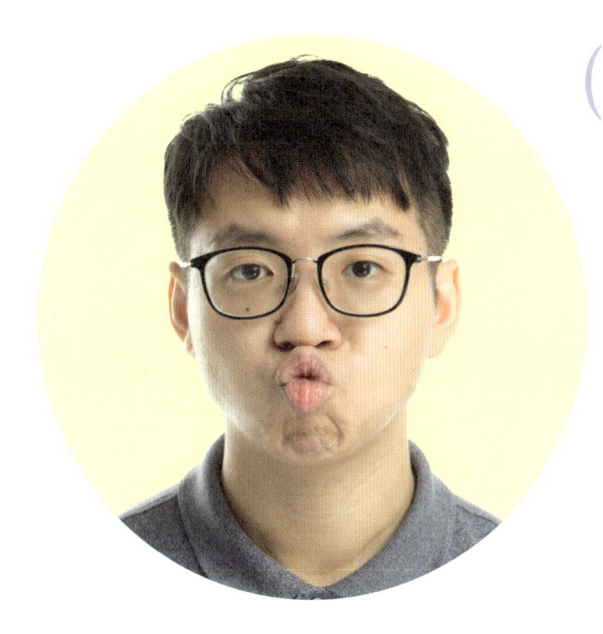

（ 嘟嘴停留 10 秒鐘為 1 下　10 下為 1 回　每日 3 回 ）

提 醒

- 嘴巴縮得越小越好。

3-2　口腔後遺症──語言及吞嚥障礙

| 道具 | 需協助者 | 掃描看影片

唇部 運動　45 「五一五一」式

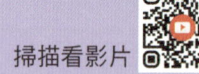

適合對象　口腔周圍動作不靈活者、食物易流出嘴巴者

動作要領

1. 患者說出中文「五」、「一」這兩個數字,唇部的動作可以誇張的做出來。

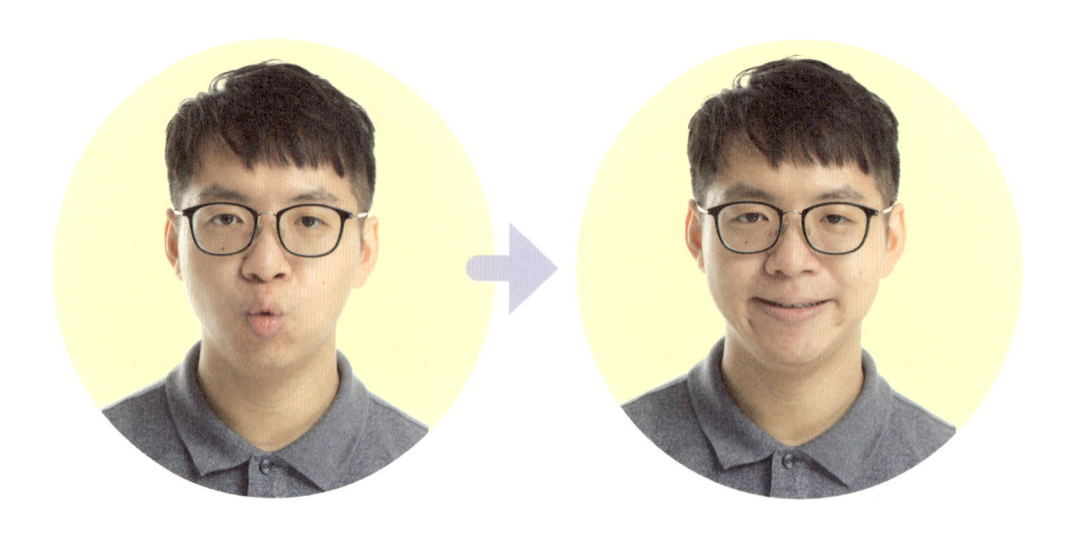

（完成「五和一」2個音為 1 下　10 下為 1 回　每日 3 回）

提醒

- 鼓勵患者發出聲音,念的速度慢,讓嘴唇周圍的肌肉能充分地活動,以完成五、一兩個音為 1 次。

以上的運動能幫助改善腦中風患者的臉部、舌部、唇部的控制能力，練習次數可以根據自己的情況調整，若覺得容易則增加次數，太難則可自己減少。重點是要確實的練習，提升自己口腔與吞嚥功能。

面對吞嚥困難，我們應具備的觀念

吞嚥訓練，先練習動作也很重要

吞嚥訓練不一定就是要吃東西，還包含增加吞嚥能力，如臉、唇的動作訓練對患者也有幫助，力氣夠，才能吞得好與安全。

口腔動作的靈活度也會直接影響到吞嚥，應每天安排固定時間進行口腔、舌頭運動，如固定在用餐前 10 分鐘進行運動，可以讓吞嚥更為順暢。

有鼻胃管等的情況下，也有機會練習吞嚥

患者有放置鼻胃管時，經醫師同意後，也可進行吞嚥訓練，患者可能會有異物感，但吞嚥動作主要還是腦部的指令來執行，所以不致造成嚴重干擾。

另外，長期使用鼻胃管，會對咽喉部及食道粘膜造成影響，增加胃食道逆流的可能性，周邊肌肉的力量也會受到影響。在患者狀況合適的情形下，可以考慮使用胃造廔管，減少上述情形發生，同時也可減少放置鼻胃管的不適感。

有氣切的患者，在語言治療師的評估觀察下，若無食物從氣切孔跑出來，也能夠做吞嚥的訓練。

出現咳嗽不一定是壞事

咳嗽是保護呼吸道的動作，將掉入呼吸道的食物清出來，是身體自然

保護的機制,並非不好的事,但若個案出現這個動作後,可能還是要注意是否繼續進食。

吞嚥攝影檢查,確認吞嚥風險的最佳利器

吞嚥攝影檢查是最能明確顯示,由口進食是否會對個案造成危害的重要參考依據,若患者對由口進食有安全上的疑慮時,執行該檢查可以判斷哪種食物的質地對患者是安全或是有吸入風險,可在復健科尋求醫師進行檢查。

柏堯老師的復健叮嚀

進行由口進食訓練時,應注意事項

(1) 進食的坐姿宜坐正,不宜向後傾斜或是臥床。
(2) 患者要在精神狀況佳的情形下,才可由口進食。
(3) 進食之前應該先清潔口腔,減少因為嗆入或吸入口內細菌,引發肺炎的可能。
(4) 進食完不宜馬上躺下,應該要坐著 30 分鐘,以避免因胃食道逆流而導致肺炎。
(5) 進食後應檢查是否有食物殘留,殘留的食物可能會不小心造成嗆入或吸入的風險。
(6) 多吞幾次的動作可以減少食物的殘留。

總而言之,選擇對患者合適的吞嚥訓練,讓患者能攝取足夠的營養,以恢復吞嚥功能。這些都是需要治療師與照顧者通力合作的,此外,患者本身也可以多多練習臉部、唇部、舌部的動作,減少吞嚥障礙所帶來的干擾。

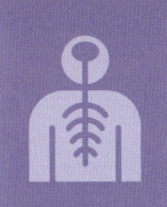

3-3 改善肢體水腫，減少不適

有些中風患者，會在患側手腳出現「水腫」，這也是令人擔憂的問題之一，但只要找出問題方向、採取正確策略，就會知道水腫並不可怕。

為什麼中風後會出現肢體水腫？

癱瘓的手腳缺乏肌肉的幫浦效應（muscle pumping）是常見的因素，為什麼肌肉跟循環有關呢？因為我們在做任何肢體動作時，不論是舉手、踢腿、用手指拿取小東西等等，骨骼肌收縮的同時，也會擠壓週邊組織、淋巴管與深層靜脈，讓身上每一段肌肉就像「幫浦」，一步步將體液打回心臟。

Point
柏堯老師的醫學知識分享

腦中風後引發肢體水腫的因素

- 中風後缺少活動量。
- 姿勢不良，影響身體其他部位的肌肉活動效率。
- 患者本身也有其他心臟、心血管、肝臟、腎臟等疾病。
- 偏癱處發生外傷、骨折、感染、發炎等狀況。
- 使用了有水腫副作用的藥物。

因此，當腦中風造成肢體癱瘓時，患者喪失控制肌肉的能力，也等於身體喪失了打水的幫浦，於是癱瘓的部位持續囤積無法回流的體液，形成水腫。

水腫會對中風患者帶來什麼影響？

水腫並不只是單單影響動作表現，長期水腫表示組織受到了更嚴重的壓迫，導致各種生理問題，例如：

- 腫脹處皮膚脆弱、易龜裂，增加感染或發炎風險。
- 循環遲滯使得組織失去營養，造成傷口不易癒合、潰瘍，特別是在肢體末梢處。
- 長期水腫後形成組織纖維化（fibrosis），不僅讓水腫更難恢復，若關節處有纖維化，將會損害活動表現，甚至後續的關節攣縮等問題。

這些問題，不僅會造成患者生理上的不適，也容易因為肢體外觀的差異，而導致心理很大的負擔，有些患者因此喪失日常生活自理的能力，甚至影響到回歸社會與職場的意願。

如何改善偏癱肢體的水腫？

中風後的肢體水腫可以透過合適的運動、按摩手法、改變生活習慣來改善，同時建立正確的觀念，來預防水腫的再發生。以下我們列舉了常見的退腫策略與治療原則，幫助患者脫離水腫的困擾。

運動處方

運動是對抗水腫的良方，肌肉越強壯，肌肉幫浦的效果就會越強，如同加壓馬達越有力，肢體也就能變得更不容易水腫。復健運動可以參考 Part2 所提到的肩膀前舉／側舉式、翹手腕式、握拳運動、站姿抬腳／側抬腿式、大腿夾球運動、腳打拍子式等等。

若水腫肢體仍偏癱無力，可以由他人或自己的健側，協助進行關節運動，如 Part2 所提之雙手抬舉式、交扣手肘前伸式、左右彎手腕式、掌指關節彎曲式、躺姿腳背勾壓式、躺姿抬腳式等。雖然偏癱的肢體是依靠外力幫忙擺出動作，並沒有產生真正的肌肉幫浦作用，但這過程仍能對組織產生少許的循環效應，總之，有動總比沒動來得好。

Point
柏堯老師的醫學知識分享

偏癱且水腫的肢體仍相對脆弱，請注意不要過度運動，避免產生發炎、疼痛、泛紅等現象，先以少次數、少重量為主。

簡易按摩

按摩也是改善水腫的方式之一，但是按摩方法五花八門，如果家屬們平常想透過按摩來照顧水腫，請務必遵守 3 個原則：

以滑撫皮膚的方式做輕巧的按摩
透過細膩的力道，可以幫助促進皮膚層的淋巴管運送體液，幫助化解肢體水腫；同時請注意，水腫的組織較脆弱，請勿在該處施壓、撥筋、揉捏、拍打。

從末梢往心臟方向施作

由於血液與淋巴液是往心臟回流，因此按摩也是由末梢單方向推往心臟，而不是推到末梢、或者來回推送，否則反而更容易堆積體液，另外，請勿指壓、揉捏水腫處。

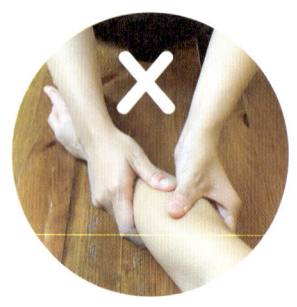

·請勿指壓、揉捏水腫處

正確按摩方式　圖②

手臂水腫

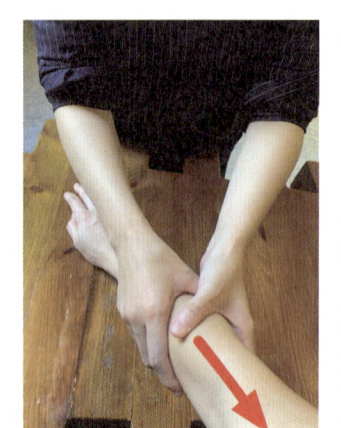

雙手握持水腫的手臂，從手臂末梢往心臟的方向前滑。

手掌、手背水腫

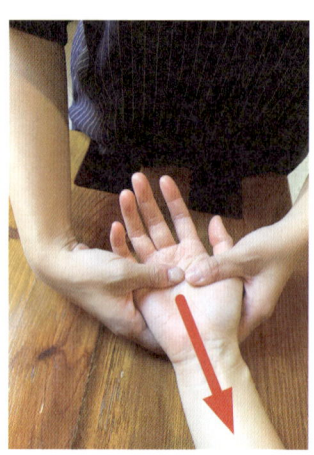

雙手扶持水腫的手掌、手背，用大拇指滑推皮膚。

手指水腫

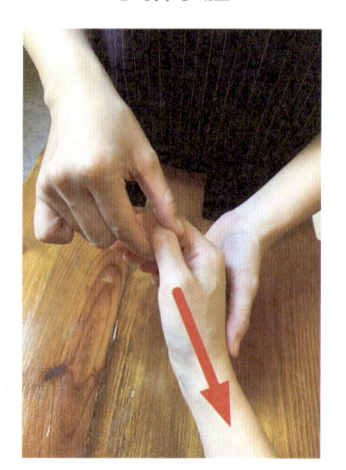

在水腫的手指上，用雙指從指尖往指根的方向前滑。

若有不適請暫停按摩並就醫

如果水腫肢體有感染、發炎、血栓、開放性傷口、該處正在接受醫療處置，或者有任何有疑慮，請暫停按摩、先就醫處理！按摩前也建議先由復健科專業人員做指導。

·UNIX肢體循環機透過氣囊循序按壓幫助體液回流

◎**治療儀器輔助：間歇性氣動加壓治療（Intermittent Pneumatic Compression，IPC）**：有些復健科治療室會提供這種治療儀器，又稱為「循環機」，患者將水腫的手或腳穿進套件後，在套件內的不同氣腔中充氣，讓空氣帶來的壓力將組織液擠壓入循環中，此方法對於輕度水腫很有幫助。

◎**肌內效貼布（Kinesio taping）**：這種貼布不是痠痛藥布，本身並無藥性，透過特製的纖維布面與背膠，經過合適的剪裁與貼紮手法後，透過背膠黏貼、纖維牽拉皮膚的效應，在皮下組織創造出更多循環流通的空間，藉此緩和水腫問題。

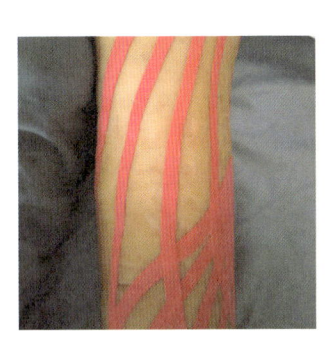

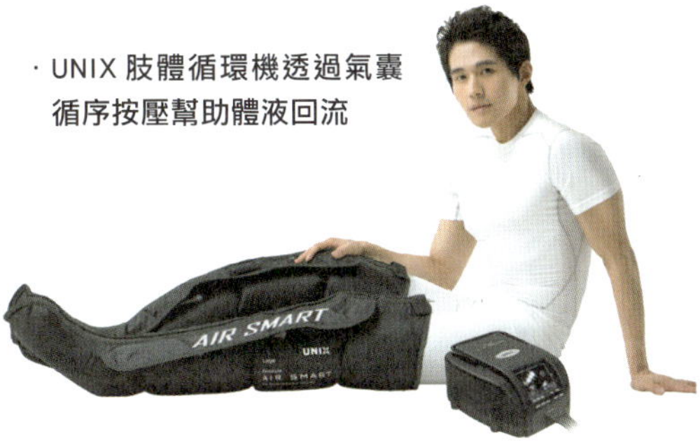

·每個人的肌內效貼布貼法不同，使用前請與治療師討論

不當的習慣會使水腫更為嚴重

生活周遭有許多常見的水腫處理方法，但是有些方法看似合理、其實幫助並不大，甚至會讓水腫越來越嚴重，以下行為請大家要多加留意喔。

熱敷或泡熱水

「熱敷」或「泡熱水」會感覺水腫處比較舒服，但並不是所有人都能夠成功退腫，例如有可能熱敷或泡熱水的當下很有效，但熱度散失後卻回腫，或者有些循環功能比較弱的朋友，反而泡得越熱、手腳越腫，因此熱敷或泡熱後請務必觀察水腫反應。另外，感覺功能缺損者請勿熱敷或泡熱水，以免來不及察覺燙傷！

抬手、抬腳，不是越高越好

許多人都會在睡覺時，把水腫的手腳用枕頭墊高，或者努力用健側手牽著水腫的患側手抬高，試圖改善水腫，但是對於心臟功能不佳、長期臥床、或是高齡患者，抬高的角度並不是越高越好，建議先將肢體抬略高於心臟的程度即可，並且由親友在旁觀察一段時間、確保安全，避免增加心臟負擔。

甩手功、甩腳功，小心越練越嚴重

雖然主動運動對水腫很有幫助，但是「來回甩動」並不能讓肌肉完整且穩定的收縮，也就是沒有良好的幫浦效應，反而可能促進了末梢的血液循環而更加腫脹。

避免在水腫的部位拍打、刮痧、大力指壓

這些動作若操作不當，容易對水腫部位帶來激烈衝擊，不但對退腫沒幫助，若引起發炎，將更難以退腫。

　　水腫的原因非常多，並非每一次水腫都是安全、自己能夠處理得來的，甚至有時候水腫其實是來自於病變！因此看到偏癱的手腳發生腫脹時，請不要掉以輕心，而是要盡快與醫師及治療師共同確認水腫的成因，再規畫適合的處理方法，水腫往往就能夠在眾人合作下獲得控制。

　　當水腫控制穩定後，請鼓勵患者規律進行復健、養成運動習慣，讓手腳逐漸恢復到一定的動作能力，更重要的是重建肌肉的幫浦作用，就能夠將癱瘓無力的手腳，打造成肌肉強健、不容易水腫的肢體，長久避免腫脹！

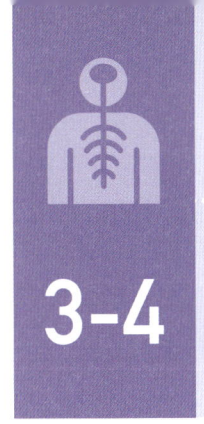

3-4 頭腦不靈光？認知功能障礙與復健

中風可能造成輕度到嚴重的認知功能障礙。認知障礙會造成生活上的挫折，確實比較棘手，但仍有一些治療的原則可以嘗試。

認知一旦損壞將嚴重影響生活

認知就像電腦的主程式，其功能的範疇很廣，常見的像是注意力、記憶力、定向感、判斷力、書寫、算術都算。人腦就像是電腦，負責處理人類大大小小的行為。如果中風後有認知障礙的患者，他的大腦沒辦法將看到的、聽到的、摸到的、碰到的訊息，做出處理或做出適當的行為，例如：看到日常生活中常見的牙刷、牙膏，卻忘記該如何使用等；或是看到自己的親人，卻忘記那是自己的親人，對他很冷漠，這就是不適當的行為反應。最後可能連他自己都不知道自己需要什麼，不知道該如何表達，也會影響到他的情緒反應。

認知復健透過調整環境訊息，幫助患者做出適當的反應，藉此增加自我照顧的能力，減輕照顧者的負擔。

| 注意力障礙──無法專心 |

注意力是接收環境訊息的基本能力，像是有人說話、窗

外有車子經過、正在播放的電視新聞等，我們需要注意力判斷哪些訊息該注意，那些是可以忽略的，這是重要的認知功能之一。當發生注意力障礙時，患者常會無法專心，進而影響復健，甚至日常生活。

處理原則〔減少環境的干擾〕

當患者注意力不佳時，最好減少環境中的干擾，保持室內環境安靜。與患者互動時，要先確定患者有注視著你，再慢慢地將話講出來並減少贅字，請他重述一遍，確認他聽到多少。透過這些方式，可以先確保我們想傳遞給患者的訊息有確實傳達，才能期待他接收到訊息後，做出適當的回應。

定向感障礙──忘記自己身在何處

定向感泛指人對於「現實生活中的人、事、物」的覺察與認知。電影情節中，常出現主角因為意外昏迷，清醒之後不知自己身在何處，也不知道現在是何年何月的場景，這就是所謂定向感障礙。

這會造成患者無法區分周圍的人，不知道自己在哪個位置等等。當患者能慢慢注意到四周的環境後，就應該要重新建立他對四周環境的理解。患者有時因為對環境的注意力下降，呈現呆滯的狀況，甚至陷入自己的世界中，沒有注意到周遭環境，所以我們要幫助他注意、理解當下的人、時、地，或者現在在什麼地方該做些什麼事等等。

處理原則

〔對人的理解〕

告訴他是誰、你是誰，你們是什麼關係，曾經做過什麼事情等等，可以準備一些親朋好友的照片加上名字，讓他多複習幾次，過去的照片、影片可以幫助他快速回想起你們之間的種種回憶。

〔對時間感的理解〕

配合手錶或時鐘，讓他能知道現在這個時間點要做什麼。患者的生活安排一定要規律，應該要有固定的起床、睡覺、用餐、運動復健時間，他才能重新建構一天的生活作息，如果當天有什麼特別行程，當天早上也可以先預告一整天的行程，讓他有心理準備。

另外可以準備大型的日曆，在節日或是季節下面貼上照片、圖片，例如：端午節有粽子可以吃以及划龍舟活動，冬天的時候因為天氣冷需要穿長袖衣物等，當然也可以標上一些特殊日子，如生日或是結婚紀念日等等，讓患者將時序跟情境結合。

〔對地點與空間的理解〕

配合當天的行程表，告訴他現在在哪裡，應該要做些什麼事情？例如：現在在家可以稍作休息，待會兒要準備吃飯，等一下要去台北車站逛街或是到醫院做復健等等。

記憶功能障礙──空白的記憶

記憶能力包括兩大部分，分別為將訊息儲存及回想過去的經驗，就像我們過去唸書時把課本上的知識記在腦中，等到考試需要用到時，再回想曾經記過的訊息並作答。就像我們也會忘記一些事物，有時候表面上看起來忘了，其實這些經驗還存在腦海中，只是需要一把開啟的鑰匙。因此我們可以拿過去的照片或影片與患者談論過去的經驗、拿著患者熟悉的物品與他聊聊過去，或者帶他去熟悉的地方走走，都會是打開記憶很好的開關。

處理原則〔透過日常生活訓練改善記憶障礙〕

患者可能因為認知功能下降，造成記憶障礙、思考障礙或是反應慢，因此對日常生活有所影響，但請記住一點，如果患者有能力，請讓他們多多去執行，有助於促進認知功能，旁人協助越多，反而會阻礙他們的進步。

記憶障礙比較容易影響到日常生活，通常是忘記該做的事情，或是忘記該怎麼做，例如忘記吃藥、忘記吃飯、忘記該怎麼操作洗衣機、忘記洗澡的步驟，忘記工具該如何使用等，不要忘記患者腦功能沒有過去這麼好了，因此我們需要適時地給他們一點幫助。由於做這些事情的過程中，都會不斷訓練患者的記憶功能，所以我們可以透過執行日常生活中的事物，改善患者的記憶障礙。這需要耐心與時間慢慢學習，而學習的過程是需要重複大量的練習，並且可以做出一些調整，使事情更符合患者的認知功能，以利訓練與執行。

- **步驟結構化**

    將每一件事情都寫成數條步驟,例如:穿衣服的過程是
    ①拿起衣服→②套入患側邊的袖子→③領口套入頭中→
    ④穿上健側衣服→⑤穿好後整理下擺

    我們將患者的重點訓練事務寫成結構化的步驟,再依據這些步驟依序執行,避免手忙腳亂。

- **步驟要簡化**

    教導患者的事物步驟較多時,就需要簡化,例如,第一步是按開機,接著才是轉台。為了避免混淆,轉台甚至可以先要求記得只要轉下一台,其他如直接輸入號碼轉台等比較複雜的功能,可以視情況先不要教。將步驟簡化可以降低學習的難度,也避免患者因失敗而產生挫折感。

- **用口訣、圖示提示**

    教他步驟口訣的時候,請他自己默念幾遍,必要時在旁邊可以多給一點提示,提示可以是在旁邊用手帶著他操作,或是直接用口語提醒,也可以製作簡單顯眼的說明圖示放在旁邊,提醒他可以看看圖片再操作一次。執行活動前也可以帶著他先默念口訣,執行時就能幫助他回想整個操作流程。

- **分段練習,不需要一次全都會**

    就像去駕訓班一開始也只會先教你停車,等過幾天才會練習 S 型彎道,等到所有技巧都熟悉後,才會帶你開上道路。多步驟的活動不一定要從頭練到尾,可以分段練習,如先把電視打開,告訴他

電視現在已經打開了,請他幫忙轉台,改天再練習其他步驟,最後再把整個流程串聯加以練習。

● 無錯誤學習

很多人會覺得人可以在錯誤中學習,但這對認知障礙的患者並不適用,因為他們需要的是盡快熟悉正確的反應,旁人最好在他操作錯誤前,就先提供提示,引導他做出正確的步驟。例如:他成功打開電視機後,忘記要轉台,就準備按下其他按鈕,在他按下前,就應該提醒他,現在應該要轉台,只要讓他記得正確步驟的經驗即可,如果犯錯了,會增加他的錯誤經驗,干擾他的學習吸收。

● 旁人的反應很重要

當患者做出正確行為後,旁人應該要給予回饋,加強患者感受正確的經驗,回饋的方式有很多,除了單純稱讚之外,也可以幫他重述一遍剛剛的步驟,譬如:「你剛剛是不是按了開關、打開電視,再按了遙控器轉台呢?」,幫助他強化這個動作的經驗。

旁人的回饋應該要符合他的狀況,如果開電視轉台,對他來說已經不是一件難事,就不需要特別強調,這樣的技巧也可以運用在訓練他執行較複雜的活動,例如:煮飯、洗澡等。

● 漸漸減少提示,讓他自己來

當患者學習狀況不錯,可以試著慢慢階段性的將提示移除,但也不要一下子就拿掉全部的提示,會增加患者的挫折感。如果有圖示說明可以先拿掉,如果患者想不起來,再拿出來提醒。除了提示

他下一個步驟該做些什麼，也可以提醒他現在完成了哪些步驟，例如：你現在已經把電視打開了，指著電視問他：「你要看這個節目嗎？」間接提醒他應該要轉台囉！

- **多使用輔助策略與工具**

其實一般人都會使用筆記本、行事曆協助自己記錄生活與安排，有些事情不一定要完全靠自己記起來，如果有需要學會操作電子產品，例如洗衣機、電視機遙控器等，不妨在按鍵旁邊加上記號增加提示，在記憶的挑戰上會輕鬆很多。

認知復健以日常生活為目標

認知復健一開始應該要先以基本日常生活的活動為主，也就是盥洗、沐浴、如廁、進食、穿衣等，當這些活動患者都能自行處理好時，也就代表他可以照顧好自己，身旁親友的負擔會減少許多。同時，讓患者自己去嘗試執行日常活動，對於整體的認知功能都有很正向的助益，所以，在安全的前提下，盡量鼓勵患者自己去動手做，是很好的自我復健方法。

每位患者過去的經驗、性格、生活習慣不同，所以認知治療是非常個別化的，以上的方式都只是舉例，可以搭配上述的原則並根據每個人的狀況調整，調整外在的環境、活動步驟、相處互動的模式，循序漸進地增加練習與挑戰。

3-5 上廁所有困難，**排泄問題**該怎麼辦？

中風患者出現排尿與排便問題算是常見，一段時間後，多數的患者都能自然改善。排泄問題又可分為失禁（無法控制）以及障礙（無法排出）兩種不同的狀態。

4 種不同型態的排泄問題

中風患者常出現 4 種不同的排泄問題，分別是尿失禁、排尿障礙、排便失禁、排便障礙，各自都有不同的因素，然而患者可能同時有 2 種以上的狀況。除了生活品質不佳之外，更連帶影響到日常生活，例如無法專心工作或影響正常社交。

雖然多數的情況，患者都能夠改善，但有些問題仍可以透過運動來促進改善的幅度與品質。

︱中風後的尿失禁，提心吊膽過生活︱

國內統計約有 15% 的患者在中風一年後，仍持續尿失禁，尿失禁本身並沒有直接的危害，但因尿液有刺激性，容易造成皮膚紅腫或是社交品質下降，有些患者常因害怕失禁，而不敢外出或坐長途的運輸工具。

生理上，可以由醫師給予口服藥物或以肉毒桿菌注射在膀胱肌肉層，以抑制過度反射，或是使用成人紙尿褲加以防範。當然，搭配下方介紹的夾臀、抬臀運動也有一定的效果。

| 排尿障礙，像是水管堵住了 |

排尿障礙是患者無法順暢排尿，很多患者會說無法解尿的感覺，像是水管堵住，由於長期解尿困難，會造成嚴重的後果，如感染、結石、腎功能受損等，所以中風急性期且無法自行解尿的患者，醫師多會透過導尿的方式，以減少患者膀胱的不適。

撇除像是攝護腺肥大等原有的泌尿道疾病，許多患者會逐漸恢復排尿的功能，但有的人卻無法自行排尿，短時間內可以考慮在醫療人員的指導下，由照顧者協助或患者本身自行導尿。情況嚴重的患者，醫師可能會留置尿管，但感染的風險會提高。對於解尿困難的患者，還是希望能在醫師的監督下，逐步評估是否可以自行解尿。

| 排便失禁，衛生問題大困擾 |

排便失禁常起因於患者無法控制肛門括約肌或是盆底肌無力，排泄物對皮膚有刺激性，若長期失禁將會增加皮膚破損之風險。這種情況常見於較嚴重的中風患者，有時是意識不清所造成的，應加強照顧者的觀念，使用紙尿褲，並隨時保持皮膚清潔。有時是患者本身無法有效控制，這種情況可

以透過抗失禁運動加以訓練，增加擴約肌的控制能力。

| 是便祕嗎？中風患者的排便障礙 |

排便障礙則常見於身體活動能力差的中風患者，像是久臥或久坐，由於活動較少，腸胃的蠕動效率會受到影響，引起類似便祕的解便困難，雖然排便問題不如排尿問題一般有緊迫性，但會造成患者生活上的不便。一般建議保持適當的活動，注意水分與纖維的攝取，必要時可以請醫師開立軟便藥劑或是使用灌腸的方式。

如何處理中風後的排泄問題？

排泄的問題可以透過藥物、運動處方、行為療法、飲食控制等數種原則處理，一般臨床上的療法會配合醫師的指示，以藥物治療為主，搭配運動處方與其他輔助療法，在治療的過程中，也必須不斷的嘗試才有可能找到合適的方式。藥物需要醫師處方，其他的輔助療法可以參考下方所介紹的方式。

| 運動處方也能改善排泄問題 |

◎**抗失禁運動**：若有失禁問題的患者，可以嘗試下方的抗失禁運動。運動的重點是增加括約肌、骨盆底肌的收縮能力，在沒有其他生理疾患的情況下，通常都能改善失禁的症狀。

◎**抗排泄障礙運動**：另外一種稱之為抗排泄障礙運動，因為排不出來，

所以我們透過運動的原理，增加腹部力量、腹內壓並且改變身體的姿勢，藉此增加排泄的機會，有些患者做了簡單的翻身、站立並配合飲食與水分的攝取，便能夠順暢的排泄。

｜用行為療法設計上廁所的小策略｜

行為療法有助於制定適應排泄問題的策略，養成上廁所的習慣，進一步建立患者上廁所的行為，方法不困難，讀者們可以參考以下幾種方法加以設計。

提示如廁
我們可以透過手機、鬧鐘提示上廁所，讓患者習慣聽到某種聲音的提醒時，就可以準備去上廁所，增加排泄的需求與自發性如廁。

定期如廁
照顧者可以觀察患者的作息，養成在固定時間如廁的習慣，讓上廁所變為規律的活動，例如每 3～4 小時就固定去廁所一次，避免在其他時間需要面對排泄的焦慮感。

自我放鬆
可以在如廁時，播放一些輕鬆的音樂、白噪音（註）或是開水龍頭的水流聲，分散患者的注意力，減少如廁時的焦慮感。

（註）白噪音：白噪音是指頻率單一的聲源，常見像是海浪聲、雨聲，研究上這種重複單一頻率的聲音，能夠使人放鬆，現在有許多手機 APP 可供使用。

| 飲食控制法,從源頭開始管理 |

若飲食是源頭,排泄就是終點,排泄都與吃喝有關,所以飲食控制也是很重要的方式(表②)。若患者有排泄方面的問題,可參考以下的飲食原則,管灌者因情況較為複雜,請諮詢醫師或營養師。

簡易的飲食控制原則　表②

障礙類型	原則
失禁型	1. 固定水分攝取量(例每日 2000 毫升),可定時定量,例如:每 3 小時攝取 500 毫升,勿過度飲用或過度限制。 2. 避免刺激性的食物、酒精、油炸、高糖。 3. 含水量較高的水果勿過度攝取。
解尿(便)障礙型	1. 避免過度攝取高纖維食物。 2. 適當的攝取油脂。 3. 每日水分補充。

排泄障礙雖然不會直接影響安全,但是很容易破壞生活品質,甚至造成患者社交退縮。對於臥床的中風患者而言,排泄障礙會引起許多併發症,像是因排泄物刺激所導致的皮膚紅腫不適等等,不可不慎。

☒ 道具　☒ 需協助者

抗失禁 運動　46 夾臀式

適合對象　有失禁困擾的患者

動作要領
患者用力把屁股夾緊，同步收縮肛門，維持五 5 到 10 秒鐘，慢慢放鬆。

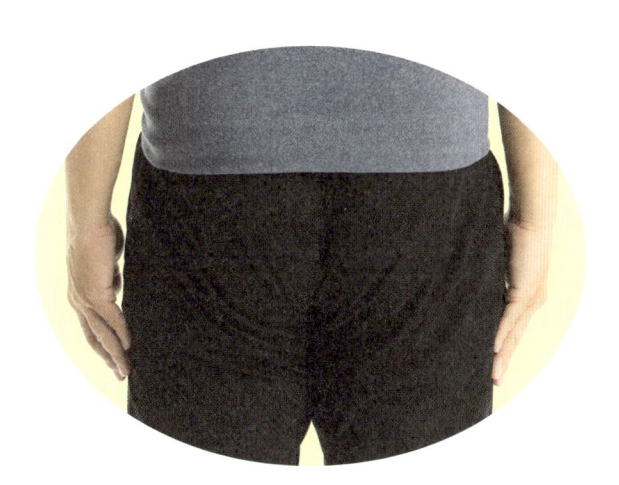

（夾緊動作，維持 5 到 10 秒後放鬆為 1 下
每回 10 下　每日 3 回）

―― 提 醒 ――

- 站立訓練時請注意患者的安全。
- 提醒患者屁股夾緊時，要收緊肛門。
- Part2 的抬臀運動（第 121 頁）也是抗失禁的好方法，可參考練習。

☒ 道具　☑ 需協助者

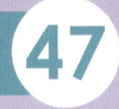

抗排泄 障礙運動　47　腹部增壓式

適合對象　排泄障礙有困難者

動作要領
患者呈現坐姿，身體彎腰向前，
吐氣、肚子用力，維持 10 秒，慢慢回到坐姿。

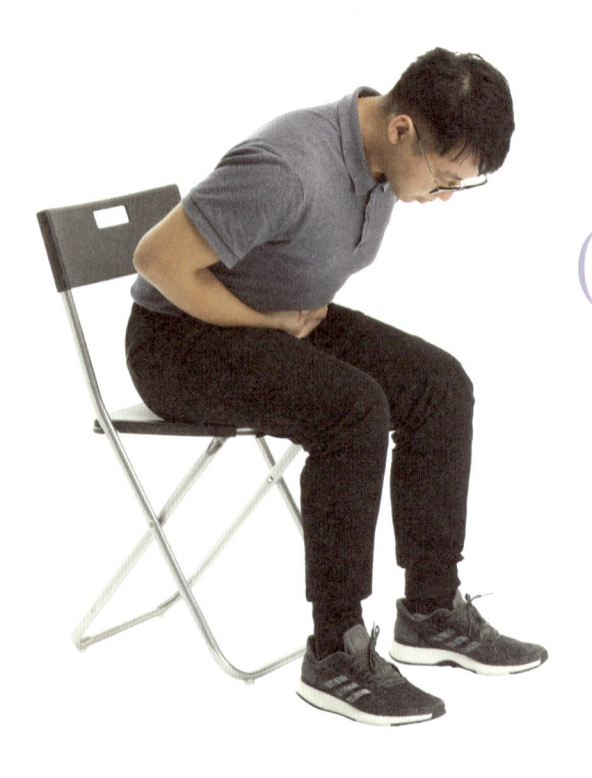

(彎腰向前並回到原姿勢為 1 下)
每回 10 下　每日 3 回

提 醒
- 身體向前彎時，注意安全，如果擔心患者姿勢控制能力不佳，照顧者可以在前面扶持。

☒ 道具　☑ 需協助者

抗排泄 障礙運動　48 站立式

適合對象　排泄障礙有困難者

動作要領
患者站立，身體挺起，吐氣，維持 3～5 分鐘，再慢慢坐下。

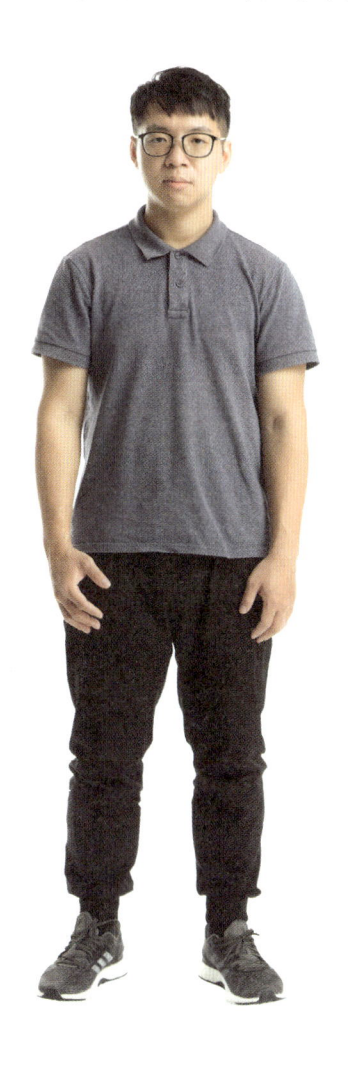

（每回 3～5 分鐘　每日 3 回）

提 醒
- 無法自行站立者可由他人協助。
- 若能步行的患者，可以嘗試多走路。

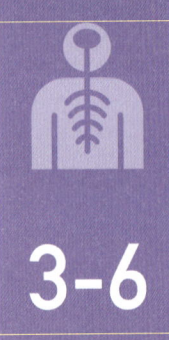

3-6 「感覺」不對勁——改善**知覺**與**感覺**障礙

知覺與感覺功能障礙也是中風後遺症，會讓部分的患者感覺異常，這樣的症狀看起來有點虛幻，實質上是因中風所導致的腦部功能損傷所致。

知覺障礙 1 —— 忽略症候群

我們有時會看到中風患者把頭轉向一邊，彷彿另外一側的身體是不存在的，有時他們會只注意他的健側邊，這可能是所謂「**忽略症候群（neglect syndrome）**」。所謂的忽略症候群是指患者無法注意到某一側的物體或刺激，臨床上較常見左側忽略，雖然患者本身視力是正常的，但人站在患者的忽略側時，患者完全不會察覺那邊有人，或者是只注意到另一側，臨床上最常用的就是畫鐘測驗，患者會把時鐘都劃在右半邊的時鐘上，嚴重就會影響到日常生活例如飯只吃一邊、沒看到左側的障礙物而被絆倒等。

｜該如何改善忽略症候群？｜

部分的忽略症候群會自然在中風數個月後有所改善。有些忽略症的患者會殘存明顯的症狀，例如：持續把臉朝向健側或是吃飯只把健側方向的食物吃完，部分的患者並無明顯的症狀，但是日常生活中卻不斷產生困擾，常常撞到東西、患者忽略側的動作無法有效發揮等，若有以上的情況，我們可以透過下列幾種方式改善。

居家環境重新布置
不論是住院或是家中環境，我們都可以把常用的物品放置在其忽略的那一側，例如電視、衛生紙、手機等，讓患者感知到忽略側其實是存在的。

在忽略側給予刺激
人是很好的刺激來源，不管是視覺或聽覺，面對忽略症的患者，在安全無虞的情況下，旁人盡可能的待在忽略側，此時，我們可以輕碰患者的肩膀或肢體，甚至可以習慣站在忽略側與患者談話，讓他們注意到忽略側。如果患者的忽略情況慢慢改善，我們可以站在患者前面，以我們自己的手在患者的忽略側比出數字，接著讓患者說出數字，或是用不同顏色的紙，讓他們說出所拿的顏色為何。這些方式都有助於患者把目光集中到忽略的這一邊。

知覺障礙 2—— 推倒者症候群

人有平衡能力，即使單腳站立都可以維持一定時間的站姿，臨床上卻常發現，有些患者健側腳的力量、動作正常，患側腳的動作也不差，但是當他們站立時卻無法有效維持身體重心，會不由自主的往患側傾倒，就像是有人在推動患者，這就是典型的「**推倒者症候群（pusher-syndrome）**」。

推倒者症候群常被誤認是下肢無力的問題，有許多研究指出腦部的損傷可能才是主因。應該說腦傷加上無力的肢體都是可能因素，由於患者無法有效調控身體的重心，多數會出現以下 2 種症狀（圖③）：

| 該如何改善推倒者症候群呢？ |

推倒者症候群的治療原則，是讓患者能把偏移的重心矯正回正確的位置。簡單來說就是「歪了就拉正」。除了患者本身要有自覺之外，旁人的提醒加上視覺的回饋，能讓治療的成效更明顯。可參考以下方式，進行改善。要特別提醒，由於推倒者症候群可能會讓患者摔跤，執行時的安全非常重要，應隨時站在其患側，並且留意健側邊有安全的支撐。

眼睛看加耳朵聽，雙重回饋提升矯正效果

有時中風患者所感知到身體的正確位置與我們是不同的。常會發現旁人看患者整個人是歪斜的，但患者感覺自己是正的。此時，我們可以給予視覺與聽覺的回饋，例如給患者一面鏡子，透過視覺與口語，引導患者修正身體的位置。

圖③ **推倒症候群的症狀**

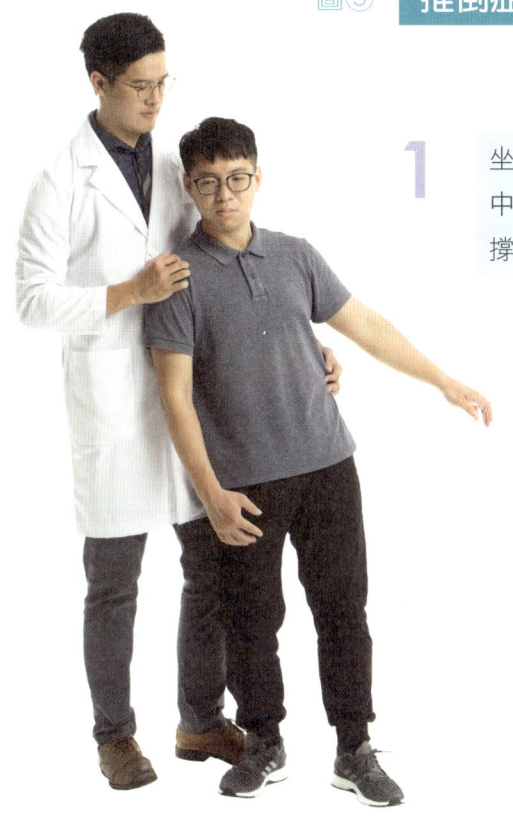

1 坐或站姿時，身體的重量集中於患側，但患側無力支撐，故身體會往患側傾倒。

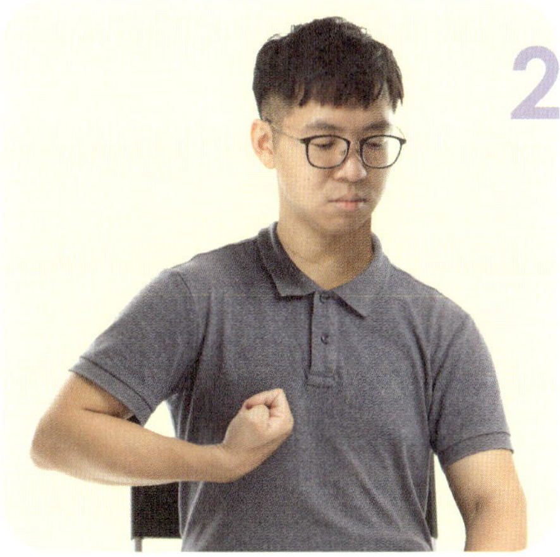

2 有時會合併半側忽略，患者常會把頭轉向健側。

3-6 「感覺」不對勁——改善知覺與感覺障礙 ● 187

口語修正的指令可以這樣說：「身體慢慢靠左、再來一點、再左邊一點。」讓患者感知到身體移動的感覺，當他們到達正中的位置時，請停留在此，並要求患者記憶此刻的感覺。

透過運動矯正偏移的重心

運動也可以用來矯正患者的重心，因為有些患者的重心會往患側偏移，所以訓練目標是讓患者習慣矯正重心，並且維持在健側邊。訓練時建議以坐姿開始，再慢慢進入站姿。詳細的運動可以參考 Part2 的動態坐姿訓練以及動態站姿訓練、站立訓練。

感覺障礙

　　感覺障礙可分為感覺異常以及區辨困難。感覺異常是指患者中風後在肢體出現麻、痛、遲鈍等異常感覺，但要先請醫師排除頸椎、手腕之神經壓迫。因為這會影響患者的動作表現，像是手麻的時候，動作會相對遲鈍，拿東西就會比較不穩。

　　區辨困難是患者無法區別感覺的輸入訊號，例如：無法分清冷與熱、無法辨別手中的物體與材質。例如拿杯子時，若無法判斷冷熱，容易造成燙傷而不自知；或者患者無法辨識手中物體的材質，在沒有用眼睛看的情況下，就無法分別物體，像是從背包中找鑰匙、口袋中掏零錢這種日常生活上常有的動作，就會變得十分困難。

| 該如何改善感覺障礙？ |

　　感覺障礙是一種很複雜的情況，有些患者在中風一段時間之後，

會逐漸恢復，肢體感到麻的現象也會部份消退。時間短則數個月，多則數年，因人而異，因此多進行感覺復健，或許能收到不錯的成效。不過，總會有恢復情況不佳的情形，患者要學習與這些異常共處，另外也可以到神經內科就診，以藥物處方來改善，而除了藥物之外，臨床上也有一些用來改善感覺障礙的方法，我們將接著介紹幾種不同的方法，如果情況允許，不妨可以試看看，或尋求醫師、職能治療師或中醫師的協助。

感覺再教育

感覺再教育，是幫神經上課，讓患者能夠重新複習正確的感覺或建立感覺的體會，例如摸到蘋果的感覺、冰塊的感覺，訓練時，可以讓患者用眼睛看，接著閉上眼睛感受，若患側手反應不敏銳，先用健側手感受一下，再換到患側。請配合以下 4 種方式：

◎**準備不同質地的物品**：毛巾、衣服、砂紙等讓患者觸摸，甚至完全包覆於患者手部。此時可以讓患者一邊用眼睛看，一邊用手部觸摸這些材質。

◎**觸覺搜尋**：準備一個鍋子裝滿米、豆子、花生、細沙等。將小物品（彈珠、乒乓球、硬幣等）埋在裡面，用手伸進去找出小物品。

◎**日常生活物品辨識**：可以用常用的生活物品，鑰匙、打火機、硬幣等，放在患者手掌心，並專注感受其觸感。

◎**冷熱辨識**：準備冷水與熱水（約 35 度）放在容器中，讓患者可以用手掌或手背碰觸。最好的方式是冷熱交替碰觸，冷與熱間隔 1 分鐘。

電刺激

電刺激是被用於處理肢體麻痛的問題，由於電刺激的輸入能夠穩定神經的活性，進而減少麻痛的感覺。雖然電刺激也可以自己進行，不過仍建議先諮詢過醫師或物理治療師。

針灸

針灸也是目前在許多文獻與臨床常見到的麻痛處理方式，尤其許多患者表示臉部的麻痛感，在經過針灸之後，會有不錯的療效。若有需要可以諮詢中醫師。

柏堯老師的復健叮嚀

- 患者的感覺可能較為遲鈍，建議先用健側嘗試一下溫度是否合適。
- 感覺障礙訓練時，務必在安靜無干擾的環境下，且操作時間不可過短，原則上應專心執行 30 分鐘為佳。

鏡像療法

鏡像療法原是使用於處理幻肢痛的療法，幻肢痛指患者感覺已被截除的肢體仍然存在，且在該處發生疼痛。早期表現為間斷劇烈的刺痛，有持續的灼燒感、痙攣痛、跳痛、壓榨性疼痛。現在也常被用於改善中風後麻痛的問題，進行鏡像療法前，可先諮詢職能治療師尋求協助。

由於中風後感覺與知覺的問題，目前在臨床上沒有絕對有效的方法，因此希望患者可以多方嘗試，通常在一段時間後會自然有部分的改善，再配上積極的治療，便有可能克服中風後的感覺、知覺障礙。

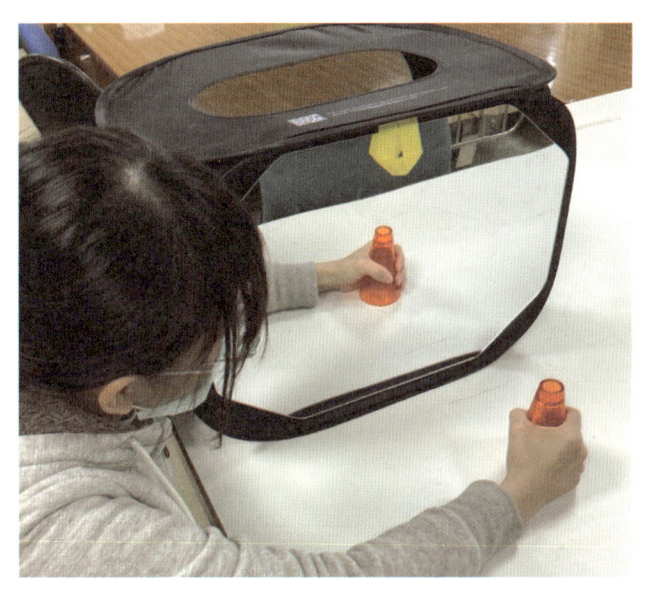

· 透過鏡像療法積極的治療

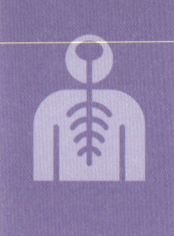

3-7 手腳緊繃好難活動，該怎麼面對肌肉高張力？

肌肉張力提高，會讓肌肉變得更緊繃，想要改善緊繃的肌肉，伸展關節、放鬆技巧、主動運動缺一不可，循序漸進，就會有所改善。

肌肉張力緊繃是中風、腦傷病人很常見的困擾之一，雖然想努力做復健恢復，但是時常越做手腳卻越緊，手指手肘打不開、走路時又腳踝緊繃翻腳刀，想了解怎麼改善之前，要先認識什麼是肌肉張力！

什麼情況會提高肌肉張力呢？

我們身體四肢的肌肉功能，除了能夠隨著自我意識，自由控制的收縮出力做出動作外，另一功能就是負責維持身體骨骼關節的結構穩定，避免我們的關節鬆散導致受傷，平常是由神經機制直接調節的，我們無法自主地控制肌肉張力。一般來說最常見的三種情況，都有可能會讓肌肉張力提高，讓肌肉變得更緊。

氣溫變低
當周遭溫度降低時，提高肌肉張力使其收縮能夠提供熱量保

暖,所以冬天的時候肌肉特別容易緊繃。

情緒激動

在遠古時代,當我們情緒激動時,往往需要準備逃跑或是戰鬥,這都需要提高肌肉張力讓我們隨時做好準備,這個機制被保留在我們的基因裡,所以我們在情緒激動時肌肉就會緊繃。

快速動作

肌肉張力是保護關節的機制,所以快速的拉扯、做動作,提高肌肉張力才能夠提供關節穩定度,避免受傷。

中風之後,負責調控張力的神經機制受損了,所以在該放鬆的時候肌肉仍呈現緊繃狀態,導致很多中風患者無法做出想做的動作,又因為情緒激動,很多時候越急、越想動,反而會讓肌肉變得更緊繃,讓動作更難做出來。那該怎麼做才能改善高肌肉張力的影響呢?

這樣做,改善高肌肉張力

｜拉筋伸展關節｜

透過關節伸展,將長期緊繃而縮短的軟組織拉開。要注意的是,拉筋的姿勢要正確,動作要緩慢,強度要適中,時間要夠久,才會有效果。一般來說,每一次拉筋至少要拉停留超過 30 秒。如果肌肉張力很緊,甚至很難拉開,建議搭配

穿戴副木矯具（參考 P88 頁）、垂足板延長拉筋時間，每天至少 30 分鐘以上才比較會有效果。

記得，拉筋適度即可，強度太強可能會引起疼痛甚至受傷，拉筋前亦可先熱敷，幫助肌肉放鬆！很多人都拉到疼痛甚至快受傷，時間又不夠長，所以反而會變得更加緊繃造成反效果唷！

| 練習放鬆肌肉的技巧 |

腦中風後手腳容易緊繃，在出力做出動作時，容易弄巧成拙，反而讓肢體變得更加緊繃。因此先別急著做出動作，請先練習放鬆的技巧。

可以先練習轉移注意力，或是先試著把注意力放在呼吸上，感受空氣自鼻子吸入進入胸腔，滿滿將胸口鼓起，最後慢慢地從嘴巴吐出，專心感受此過程，可以幫助大家掌握放鬆的技巧。

如果肌肉張力真的很緊，剛開始會建議先轉移注意力的方式，很多人看電視、聊天時手腳都會比較放鬆，這時可以先感受放鬆的感覺，慢慢體會再練習上述技巧。

增進放鬆技巧，可以讓自己練習調整自己的身體狀態，對於接下來的運動練習會更有幫助唷！

| 練習主動動作 |

主動的運動，是對於改善張力最有幫助的方式，記得初期要把握輕輕地出力的原則，找到慢慢做出動作的感覺（可參考 Part2 的運動）。不過每個人程度不同，可以訓練的動作姿勢也各有不同，即便是正確的動作姿勢，也可能因為不熟悉而動一動又感受到緊繃，這是很正常

的請持續訓練，建議跟治療師討論適合自己的動作訓練，幫助訓練事半功倍

其他改善高肌肉張力的策略

協助關節運動
請家人協助進行關節運動也有效果，記得要專注感受肢體關節活動的感覺。

機械輔助訓練
如果肢體關節沒有攣縮，可以考慮使用復健機械協助提供大量的關節運動（詳見 6-6）。

動態矯具
針對手指因高肌肉張力緊握的狀況，穿戴動態矯具，練習放鬆的技巧，被動關節運動（詳見 6-6）。

功能性電刺激
功能性電刺激可以直接提供無力的肌肉電訊號，幫助肢體做出動作達到訓練效果（詳見 6-6）。

　　如果真的很緊繃經過醫師評估後，也可以考慮施打肉毒桿菌，幫助肌肉放鬆，再配合動作訓練來改善緊繃的肌肉。

　　總之，想要改善緊繃的肌肉，伸展關節、放鬆技巧、主動運動缺一不可，循序漸進，身體會慢慢回應你的努力，而有所改善。

中風後患者的生活一定會大亂，原本能做、該做的事會變得十分困難，生活中的大小事，都需要進行調整。

找到適合自己的方式，了解如何安排復健課程、調整生活飲食、建立良好生活習慣，讓患者更能適應病後的生活，避免再度中風，邁向新的人生。

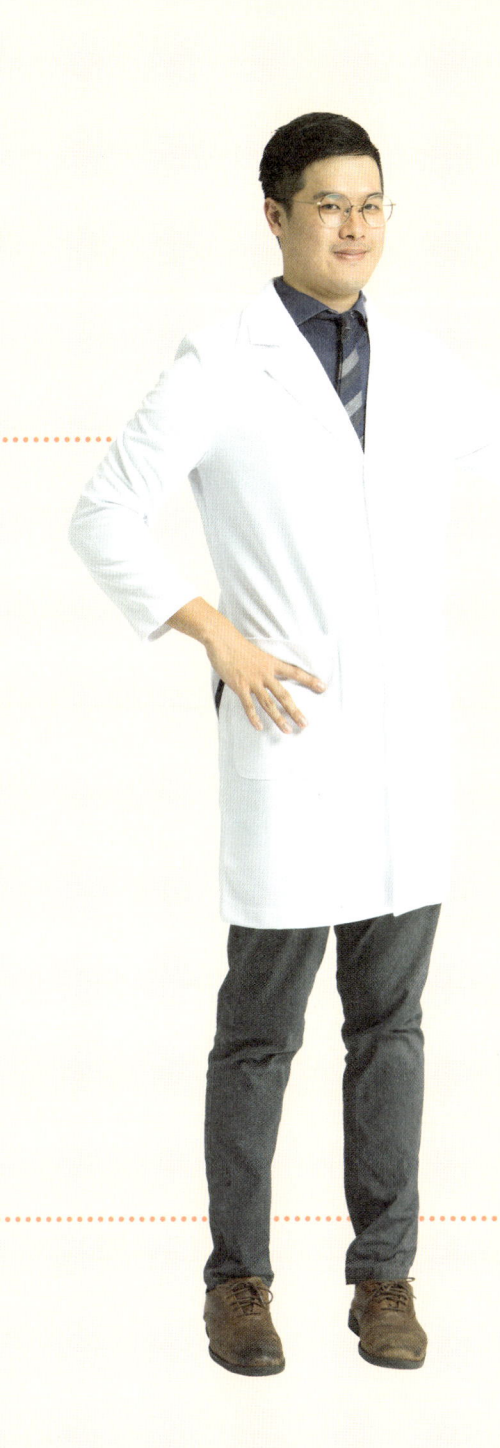

Part4

中風後的生活調整原則

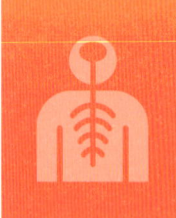

4-1 **復健課程**該如何安排？

中風後最先面臨的生活難題便是該如何安排復健的生活，能提供復健服務的單位很多，但是規定繁雜且各有利弊，該如何做出最好的調配，往往傷透患者與照顧者的腦筋。

中風後的生活會受到影響，許多患者會不知如何安排，由於目前的健保制度限制住院復健的時間，這些限制使患者與家屬感到疑惑。另外，出院之後的生活會容易讓人迷惘，透過這個章節，將介紹中風患者如何安排復健期間，甚至是出院後的新生活。

國內有哪些復健的資源可以使用？

一般來說，國內有多種可以提供中風復健服務的管道，最常見的就是健保系統，健保系統會提供住院復健或門診復健 2 種方案，做復健的場所都是在醫療院所，兩者最大的差異在於復健的次數以及住院與否。

其次，比較多人使用的方案是急性後期整合照護計畫（PAC），這是衛福部的專案計畫，提供給中風病人快速、密集復健的機會，一樣是住院的性質，詳細的內容會在後方

文章中描述。

再來是使用長照 2.0 計畫中的居家復能，這也是由衛福部辦理，透過各縣市長照中心的管理，派遣治療師到家中指導，政府會補助申請民眾相關的費用。

最後則是自費課程，這種中風自費課程近年來新興於坊間診所、物理、職能治療所，患者自費購買課程，由治療師一對一針對您個人的復健需求，規畫適合的課程。以下將詳細介紹各種不同的復健類型。

住院復健

通常在中風的前半年，患者多會選擇住院復健。住院復健又分為復健病房以及急性後期整合照護計畫（PAC）兩種型態。以復健病房而言，可以提供比較密集、課程數多的機會，此外，住院環境較為單純，患者比較能夠專心於復健上。

然而，健保規定單次住院復健的天數為 28 天，目的是為了讓醫療資源能夠平均分配，避免單一病患占用同一個床位過久。也就是說，本次患者進入 A 醫院，約一個月之後，就要轉去 B 或 C 醫院繼續住院，但許多患者都會很苦惱，因為每個月都要轉院一次，除了復健課程會中斷之外，有時甚至未必能夠排到醫院。另外從中風確診的那天開始到半年之後為給付的上限，所以患者中風過了半年之後，有些醫院將不再收治住院，會要求改為門診復健。

想要安排復健病房，需透過復健科門診掛號，有些醫院只需要家屬送患者的病歷摘要（註）到門診給醫師查閱，有些

則是要看到患者本人，建議先致電到該院門診詢問比較恰當。若住院時要到其他醫院的復健科就診，則要符合該院所的住院規定，常態是要向患者住院時的主治醫師請假外出，至下一間醫院就醫。確定醫師能收入住院之後，則要等待院方電話通知（圖①）。

特別提醒，每個醫院的病床排序不同，沒有正好接上轉院的時間是很正常的，若下一家醫院通知時，正在住的這家醫院還有幾天沒住完，建議先轉往新的醫院，避免錯失新的住院機會。

若真的很需要住院復健，依循現行的制度，除了自費住院或是參與 PAC 計畫之外，多排幾間醫院是最實際的方法或是找有隸屬關係的醫院，以臺北榮總跟關渡醫院之間為例，2 院有從屬關係，所以當北榮的患者住院期滿時，醫師有時可以協助轉往關渡醫院做為中繼站，避免家屬因為期滿必須出院而慌亂。

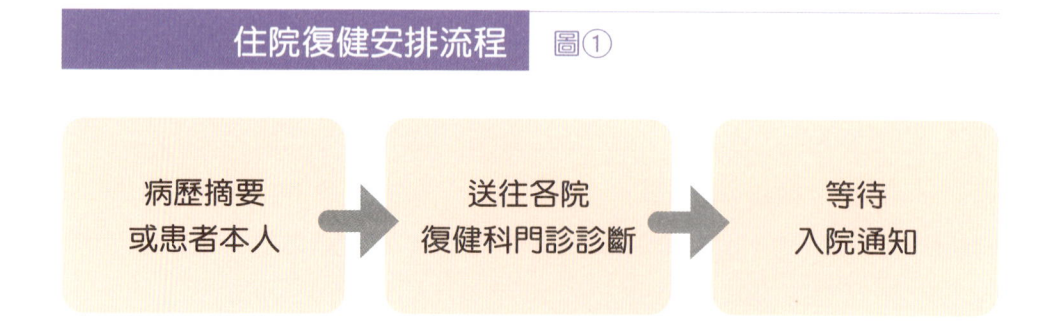

住院復健安排流程　圖①

病歷摘要或患者本人　→　送往各院復健科門診診斷　→　等待入院通知

（註）病歷摘要是一種簡化版的病歷，通常會記錄患者的診斷與近期的醫療處置，有助於不同的醫師了解患者的情況。

急性後期整合照護計畫（PAC）

另一種住院復健的方式就是參加 PAC 計畫，PAC 計畫全名為**急性後整合照護計畫（Post-acute Care，PAC）**，是衛福部為了加速患者在急性期之後的復原情況，所提出的加強訓練計畫，大多是由一些區域醫院的復健科承包執行。相較於復健病房，兩者有些差異（下頁表①），PAC 計畫提供中風患者更密集、高強度的訓練，而且也可選擇住院的模式，因此若比較傾向住院復健的患者，PAC 計畫也可以是考慮的方案。此外，患者除基本的費用之外，不須額外負擔費用。

由於 PAC 計畫比起一般住院復健的強度更強、單次訓練時間更長、課程更密集，比較適合已有基礎功能或是有潛能的患者。另外，PAC 計畫最多允許住院 12 週，一旦期滿或中途離開，除了不能返回原計畫之外，也不能回到一般健保的住院復健，在選擇加入計畫前須謹慎思考。

想要參加 PAC 計畫，患者中風時間須在急性發作後一個月內，且具備復健潛力，通常是在準備要離開加護病房或是神經科病房時，醫師會詢問是否願意參加 PAC 計畫，若有，經由醫師評估後，會協助轉介到有承辦 PAC 計畫的院所。結案的目標以獲取獨立生活功能為主軸，倘若期滿仍無法達成目標也不要緊張，可以轉為門診復健，以利後續的治療進行。我認為 PAC 比較像是衝刺班，要參與的患者需要具備幾種條件：

◎具復健動機。
◎有基礎的動作功能。
◎中風後短期內要有初步的恢復。

若能符合這些條件，表示患者較有復健潛能，也比較可能在 PAC 計畫中獲得正面的成效。

復健病房與 PAC 計畫比較　表①

	復健病房	急性後期整合照護計畫（PAC）
住院期限	半年	12 週
復健強度	視患者情形調整	較強
復健密集度	每天最高 3 堂治療課程	每天最高 5 堂治療課程
適合對象	1. 無基礎功能。 2. 短期內無明顯復原潛力者。 3. 有長期復健考量的患者。	限急性發作後一個月內，醫療狀況穩定且經由醫療團隊判斷具積極復健潛能者。
轉院期限	1 個月轉 1 次	可 3 個月都在同一個醫院

不能住院復健了，改門診復健好嗎？

中風患者發病後，通常會經歷半年的住院時間，接受密集的復健與治療，但半年一到，因為健保給付的限制，會讓患者面臨返家改為門診復健，還是轉院繼續住院復健的難題，其實兩者皆有其優缺點，大家可以比較一下，哪一種是符合自己需求的（第 205 頁表②）。

|適合住院復健的患者|

中風初期　在中風急性期與亞急性期，需要比較密集的醫療監控。

合併多項生理問題

患者若合併肺炎、無法控制的高血壓等生理問題，留在醫院復健，可同時配合醫師調整藥物。

短期內動作無明顯進步

若中風短期內無明顯恢復，則需要較多且較密集的復健時間，所以住院復健可以做為考量。

家中環境暫不適合返家

這是許多患者的顧慮，家中的環境不適合患者返家時，通常是公寓的樓梯、家中的浴室門檻、房間的擺設等等，住院復健則可暫時避免此問題，但是仍要想辦法改善，否則返家時一樣會遇到困難。

若有上述的幾點問題，建議還是以住院復健為主要的考量，但是住院復健仍有一些缺點，像是過度密集的課程使人感到壓力、住院有感染風險、住院環境不舒適、治療的情境與居家環境有落差等等。為了避免這個問題，有些患者會考量返家，改為門診復健。

｜適合門診復健的患者｜

已無法排進住院復健者，又有復健需求可改為門診復健，由於門診復健者須返家居住，更能夠貼近真實的生活情境、患者也較沒有住院的壓力，但可能的缺點是患者必須舟車勞頓往返醫院、復健的次數較不足等問題，這些也需要列入考量之中。此外，也並非一定要到半年期滿才要改成門診，若有以下 3 種情況，也不妨考慮提早改為門診復健。

認為住院復健過於簡單者

若醫院的課程已過於簡單，可考慮返家適應並維持門診復健。

需要真實治療情境者

醫院的治療情境多使用模擬的方式，有些患者在醫院做復健時，動作都非常好，回家後反而出現跌倒、動作不適應的問題，這表示真實情境中的挑戰仍很重要，回家後改為門診治療，反而可以有更多居家練習的機會。

有意使用自費門診復健課程者

這是近幾年來新興的治療方式，由坊間的診所、治療所推出，自費課程的好處在於，治療師一對一的指導，為患者量身打造適合的課程，且隨時根據患者的進步、退步調整，只是因為是自費，所以需要考量經濟能力，有相關需求可以上網尋找合適的單位。

不論是復健病房或是門診復健還是 PAC 計畫，大家要有一個共識，「復健是為了要回到日常生活」，而復健的型態沒有優劣之分，只有適不適合的差異。

總結來說，若中風初期沒有明顯的恢復、動機不佳或是家中環境暫不允許返家等，可以考慮一般長期的住院復健；若患者有強烈復健動機且初期有不錯的動作恢復與潛力，可由醫師轉到 PAC 計畫並且找尋適當的醫院。最後，當患者已無法排入住院復健或認為想要返家居家，轉為門診復健或是申請長照居家復能（註）也是很好的選項。

（註）居家復能是長照 2.0 計畫的服務之一，會由治療師到宅服務，政府補助治療費用，由長照中心評估後核准。

表② 住院復健與門診復健比較圖

	復健病房／PAC 計畫	門診復健
復健次數／每周	4～5天	1～2天
復健時間	視醫療院所規定	視醫療院所規定
前往復健方便度	方便	較不方便
適合之醫療院所	僅能找中大型醫院	各級院所皆可，包含診所
各院所的排程規則	同一時間僅能在一家院所復健	可在不同工作天，安排不同院所的復健
環境挑戰性	院內環境單純	院外環境挑戰大

4-2 居家環境無障礙，生活更安全

復健是為了返家生活，家中的環境需要適度的修改，以符合患者實際的需求，並確保患者安全。

不論復健的時間多長，多數的患者都會想要返家，但是家中的環境不一定能符合患者現階段的身體功能，所以透過治療師的規畫，善用輔具、居家無障礙環境改造，可以創造方便患者使用的居家空間，也可以剔除家中危險的環境因子，減少跌倒的風險。

居家生活無障礙，小心防跌

根據國內研究指出，中風後發生跌倒事件的比率高達65%，另外，跌倒是65歲以上老人致死原因中，排名第二高的因素，說明跌倒是一個發生率極高且危險的情況。因此，居家環境中的防跌措施，必須特別留意，防跌環境有3項原則讓各位讀者參考。

地板防滑措施

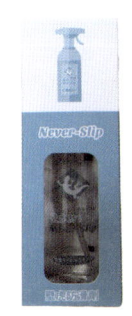

患者常經過、或表面光滑、潮濕的地面，務必都要做好止滑措施，一般來說止滑措施常透過止滑貼條、止滑墊或是透過防滑鍍膜噴霧增加摩擦力，地面也應該時刻保持乾燥，減少患者滑倒的風險。

· 防滑鍍膜噴霧

· 止滑墊

安裝扶手

由於重心轉移會造成患者無法維持平衡的姿勢，所以轉換位置也是常發生跌倒事件的時機，例如從馬桶站起來、從輪椅移位到床鋪上時等等，但若在這些位置能夠有扶手，就會提高安全性。

扶手有適合的安裝高度與位置

坐姿的扶手高度，以座位高度加 27 公分，扶手的位置則以馬桶頂點往前加 27 公分（下頁圖②）。以常見的座位高度計算，高度多落在離地高 60～75 公分左右，不得小於 70 公分。站姿的扶手高度以髖關節到腰部的高度做為標準，台灣民眾的身高，扶手高度通常會在離地高 80 到 100 公分。當然，若因施工的環境而無法達成標準高度，可以微調至患者順手使用的位置即可。

4-2 居家環境無障礙，生活更安全

扶手設置的建議位置　圖②

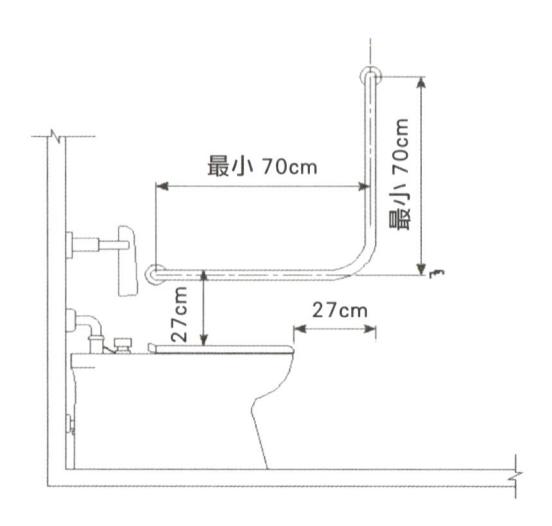

扶手的形式有很多種,可區分為固定式扶手、活動式扶手等,固定式的扶手,施工簡單且穩定,但施作時一定要有合適的牆面,若牆面無法施工,則必須透過活動式扶手來補足,活動式扶手不僅提供更彈性的安裝條件,且可收納的特性更減少阻擋動線的問題。

有些完全無法施作的牆面也可以使用免固定式的扶手裝置,適用

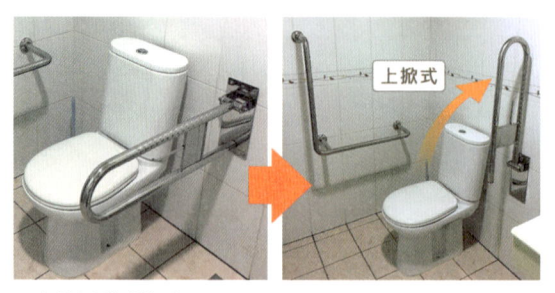

・上掀活動式扶手

於床邊與馬桶旁，雖然穩定度不及固定式的扶手，但至少有扶持總比沒扶持來得安全，而且目前皆有市售的產品，購入與安裝並不困難。

| 增加照明與減少阻礙 |

中風患者因單側動作反應比較慢，且時常連帶視覺功能受損。建議在患者的動線上增加光源或感應燈，像是床邊、廁所內、轉角處，以便他們判斷路線安全性。另外，阻礙物也常是中風患者跌倒的因素，清除動線上不必要的雜物，像是不容易注意的低矮茶几、椅子，給予他們一條安全的移動路線，有助於防止跌倒事件發生。

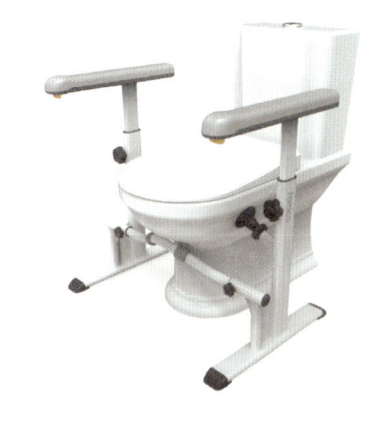

・免固定式馬桶扶手可增加部分安全性

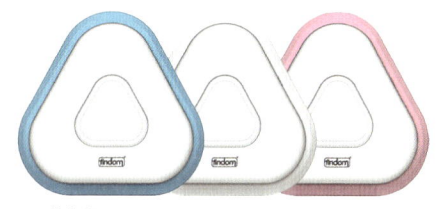

・感應燈

生活輔具的運用

透過生活輔具的協助，將提升患者的生活品質。再者，這些輔具的取得都很容易且單價不高，患者不妨可以嘗試看看，加上一些使用的創意，提升便利性。以下將從食衣住行幾個面向介紹一些實用的生活輔具。

◎食：吃飯的問題通常影響不大，因為能

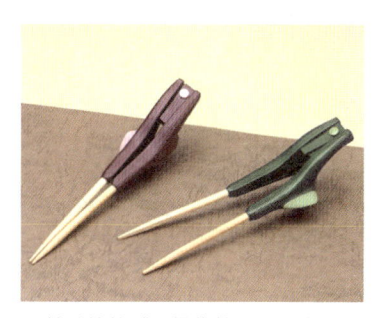

・輔助筷能減少操作筷子的難度

4-2 居家環境無障礙，生活更安全 209

夠自行進食的中風患者，可以透過有力的手來拿餐具或食物。若有力手是非慣用手，患者多會使用湯匙或叉子，減少操作上的不便，但有許多食材用筷子會比較方便夾取，建議**使用輔助筷**，這種筷子不用自己控制開合，同時能做為患側手訓練的器材。

另外，若手部抓握動作不佳的患者，**使用加粗手把的餐具**會讓他們拿餐具時更穩定。

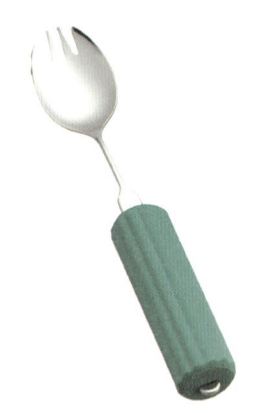

·可變形 2 用叉匙（加粗手把）

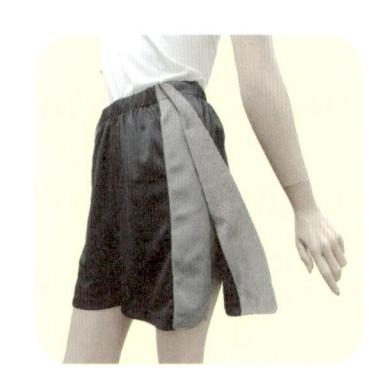

◎衣：著衣的問題多出現於穿的過程，由於能把衣服穿好，甚至扣上扣子難度很高，在衣服選擇上，可以選擇較為寬鬆的衣物，不論是上衣或褲子，都應遵循「**先穿患側，後穿健側**」的原則，會比較容易穿上，脫下則相反以「**先脫健側，後脫患側**」為之。

穿著有扣子的衣服，可以**練習用健側手單手扣上**或是**選擇有「魔術扣」的衣物**，便於黏貼。穿鞋子時，應避免有鞋帶的鞋種，如果有使用 AFO 垂足板的患者，可以穿著大半號的鞋子，避免過緊。

·黏貼式短褲

◎住：家中的居住條件常無法符合中風患者現階段的功能，例如公寓的樓梯、門檻、浴室、使用的床等，這些都有可能是居家的一大阻礙，但**透過輔具**能夠使這些問題迎刃而解，就像公寓的樓梯，使用軌道式爬梯機，能便捷的處理這項障礙，穩定性與安全係數

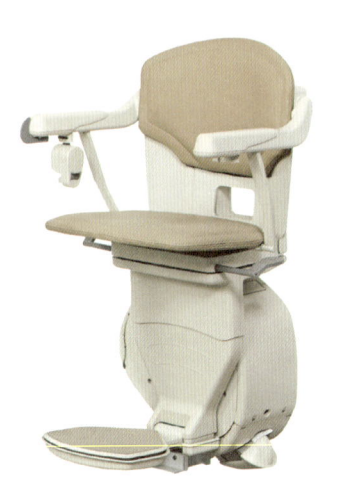

·軌道式爬梯機可減少爬樓梯的困難度

高，但軌道式爬梯機有其設置的規定，並非所有建築都適合安裝，若無法安裝者，目前各地區輔具中心有比較輕便的履帶式、撐桿式爬梯機，可以租借給民眾來改善這些問題，有需要可以向各地輔具中心聯繫詢問。

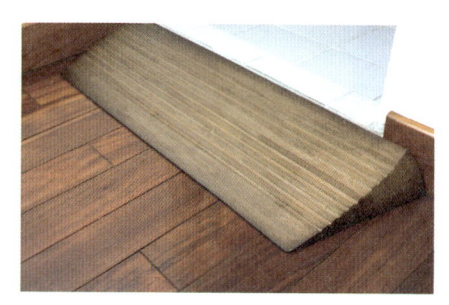

· 非固定式斜坡板可使進出更為順暢

家中的門檻或是浴室的擋水檻也可以評估移除或利用斜坡板，使得輪椅或是患者通過時，能夠更為順暢。

家具也是一個大學問，床的高度往往是一大困擾，過低的床墊容易造成站起時跌倒的問題，通常患者的小腿長度等同於床的高度，可以此為選擇的標準或是可用居家用照顧床代替。

座椅的注意事項與床一樣，避免過低、過軟的椅面是很重要的。

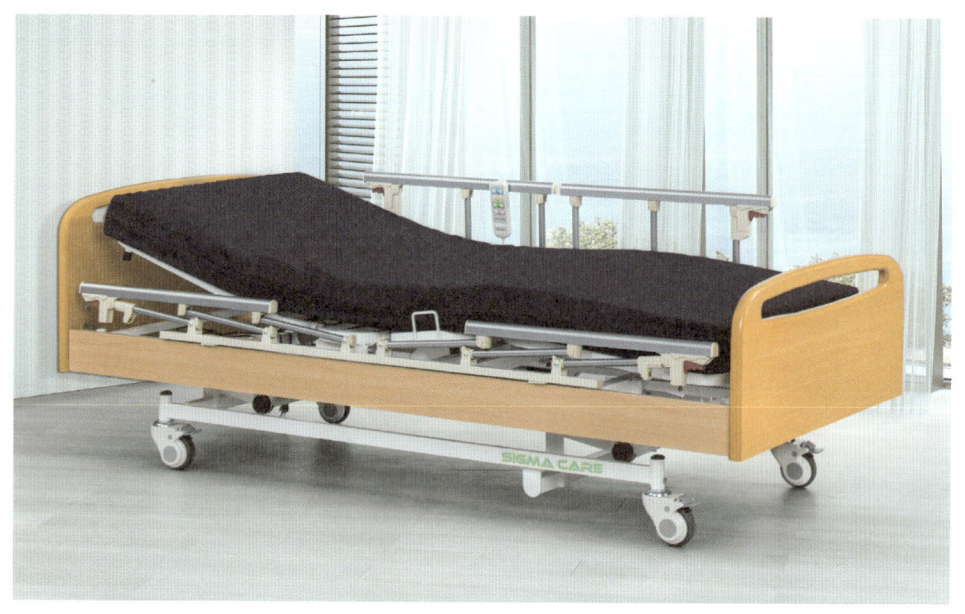

· 居家用照顧床可以方便患者起身，增加安全性

此外，有些家中的環境可以根據患者的使用情況進行修繕，包含前述的扶手之外，還有像是拆除浴缸、更換馬桶、洗臉台，政府會派遣治療師前往家中評估，也會補助部分施工費用，幫助非常大。

◎行：在居家活動時，若可以走路的患者，為了安全著想先不要太早捨棄拐杖，待使用一段時間之後再嘗試放開拐杖。拐杖的種類繁多（表③），像是常見的單拐或底面有四支腳的四腳拐，適合單側偏癱無力的中風患者。若雙手有力氣但下肢較為無力的患者（這類的患者較少，因為中風多是半側偏癱，但也有少部分屬於下肢無力者），使用助行器是很棒的選擇。

各式拐杖比較　表③

	單拐	四腳拐	助行器
穩定性	☆	☆☆☆	☆☆☆☆☆
適用對象	單側偏癱者	單側偏癱者	雙上肢有力 雙下肢無力
適合高度	皆為髖關節高度		

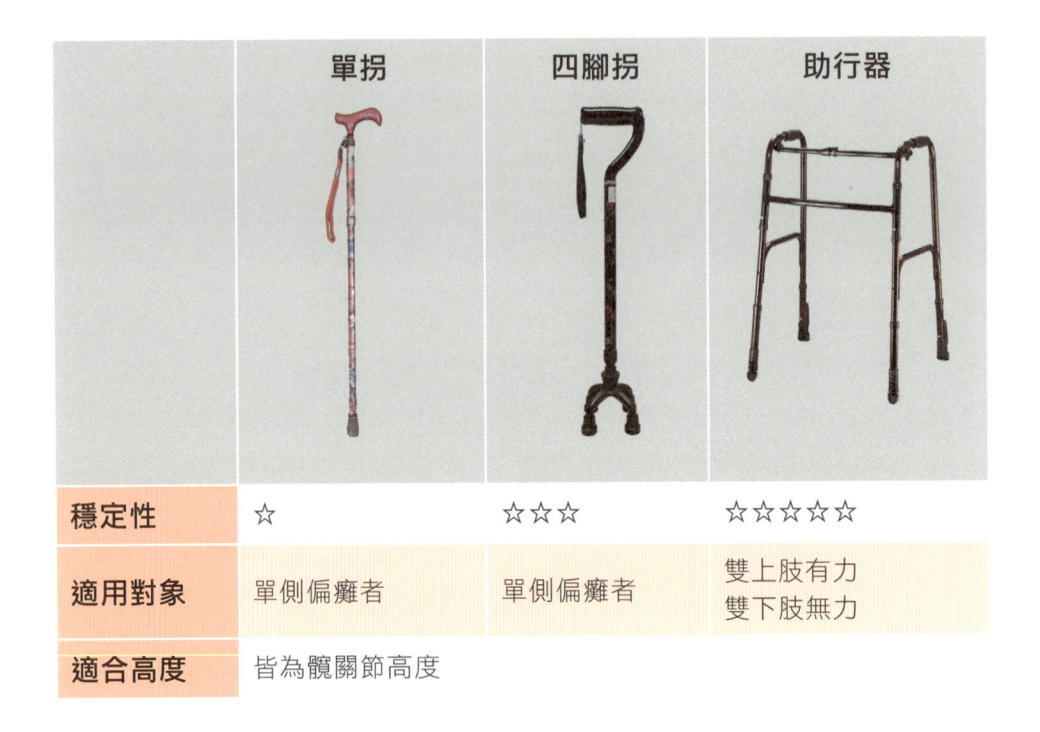

至於無法自行走路的患者，選一台合適的輪椅很重要（下頁表④），首先是座寬、座深必須適中，過大的座位會讓患者坐不穩，過小的座位則常會造成大腿外側、臀部的皮膚磨損，合適的長度通常會以患者的大腿長度、臀部的寬度來計算。而腿靠長度以小腿長度為主，這會影響到乘坐的穩定與舒適性。

　　後輪的大與小取決於患者能不能自行移位，若從床上到輪椅需要他人協助，使用小輪子會比較合適，因為不會造成阻擋，小輪也比較適合短距離、室內移動，但常走的動線若有許多高低差、門檻，選擇大輪在跨越障礙時會比較方便。很多家屬關心到底該買高背型還是正常椅背高之輪椅。這端看患者的身體支撐度，若身體軟癱則建議使用高背型，若身體有力量，選擇正常椅背高即可。最後則是輪椅的附加功能，市售分為 A、B、C 三種功能，能夠讓使用者與照顧者更好使用，可參考下頁輪椅部件與標準的介紹。總而言之，一台好的輪椅可以增加患者移動的便利性與舒適性，若不知如何選購合適的產品，可以聯絡各地區輔具中心，安排治療師協助評估，做出最適當的選擇。

善用輔具讓生活回歸正軌

　　能夠回到原本的生活環境是每個患者最期待的目標。依中風復健的角度，除了透過復健來恢復原本的生活能力，另外一方面，透過居家無障礙的環境改造以及輔具使用，也能夠快速的使患者回歸日常生活能力，不僅能獲得有品質的生活，也能減少照顧者的負擔與壓力。很多人會說，這些好像所費不貲，但好消息是，現行政府對於患者的輔具購買與居家無障礙皆有一定的補貼，只要經過專業的治療師評估後，出具報告書，購買後便可以依據報告書向各縣市政府申請補助，詳情可以聯繫各地區之輔具中心。

輪椅部件與標準　表④

輪椅部件	合適的標準與對象
座位寬度	臀部寬度加 5 公分
座位深度	大腿長度減 3 公分
腿靠長度	小腿長度
大後輪	長距離、有障礙物的空間
小後輪	室內、平坦、狹窄的空間
正常椅背（椅背高度達肩胛骨）	身體有力可控制者
高背型椅背（椅背高度達頭部）	身體軟癱無力者

輪椅部件	合適的標準與對象
輪椅附加功能 A（扶手、腿靠可掀開） 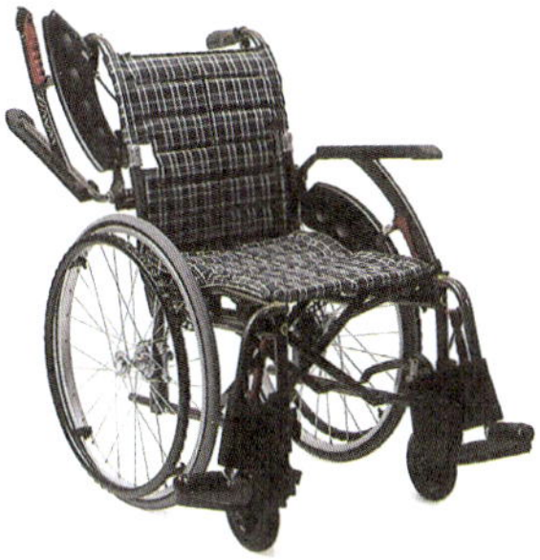	轉移位需要他人協助且下肢無法承重者
輪椅附加功能 B（椅背可仰躺） 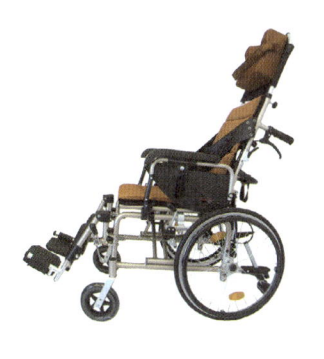	頸部控制不佳、容易嗆咳、疲勞者
輪椅附加功能 C（座位可空中傾倒） 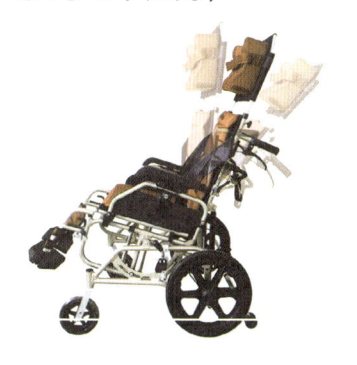	臀部、尾椎有褥瘡者

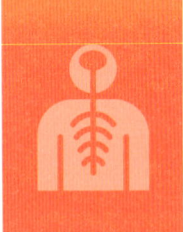

4-3 中風患者的**飲食建議**

由於飲食對於中風的預防以及中風不同階段的發展都有著非常密切的關係，中風患者的飲食以均衡為目標。另外，了解各階段所需注意的飲食相當重要，接下來也將針對中風急性期和亞急性期（恢復期）、慢性期（維持期）給予適當的營養補充建議。

中風患者的飲食以均衡為目標

研究指出，中風跟飲食有很大的關係，所以對中風患者而言，均衡的飲食非常重要，好的飲食可以增加體力、控制血壓、控制血糖，預防再度中風的發生，但在臨床上，時常被患者詢問「什麼叫做均衡飲食，我每餐都有吃肉吃菜，難道不均衡嗎？」關於這個問題，我們可以參考衛福部所公告的新版「每日飲食指南」（圖③），這是考量降低心血管代謝疾病以及癌症風險的飲食原則，以預防營養素缺乏為目標後，試算出適合國人的飲食建議。

每日飲食指南涵蓋了全穀雜糧類、豆魚蛋肉類、乳品類、蔬菜類、水果類、油脂與堅果種子類等六大食物，並針對不同類別的食物分別提出建議分量。我們可以透過這個飲食指

南來了解，自己的飲食是否均衡，並且可以根據建議，攝取我們缺乏的營養素。

然而，為了更實際地將每日飲食指南的概念運用在生活當中，衛福部進一步透過簡約的圖示設計出「我的餐盤」，以提醒國人每餐都應攝取到6大類食物，進而徹底落實均衡飲食的理念。

「我的餐盤」（下頁圖④）不僅以顏色面積的大小來呈現出民眾對於各類食物所應攝取的量，旁邊還輔以簡單的口訣設計幫助記憶。從圖案來看，蔬菜類和水果類應佔餐盤一半的分量，其中蔬菜類比水果類的分量多一些，全穀雜糧類與蔬菜類一樣多，豆魚蛋肉類則比全穀雜糧類少。

圖③ 每日飲食指南

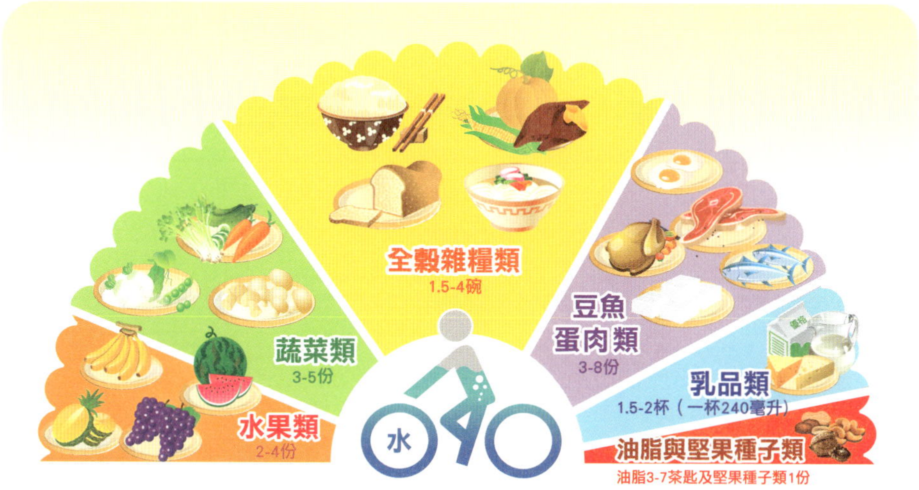

● 資料來源：衛福部

藉由將視覺化的圖示牢牢記住，可以大致了解每餐各大類食物應攝取的分量及台灣家庭餐桌上常見的食物或食材，各位讀者不妨參考下面的介紹，調配出屬於自己的餐盤，讓患者在復健的過程中，營養均衡、體力滿分。當然，由於每位中風患者的身體狀況、吞嚥進食的能力都不同，若有疑慮請先諮詢醫師、語言治療師、營養師。

Point
柏堯老師的營養知識分享

現在坊間有非常多不同的飲食控制方法，如 168 斷食法、生酮飲食、減碳飲食等，由於各種方式都有不同的適合對象以及生理情況，建議患者切勿貿然自行嘗試，中風患者的飲食以均衡為目標。

我的餐盤　圖④

堅果種子類
堅果種子一茶匙
每餐一茶匙，相當於大拇指第一節大小
約杏仁果 2 粒、腰果 2 粒
或核桃仁 1 粒

乳品類
每天早晚一杯奶
每天 1.5～2 杯
（1 杯 240 毫升）

水果類
每餐水果拳頭大
在地當季多樣化

蔬菜類
菜比水果多一點
當季且 1／3 選深色

豆魚蛋肉類
豆魚蛋肉一掌心
豆＞魚＞蛋＞肉類

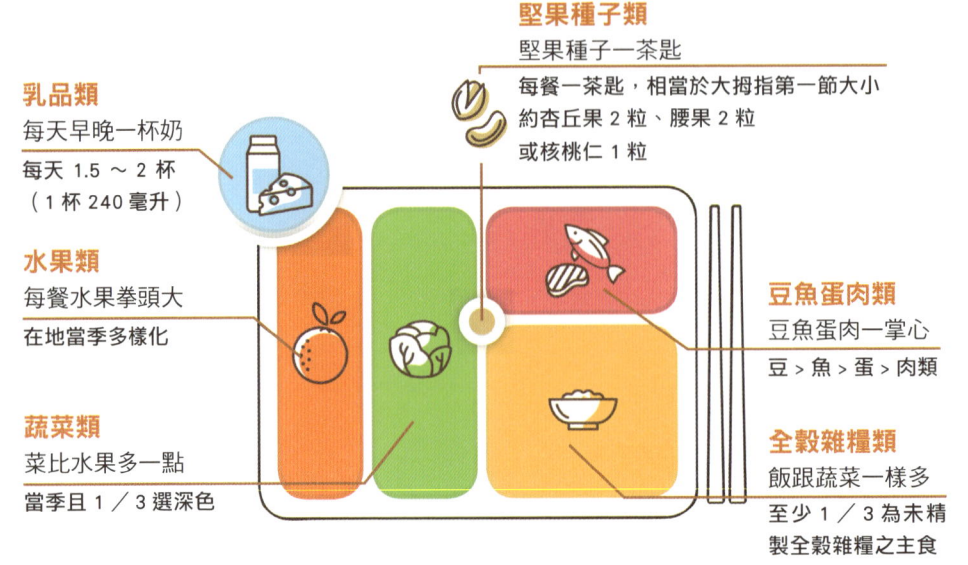

全穀雜糧類
飯跟蔬菜一樣多
至少 1／3 為未精製全穀雜糧之主食

● 資料來源：衛福部

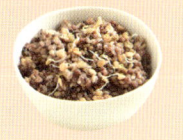

類別	說明
全穀雜糧類	該類食物為了配合右撇子居多的台灣人吃飯配菜的習慣，而被規畫在餐盤右下角。全穀雜糧類的食物相當多，例如：糙米、麥片、蕃薯、南瓜、全麥土司、菱角、栗子、紅豆、綠豆、花豆、蠶豆、玉米、冬粉、米苔目等。
豆魚蛋肉類	便當中，豆魚蛋肉類有時會被放置在白飯上，但如果將他們放置在白飯旁做區隔，更容易掌控豆魚蛋肉類的攝取分量。 豆魚蛋肉類的食物選擇相當多，但為了避免攝入太多的飽和脂肪，選擇這類的食物時有優先順序的建議，依序為：豆類、魚類與海鮮、蛋類、禽肉、畜肉，包含：豆漿、豆腐、一般魚類、雞蛋、雞胸肉、豬大里肌、牛腱等。
蔬菜類	從餐盤配置圖來看，全穀雜糧類、豆魚蛋肉類與蔬菜類緊密排列成正方形的形狀，在謹記這樣的構圖後，便可大致了解蔬菜類所應攝取的分量。 蔬菜類的食物包含：高麗菜、小黃瓜、茭白筍、花椰菜、茄子、牛蒡、香菇、苦瓜、玉米筍、青江菜等。
水果類	國人的水果攝取量普遍不足，將水果規畫入餐盤中，目的是為提醒水果類的重要性。將水果類置於蔬菜類旁也能相互比對分量。水果類包含：蘋果、柳丁、哈密瓜、芒果、水蜜桃、芭樂、香蕉、葡萄、草莓等。
乳品類	依國民健康署 2013－2016 年國民營養健康狀況變遷調查結果，約有 9 成 9 的國人乳品類攝取不足。因此「我的餐盤」將較常被忽略的乳品類放置在餐盤的左上方，提醒國人別忘記乳品類的攝取。乳品類包含：鮮奶、優酪乳、優格、起司片、乳酪絲等。
堅果種子類	堅果種子類被規畫在餐盤中央，以此提醒民眾，堅果種子每餐都有攝取的必要。堅果種子類包含：芝麻、杏仁果、腰果、花生、核桃等等。

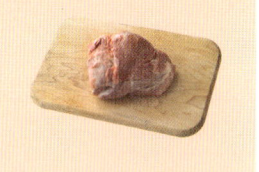

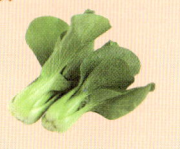

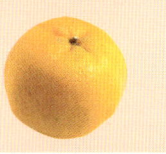

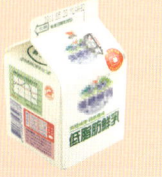

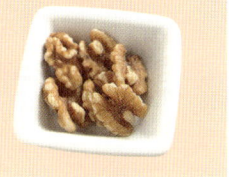

中風患者的進食方式視情況調整

發生腦中風時，營養管理的方法通常會根據病患的嚴重程度，並依循急性期、亞急性期（恢復期）和慢性期（維持期），給予不同的處置，而進食方式也會因為其意識、吞嚥能力有所不同。

急性期初期，因意識不清楚或昏迷，無法由口進食或為了避免嗆咳，多會給予靜脈輸液注射的靜脈營養。在給予靜脈營養一段時間之後，會給予腸道營養，腸道營養即透過管灌的方式，來提供身體的營養素所需。而管灌品的挑選需依病患的狀況來決定，方能提供足量的熱量和營養素。

進入恢復期之後，依照病患的意識、吞嚥的情況來選擇飲食的方式，若仍不能經由口進食，則仍使用管灌來提供營養，而若經吞嚥評估後已可吞嚥咀嚼者，則可從流質食物開始經口進食，再逐步恢復成正常飲食。

|腸道營養|

灌食配方的選擇主要有兩種，一種為透過天然食物攪打而成的配方，另一種為市售的商業管灌配方。天然食物攪打配方，顧名思義是以天然食物為主，製備時，可以考量喜好和口味來選擇特定的食材。營養師將依不同病患所需的營養素，設計出符合該病患的營養素組成。然而，製備時需注意食品衛生，避免污染的情況發生。例如青菜要燙過、雞蛋要煮熟。而市售的商業管灌配方取用方式則相對方便，但由於種類眾多，宜先詢問過營養師的建議來選擇符合該病患健康狀態的配方。

灌食方式的種類主要分成 3 種：批次灌食、間歇灌食和連續灌食。

批次灌食

每隔一段時間會利用注射筒或灌食器將配方推入灌食管中。對象通常為鼻胃管或胃造口的病人。灌食的食物溫度不宜過冷或過熱，接近體溫的溫度最適合。若其食物已經放置在室溫下超過 30 分鐘則請勿食用。

灌食過程中，病患的頭頸部需抬高 30 度，灌食後 1 小時才能放平。灌食速度不宜太快以免病患發生嘔吐等不適的症狀。灌食後需以 30～50 毫升的溫開水沖洗管子。兩餐之間可給予 30～50 毫升的開水，但不適用於需要限制水分的病患。

間歇灌食

在考慮夜間讓病人和照顧者可以休息的原則下，將配方倒入灌食袋當中，於早上 8 點到晚上 11 點之間，借助重力或定量灌食機控制將配方持續滴入給食。需注意避免一次灌食太大量以免造成不適。此方式的使用對象為空腸造口者或對於一般灌食接受性差的病患。

連續灌食

指將灌食配方倒入特定袋子內，利用定量灌食機在 24 小時內連續滴入腸道當中。對象通常為腸造口以及對一般灌食和間歇灌食不能適應者。間歇或連續灌食所需注意的細節與批次灌食部分相同，但不相同的地方在於，倒入灌食袋中的配方量，要注意不能超過 4 小時的灌食量，且需等前一次所倒入的配方都全部灌完後，才能再加入新的配方以避免新舊配方的混合。

｜由口進食｜

顧名思義就是以嘴巴進食，醫療人員會評估病患的意識程度、臉部及舌頭有無偏斜、身體肌肉力量等狀況，來確定病患是否可以安全

地由口進食。對於口腔肌肉力量不足但吞嚥並沒有困難的病患，則會先採用流質飲食，之後依病人進步的情況慢慢恢復至正常飲食。流程大致是全流質飲食、半流質飲食或軟質飲食，再逐漸進展到正常飲食。

全流質飲食
全流質是指在室溫下呈現完全液態的食物，食物質地細緻、容易消化、均衡營養，可以長期使用。製備方式即是透過果汁機將食物攪打成流質的狀態，不需要咀嚼即可直接吞嚥。

半流質飲食
半流質飲食即是將固體食物攪碎後加入湯汁即可完成，例如：米粥、細麵條、雞肉泥等。

軟質飲食
食物選擇上以質地柔軟、容易咀嚼消化的食物為主。

無論是全流質、半流質或是軟質飲食，都應避免過老或含筋的肉類、油炸、油煎和刺激性的食物。除此之外，質地粗糙或過於堅硬的食物，例如：粗糙的蔬菜、堅果、豆類等也應盡量避免。

中風三階段的關鍵營養

在中風的三階段中，生理變化會產生不同的營養需求，應要留意特別的營養成分，才可以在每個階段中，有足夠的體力復健，重拾自主生活，維持生活品質。

| 急性期 |

此階段病患尚未完全進入穩定時期，身體通常處於高氧化壓

力與發炎的狀態；研究指出，蔬果攝取量增加，會抑制促發炎物質（proinflammatory mediators）產生，特別是蔬果自行合成的植化素。此時期的患者，多會使用管灌餵食的方式給予營養，因此在使用管灌產品的時候，可以選用含有「植化素」的產品，增加體內的抗氧化壓力。

再者有些病人在急性期，腸胃道處於疾病壓力狀況下，容易出現像是腹瀉症狀，若有此症狀，建議可以考慮小分子的水解均衡配方，選用小分子乳清蛋白和較短鏈的中鏈三酸甘油酯，有助於吸收消化，減少不必要的能量耗損，幫助身體修復利用。關於管灌的資訊，在4-4將有完整的說明，可多加參考。

| 亞急性期（恢復期）|

中風後 3～6 個月內，是復健的黃金治療期，此時身體機能恢復最快，復健的效果也最好。根據統計，住院期的復健病人中，有 41.1% 有營養不良狀況。如果病患的營養狀況太差，復健可能會越做越瘦，體力越來越差。應先補足良好的營養，以達到良好的復健效果，特別是足量蛋白質攝取是重要一環。中風病人可能認為飲食應當清淡，不要吃太多的肉，但這樣的營養攝取，可能造成中風病人蛋白質缺乏，這對疾病康復或後遺症的改善極為不利。根據近年國民營養健康調查的資料分析建議，例如以 60 公斤的長者來說，一天至少需要 1.2 X 60 = 72 克的蛋白質，相當於需要攝取 10 顆雞蛋，因此蛋白質攝取相形重要。

而在挑選蛋白質上，「質」也很重要！動物性蛋白質的消化吸收率比植物性蛋白質高，可以選擇像是雞肉、牛肉、魚肉來源，如果無法由口進食的患者，市售有添加優質蛋白質的營養品可作為補充來源。

｜慢性期（維持期）｜

　　中風慢性期的患者，由於身體各方面的機能已慢慢恢復，首要任務是增加體力以及防止再度中風，這個階段飲食以均衡為主，除了本身有糖尿病、腎臟疾病者，需要特別控制外，一般的中風患者在此時期，飲食無特別限制，但為了預防中風的復發，在飲食方面可以掌握 3 少 2 多的原則：少調味品、少油脂、少加工食品、多蔬果、多高纖為原則。

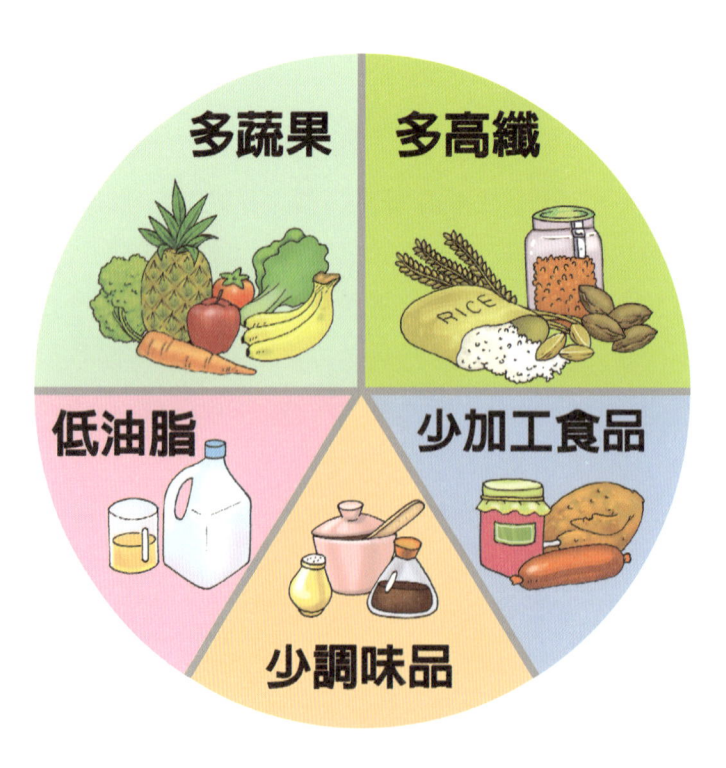

・以高纖維、多蔬果為原則

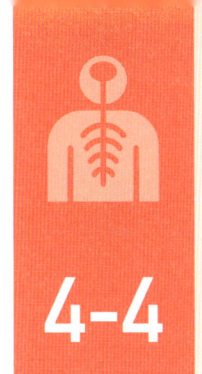

4-4 中風患者的**管灌飲食選擇**

中風患者的飲食是非常重要的課題,但許多中風患者都會面臨另一個重大的生活轉變,那就是必須要使用鼻胃管灌食的問題,有些是做為主要進食方式,有些則是協助補足由口進食吃不足的量,常態上,會以天然食物攪打配方與商業腸道營養配方兩種為主,如何選出適合的配方也是一門學問。

關於天然食物攪打配方

鼻胃管灌食者和一般健康人的營養組成沒有太大的差異,主要是在質地上需要改變。天然食物攪打配方以各種當季新鮮食材蒸煮後,放入果汁機進行攪打成均質、流質狀,倒入濾網過濾後,即可使用,其餘放涼後冷藏保存,隔天再重新配置。

這種以天然食物攪打,可以提供人體無法自行製造的「植化素」,常見的植化素像類胡蘿蔔素(carotenoids)與多酚類(polyphenols)等物質。

然而在製備過程中(下頁圖⑤)要特別注意,為避免有衛生安全的疑慮,須於當天(24小時)使用完畢。食材經過

果汁機攪打後，其食物顆粒粗細、濃稠度需要能順暢通過管子，若製作者調配濃度經驗不足或是掌握度不佳，將食物攪打得較稀，造成灌入量與提供的熱量或營養素不足，長期下來，病人就會出現營養不良的情形。而使用攪打的器具清潔不乾淨也會造成腸道不適。因此國際期刊曾建議，為避免自製天然食材攪打配方產品汙染，可以使用「商業腸道營養配方」。

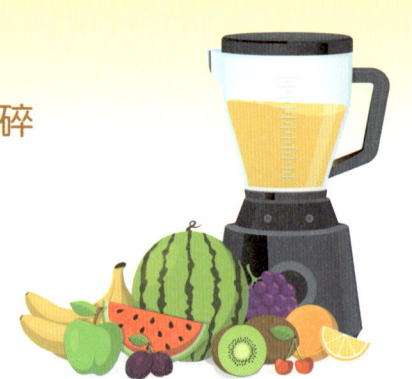

> **Point**
> 柏堯老師的營養知識分享
>
> 植化素原是植物保護自我的功能，以抵抗昆蟲、細菌或是輻射線等外來的感染傷害，近年來發現對於人體來說，可提供人體抗氧化、抗微生物、抗病毒及抗發炎等功能，是對人體健康極為重要的化合物。

天然食物攪打製作步驟　圖⑤

1. 清洗
2. 切碎
3. 秤量
4. 煮熟
5. 撈除浮油
6. 果汁機打碎
7. 過濾
8. 分裝

關於商業腸道營養配方

將各種食物原料依比例混合調製，經由工廠大量生產，市售商業腸道營養配方眾多，粉劑與液態都有，也有依照疾病患者需求，有不同種適應配方可以提供，例如，添加優質蛋白質、膳食纖維或是提供給消化道功能障礙的患者小分子水解配方等。

但是市售有眾多的商業腸道營養配方（簡稱商業配方），家屬常常走到商家中，卻不知道該如何選起，其實有4項原則可以給大家參考：

| 安全性 |

最好挑選國際性與信譽良好的廠商，並選擇在各大醫院及市場上廣泛被採用、臨床使用經驗豐富的品牌。同時，還要選擇有提供售後營養諮詢服務的廠商，才能保障使用者權益，增加照護者信心與減少焦慮。另外商業配方必須通過衛生福利部查驗登記合格，才能獲得使用安全上的保障。建議消費者購買前可以上FDA食品藥物消費者專區查詢。

FDA 食品藥物消費者專區
特殊營養食品核可資料查詢
https://consumer.fda.gov.tw/Food/SpecialFood.aspx?nodeID=163

| 完整性 |

完整均衡營養配方，必須提供碳水化合物、脂肪、蛋白質、維生素與礦物質等基本營養素。配方能供應符合病患的實際情況，以及衛生福利部國民健康署每日飲食建議國人所需的各種營養素攝取量。

| 方便性 |

根據美國靜脈腸道營養學會（ASPEN）建議：「應衡量符合病人的年齡、疾病進展及灌食途徑，且準備時應避免汙染，在可能的情況下，使用商業配方。」因此以「即開即用」、「一次性」為原則，避免沖調時的不便及失誤，也減少汙染的可能性。

| 衛生性 |

市售的管灌配方，多以鐵罐的包裝方式，瓶口容易有病源或是髒汙堆積，使用前都建議徹底清潔表面，避免汙染物被誤食進入人體，嚴重的話，病人可能會有腹瀉感染等腸胃道症狀。因此建議可以選購以塑膠瓶包裝型態的管灌產品。塑膠瓶使用無菌封裝，旋蓋式開瓶加封膜，雙重保護，灌食操作上，較無衛生疑慮。另外在使用前應要檢查外觀是否完整，有沒有膨罐發生，注意內容物是否正常，搖晃是否有出現凝塊，開罐味道是否有異常等；而市售管灌塑膠瓶包裝的營養品，其底部可以清楚看見瓶內是否有異常狀態，更能快速發現。

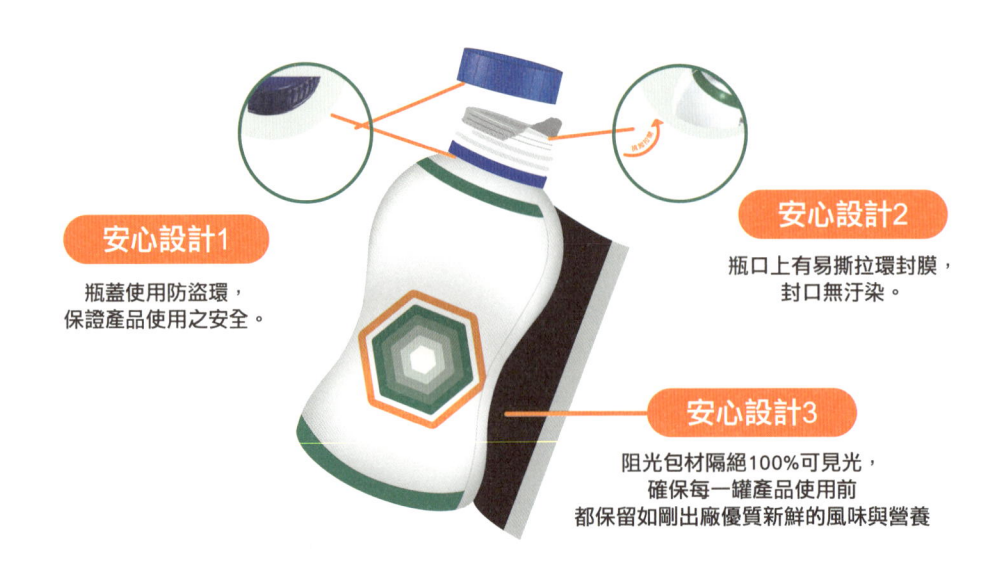

安心設計1
瓶蓋使用防盜環，
保證產品使用之安全。

安心設計2
瓶口上有易撕拉環封膜，
封口無汙染。

安心設計3
阻光包材隔絕100%可見光，
確保每一罐產品使用前
都保留如剛出廠優質新鮮的風味與營養

選擇適合的產品

了解大方向選擇後,其實會發現各大營養品品牌下還有許多不同的產品,可以依照個人的狀況及需求挑選。

粉劑＆液態營養品

粉劑營養品的優勢在於溫熱灌食,方便調整與添加其他配方,但因人為沖泡,水分多寡與添加克數無法有效掌控。相較之下,液態營養品即開即用的特性,較粉狀配方省去沖泡操作,不易受到整罐粉劑開封後食用的時間限制,更容易保存,操作上也較為衛生便利。

本身有特殊疾病者

市面上的品牌會推出適合某類病友的特殊配方,例如糖尿病友、腎臟病友。不過,每位患者的情況不同,並非所有特殊疾病者,都需要使用特殊配方,應該要和醫師或營養師討論過後,了解病人的生理狀況再決定配方的種類。

如何選擇配方

以市售的管灌營養品來說,依照配方的成分,主要可分成四種類型配方,建議需和專業營養師討論過後,了解病人的狀況,再決定配方的使用,以下簡單介紹不同種配方的差異以及補充標的為何。

◎**一般均衡基礎配方**:一般均衡基礎配方,擁有優質比例的三大營養素,富含 28 種維生素礦物質,可以滿足人體一天營養所需;配方為等張滲透壓,無添加乳糖,減少身體負擔;另外添加中鏈三酸甘油酯(MCT oil)有助於消化吸收,提供管灌病患所需的均衡營養。

◎**添加優質蛋白質的商業配方**:以一般均衡基礎配方為基底,額外添

加優質蛋白質，強化老年人的蛋白質攝取，以維持修復身體所需。一般健康老年人和年輕人對於碳水化合物和脂肪的需求量差不多，蛋白質卻不同，甚至在中風後復健黃金時期，蛋白質的需求更是重要。

◎**添加膳食纖維的商業配方**：對於長期臥床者而言，活動量少，腸道蠕動會變慢，如果水分及膳食纖維攝取不足，就容易有便祕問題，此時建議使用含有膳食纖維配方，特別是選用同時含有水溶性與非水溶性兩種不同來源的膳食纖維配方，可以加強排便的頻率。

◎**含天然食物攪打的商業配方**：想提供天然食物攪打配方，礙於時間關係無法自己調配或是操作過程不熟悉，市售也有含天然食物攪打的商業配方，添加雞肉做為蛋白質的來源，更好吸收消化。另外，添加天然食物來源，可以帶來商業配方無法提供的植化素。而目前市售的天然食物攪打商業配方，其蛋白質含量高，兼顧天然來源的膳食纖維和植化素，是更貼近於日常飲食的優質選擇。

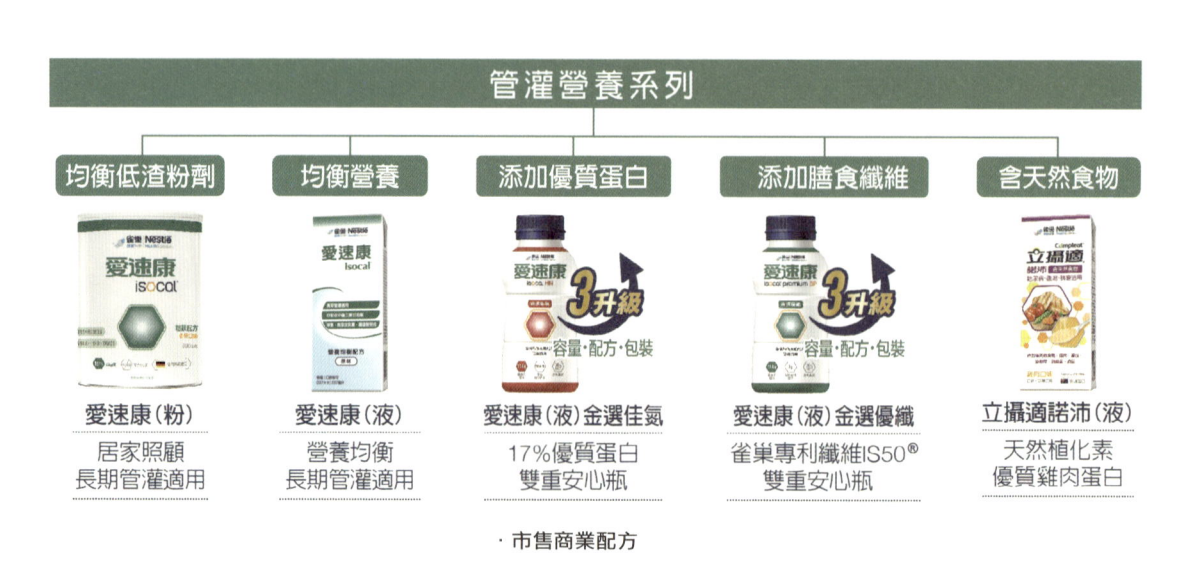

管灌營養系列

均衡低渣粉劑	均衡營養	添加優質蛋白	添加膳食纖維	含天然食物
愛速康（粉）	愛速康（液）	愛速康（液）金選佳氮	愛速康（液）金選優纖	立攝適諾沛（液）
居家照顧 長期管灌適用	營養均衡 長期管灌適用	17%優質蛋白 雙重安心瓶	雀巢專利纖維IS50® 雙重安心瓶	天然植化素 優質雞肉蛋白

· 市售商業配方

該選擇天然食物攪打配方或商業配方？

這常是家屬心中的大疑問，到底該自行準備天然食物攪打配方還是直接購買現成的商業配方呢？比較兩種配方的優缺點（表⑤），一般來說，商業配方的優勢在於方便、衛生、均衡，天然食物攪打配方相對來說則是比較便宜、變化比較多等，照顧者可以根據患者的管灌需求，加以嘗試與調整，當然還有一點很重要，患者也要吃得習慣才行。

表⑤ 天然食物攪打配方或商業配方之比較

	天然食物攪打配方	商業配方
來源	可提供特殊微量元素，例如：類胡蘿蔔素、多酚類等植化素	食物原料固定依比例混合
價格	便宜（每250大卡約30-35元）	較貴（每250大卡約60元）
衛生安全	需要自行製作，衛生條件不易掌控	經過商業殺菌，保存方便，相較安全
熱量密度	0.6-0.8 kcal/c.c	1.0-2.0 kcal/c.c
方便性	自行烹調製作（例如蛋要煮熟、青菜要燙過等），較花費時間	不須烹調製作，可以疾病需求，挑選適合產品，使用方便
變化性	不同食材搭配，變化多	成分與營養比例固定，變化少
穩定性	營養比例與混合食物不固定，製成過程的影響，可能會過稀或太濃稠，或是缺乏特定營養	配方經過均質，適合各種灌食方式，熱量與營養素具一致性，能清楚掌控
儲存狀況	製作之配方須在保存期限24小時內使用完畢	未開封產品依據保存建議，大於24小時
額外設備	需要烹調場所及廚具設備	無
備註	須由專業醫護人員協助配方指導，以避免營養不良狀況	建議使用經衛生福利部查驗登記合格之配方產品

關於管灌配方的常見疑問

使用管灌配方時，家屬總會有許多疑問，接下來將列舉最常提及的 4 個問題，提供簡單、大方向的解說。每位患者的情況不同，選用配方或相關問題仍應諮詢醫師或營養師。

管灌營養品與一般奶粉有差別嗎？

很多家屬會說，管灌營養品不就是牛奶，那為何不直接灌食牛奶就好？其實，這兩者還是有差異的。管灌營養品雖貌似牛奶，成分與一般牛奶可是大相逕庭。牛奶、奶粉其主要成分為蛋白質、碳水化合物與鈣質，可以做為補充品，若當成一天所有營養素來源，長期使用會有營養失衡導致的營養不良等問題。管灌營養品以萃取牛奶的蛋白質或黃豆蛋白質為主要原料，添加人體生存必須的營養，像是脂肪、碳水化合物、維生素與礦物質，符合一日完整均衡的營養需求，可供長期使用。

管灌營養品與一般奶粉比較　表⑥

	管灌營養品（以愛速康為例）	一般奶粉
均衡營養	✓ 三大營養素與 28 種維生素與礦物質	✗ 缺乏部分人體所需營養素
脂肪來源	額外添加好吸收中鏈三酸甘油酯	動物性脂肪
乳糖含量	✗ 乳糖不耐症可以適用	✓
可作為長期營養來源	✓	✗
衛福部核准之特殊營養食品	✓	✗

管灌配方與一般口飲配方一樣嗎？

市售的商業腸道營養配方依照飲用的方式，會分成管灌配方與一般口飲配方，我們在店家購買時會有點困惑，因為有時包裝還有點像，但它們之間其實是有點不一樣的。管灌配方與一般口飲配方最大不同在於口味的差異，口飲為了增加適口性，調製不同口味，如常見的香草口味等。而管灌配方，通常會添加中鏈三酸甘油酯（MCT Oil），不需經酵素分解和膽汁乳化，即可消化吸收，能迅速提供熱量且容易消化吸收，更可以節省熱量和蛋白質的耗損。

家人喝牛奶會拉肚子，該怎麼選擇營養品？

目前市售營養品大部分皆無乳糖，若不放心可直接詢問店家該產品是否含有乳糖。

如果遇到管灌的合併症狀我該怎麼辦？

管灌的合併症狀很多，如噁心、脹氣、腹瀉、便祕等等，但造成合併症的原因很多，不要一開始就認為是營養品的問題，而要馬上轉換配方，應該要先看使用的藥物流速是否有改變、灌食的方式是否不當等因素，建議先請教專業的醫護人員，仔細了解原因再處理。

　　管灌問題絕對是部分中風患者生活中面臨的棘手轉變，但當我們仔細的去理解這些配方的差異時，就比較容易選擇適合的配方。現在市售品牌很多，也是患者的一大福音，建議各位讀者先利用本節建立關於管灌的概念，再不清楚的時候也可以利用網路查找，資訊量應該非常豐富，但最後還是要提醒大家，每位患者的生理情況不同，有疑問請先諮詢醫師或營養師。

4-5 調整生活習慣，遠離再度中風

當中風患者出院之前問我該注意哪些事情，我的答案會是：小心再度中風。

中風復健是漫長的過程，患者與家屬們往往要投入非常多的金錢與時間，才可能有微小的進步，所以避免再次中風才是真正的保養之道。其中有很多生活上的因素，但其實只要調整生活的習慣，就能有效遠離再度中風。

造成再度中風的原因

中風跟三高（高血壓、高血糖、高血脂）有很大的相關性，因此，遠離再度中風的關鍵就是預防三高。預防三高看似老生常談，但是在臨床上，有許多患者其實會忽略這些觀念，當他們出院回歸原本的生活後，就容易讓中風再次找上門。

再度中風的高危險族群

再度中風的發生其實是可以被預測的，一般來說，再度

中風被認為與年紀、三高、心血管疾病與不良的生活習慣有關。臨床上有一個常用的 ESSEN 量表（表⑦），可以用來簡易的預測該患者再次中風的風險有多高。此量表共有 10 分，若分數為 3 到 6 分表示是中風高風險族群，7 到 10 分為非常高風險族群。當然此量表僅針對致病因子進行調查，並不代表絕對的機率，只是因子越多，再中風的可能性就越高，可以此作為參考，若真的是高風險的族群，除了留意自身的生活習慣之外，有任何不適，還是應接受醫師詳細的檢查。

表⑦　ESSEN 量表

項目	分數
65～75 歲	1
75 歲以上	2
有高血壓	1
有糖尿病	1
有心肌梗塞病史	1
有其他心血管疾病（心房顫抖、心肌梗塞除外）	1
有周邊動脈疾病	1
有抽菸	1
曾有暫時性腦缺血或梗塞性腦中風	1
總分	

控制三高，預防再度中風

三高的控制主要是透過服用藥物、均衡飲食、規律運動等3種方式，缺一不可。雖說都是很基本的觀念，但是，細節上還是要請大家多留意，畢竟好不容易復健而恢復的身體，要好好保養，否則是很可惜的。

｜藥物服用｜

通常控制三高的藥物都是屬於慢性病處方，需要定期就診才能取藥。臨床上常會有患者詢問，中風後該看哪一科醫師？家醫科是很適合的就診科別，不過若有搭配復健，復健科醫師也能為患者開立相關的處方。有些患者則定期到神經內科追蹤，也能在該科獲得相關的藥物。但是，建議在單一科別就診，讓該科醫師規畫藥物的使用。規律用藥是預防再度中風很重要的原則。

Point
柏堯老師的醫療知識分享

可以自己停藥嗎？

中風患者幾乎都是有服藥需求的，但是有些患者會在自認為三高已經控制得宜時，自行停止服藥。或是有些患者認為一顆藥太多，便自行剝成一半服用，這都是非常不智的行為，千萬別嘗試。

表⑧ 中風患者藥品介紹

藥品	基本資料
保栓通 Plavix®	學名 Clopidogrel，同為抗血小板類用藥，但與阿斯匹靈的作用機轉不同。
阿斯匹靈	學名 Aspirin，其主要成分為乙醯水楊酸（Acetylsalicylic acid），又名乙醯柳酸，廣泛使用於鎮痛、解熱、抗發炎作用。

在臨床上，醫師通常會開立藥物給中風患者，例如抗血小板凝聚劑，最典型的是阿斯匹靈（Aspirin）或保栓通（Clopidogrel）等，除了聽從醫生指示服用之外，還要注意藥物與食物之間的交互作用，例如應該避免與紅麴類食物（例如：紅麴膠囊、紅麴香腸、紅麴米等）、納豆一起服用，才不會影響凝血機制而造成出血。

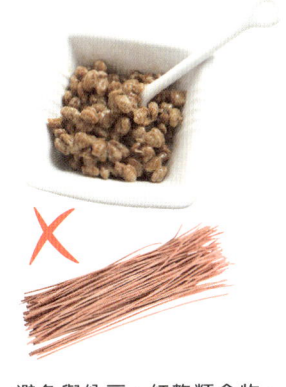

‧避免與納豆、紅麴類食物，如紅麴麵線，一起服用

藥物的使用都是經過醫師的判斷，除非醫師特別叮囑哪幾種藥可以自行停止，否則都不建議這麼做。若三高真的控制良好，有停藥或減量的想法，應該將您這段時間以來的血壓、血糖數據紀錄給醫師評估。有一些患者，因為自己亂停藥，結果引來再度中風，先前努力復健等於做了白工，相當可惜。

預防三高，飲食調整要有策略

飲食控制可以參考 4-3 章節的詳細內容，基本原則就是均衡飲食，補充水分。中風後的飲食雖不必刻意嚴格調整，但是減少過油、過鹹、過甜的飲食會比較適當，並且適量補充蛋白質與品質良好的油脂。當然，在生活中，若吃些美食可以帶來愉悅的心情，在不影響健康的前提下，像是偶爾吃塊小蛋糕，吃半碗牛肉麵，可以讓生活更有動力。

根據流行病學研究調查，若具備「高血壓、高血糖、高血脂」三者之一，罹患腦中風的機率就比正常人高，而「三高」的形成與生活飲食是密不可分的，因此患有三高的族群或是已經中風要預防二次發生的患者，除了規律運動外，應當更加注意日常飲食。特定食物中擁有一些可以影響血壓、血糖與血脂肪的營養素、抗氧化營養素或植化素，這些營養成分對於預防腦中風都有相當程度的幫助。因此，可依循下列預防腦中風的飲食調整策略，將可大幅減少發生腦中風的機會。

降低飽和脂肪和膽固醇的攝取

動脈粥狀硬化的發生是造成腦中風的危險因子之一，而動脈粥狀硬化的發生則與食物中的飽和脂肪和膽固醇息息相關。因此，在飲食中應減少飽和脂肪的攝取，例如：動物性油脂（豬油、牛油）、動物性肉類（牛肉、羊肉、豬肉）、棕櫚油、椰子油等。

建議使用不飽和脂肪含量高的植物油（大豆油、葵花油）以及堅果種子類為油脂的主要來源。而血脂含量過高的人，富含膽固醇的食物，例如：內臟類（腦、肝）、卵黃類（鮭魚卵、蟹黃）、動物性的頭部（蝦

頭）等都應減少攝取量。由於膽固醇含量高的食物通常也富含較多的飽和脂肪，因此仍應盡量減少高膽固醇食物的攝取。

減少精緻糖類的攝取

由於醣類攝取過多容易造成血糖升高或體重過重，進而導致腦中風發生的機率增加。因此需避免攝取富含精製糖類的食物，例如汽水、糖果、巧克力、糕點等。

注意鈉含量的攝取

適度限制鈉的攝取量有助於控制血壓而減少高血壓的發生機率，並降低中風或再次復發的風險。衛福部建議成人的每日鈉攝取量不宜超過2400毫克（即鹽6公克）。對於外食族而言，如欲避免攝取過量的鈉，飲食原則可以參考如下：

- 盡量選擇新鮮的食物，避免加工食品，例如：罐頭和醃漬類食物，因其在製造過程中會添加許多含鈉的食品添加物和多量的鹽。
- 減少麵粉製品的攝取，例如：蘇打餅乾、麵包、麵條、蛋糕等，因其在製作過程中添加含鈉量高的發粉、鹼粉及蘇打，故需斟酌食用。
- 可以多加利用蔥、薑、蒜、五香、八角、肉桂、檸檬、中藥材或辛香料來提升食物的味道，以減少鹽量的使用。

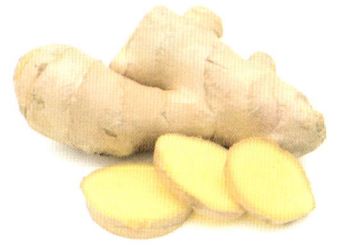

· 可用薑片提升食物的味道

增加膳食纖維的攝取

未加工過的全穀類、蔬菜、水果和豆類都是膳食纖維的來源。膳食纖維可以降低脂肪的吸收、促進膽酸的排泄，並降低血液中膽固醇的濃度，進而預防腦血管栓塞的發生。

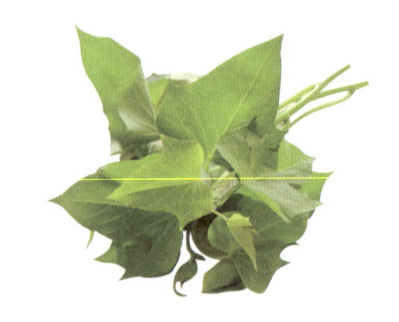

・多攝取富含膳食纖維的食物

避免刺激性食物

避免刺激性食物，例如胡椒、咖哩粉、辣椒等，將有助於防止高血壓的惡化和腦中風的發生。

攝取優質營養素

優質營養素例如：魚油、輔酵素Q10、亞麻仁油、大蒜精、維生素B群、維生素A、C、E、卵磷脂等，可以幫助增進身體的免疫功能、改善心血管疾病。然而，每個人的身體狀況都不相同，在購買營養補充品前，宜先經由營養師評估。

| 適量的運動 |

適量運動也是預防再度中風的要點之一，至於運動的類型有許多種，各位可以根據自己的興趣與實際的身體情況選擇。基本原則是有適當的活動量、進一步可以感覺到輕微的累、喘，切勿造成身體的不適或者超出負擔，只要符合這些原則，都是適合各位去嘗試的。

推薦以下幾種類型的運動量,若身體功能不佳者可考慮輕度運動,身體功能尚可者,可考慮中度運動,若功能恢復良好且無過多的動作缺損者,可考慮從事重度運動量,有任何疑問,可以先跟自己的醫師或治療師確認。

◎**輕度運動量**:慢走、散步
◎**中度運動量**:快走、健康操、太極拳、游泳、水中走路
◎**重度運動量**:跑步、重量訓練、球類運動(過度激烈的不適合,如籃球、橄欖球等)。

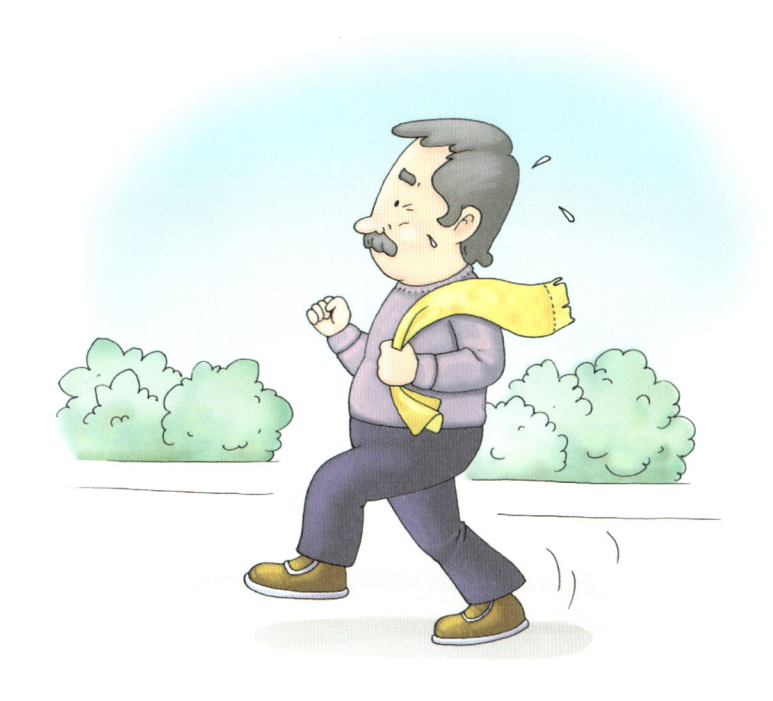

・選擇適合自己的運動,散步等也可以提升身體活動量

調整生活的習慣也很重要

生活習慣的調整對患者來說，是個重要但卻困難的課題。初期必然會感到不適應，但是其實這些習慣都是簡單且容易執行的，所以大家可以花一點時間反思自己的生活，好好調整一下，不論是已中風者或是未中風者，都能有效的預防中風發生。以下整理幾項可簡單調整的生活習慣，大家可以試著做看看。

◎**睡醒先靜躺 5 分鐘，再坐起**：血壓變化會發生在姿勢改變時，尤其經過一夜睡眠，從躺著坐起後，血壓可能會有明顯的改變，容易對心血管造成負荷，所以提醒大家，起床後，可以先休息 3～5 分鐘，確定沒有頭暈不適時再坐起或站起。

◎**注意保暖**：冬天是一個心血管疾病好發的季節，劇烈的血管收縮也是誘發中風的因素之一，所以注意身體保暖，包含頭部與頸部是很重要的。

◎**戒除香菸**：抽菸會活化交感神經系統，增加心臟負擔及使血壓不穩定，進而誘發發炎反應，引起動脈粥狀硬化。這些都是會讓中風風險上升的不良因子，早日戒除香菸，才能避免再度中風。

◎**避免過度飲酒**：單就中風來說，少量的酒精是不會引發中風的，若您的醫師認為您可以小酌，或許不用太刻意調整，但是過度的飲酒，容易造成動脈硬化、血壓不穩定、心血管疾患等等，所以過度飲酒是不佳的生活習慣。

◎**遠離壓力源**：生活壓力也可能會造成中風的風險，所以不論是否正在復健的過程中，調適好自己的心情，保持樂觀的態度，避免緊張，可以保持血壓的穩定，減少再度中風的可能性。

定期健檢的重要性

定時檢查也是很好的預防策略，對於未中風者更是如此，不過目前這些檢查多屬於自費的檢查，所以還是要考量經濟能力。

目前臨床上是建議高風險的中風族群，像是高血壓、高血脂、抽菸、有家族病史等的人，都可以接受頸動脈超音波、核磁共振（MRI）、血液檢查等等的定期檢查，掌握自己的血管狀況。

預防勝於治療，不論是否已經中風都應該留意生活習慣的調整，中風後一定會有腦部功能的缺損，且二次中風通常會更為嚴重，所以不可不慎。透過以上說明的項目，配合三高控制概念加上定期的健檢，這些做法都能夠有效的降低再度中風的風險。

Point
柏堯老師的復健知識分享

復健就是運動嗎？

很多患者會說他們來復健就等於是運動了，但復健治療室主要是讓患者學習復健的地方，沒辦法真正達到運動的效果。所以運動還是要回歸日常生活，功能不佳的人可以考慮在家中或公園運動，功能良好的患者可以考慮去健身房、球場等從事日常生活中的運動。

家人中風就會變成是一家人的事，除了患者還有照顧的家人都會受影響。由於患者身體狀況與生活的驟變，內心會非常沮喪，照顧者的壓力也往往都很大。重新安排彼此的生活方式，以適切互動技巧減少雙方負面情緒，調適雙方內心的衝擊與壓力。

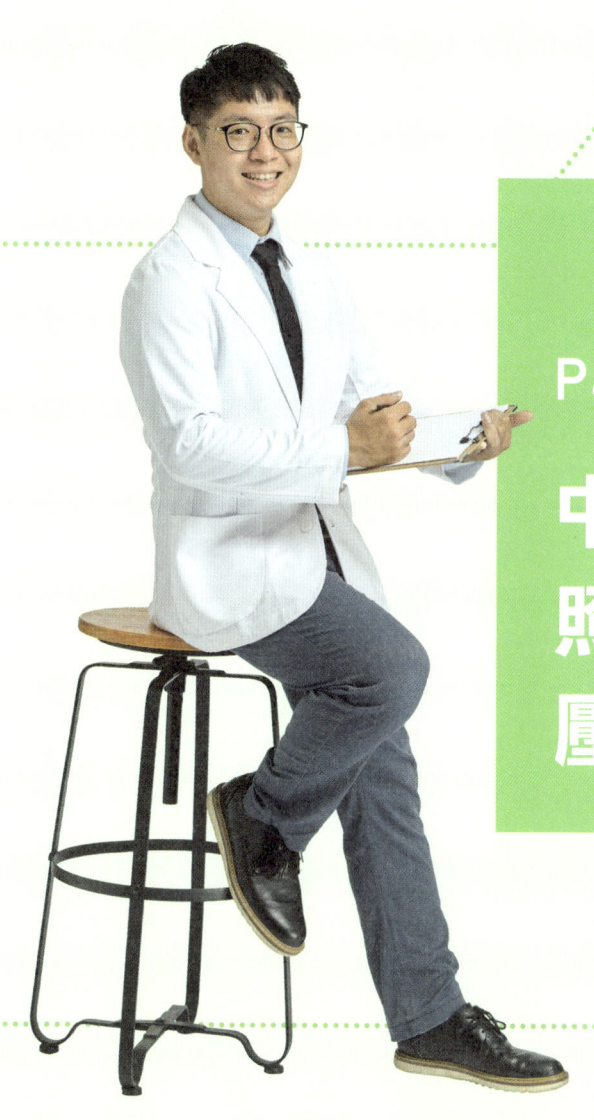

Part5
中風患者與照顧者的壓力解方

5-1 生活安排好，照顧壓力比較小

照顧中風者是一條漫漫長路，有時在照顧上、經濟層面都會造成照顧者非常大的壓力，社會的氛圍也會無形中讓照顧者感到疲憊，但是政府、民間有相關資源可以協助照顧者，減輕照顧負擔，應多加利用。

照顧中風患者是長期抗戰

雖說大部分的中風患者，經過良好的復健訓練，通常會有良好的功能回復，但中風不像感冒，吃了藥一陣子之後就會好，反而是長年的抗戰，有些患者需要 3～5 年才能獨立生活，有些甚至是一輩子需要他人照顧，那種壓力可想而知，許多患者還沒倒下，照顧者就已經先投降了，所以為了增加中風患者與照顧者的生活品質，我們透過這節認識一下，中風患者家庭可能會面臨的困難。

發生在照顧者身上的繭症候群

繭症候群是來自日本長照領域的名詞，形容照顧者因為

照顧患者的壓力，像是作繭自縛般，慢慢的把自己困在照顧情境中，逐漸疏離朋友、生活，甚至最後患者離世後，都久久不能回歸日常生活。

這種現象在台灣社會很常見。有次，我在醫院碰到某位患者的家屬，那位患者中風復健了 4～5 年，最後仍不幸離世。我問她來醫院的原因，她說她以為患者有復健課，就匆匆忙忙出門搭公車到醫院，到了醫院才想到先生已過世不需要復健了，但這習慣卻久久不能散去。

其實，這樣的狀況，可輕可重，有些照顧者只是心理壓力比較大，有些嚴重者會失眠、焦慮甚至有憂鬱的傾向，這些都是要特別留意的問題，可以從下面幾個方式著手試看看，調整一下，也許會有不同的感覺喔。

｜與患者協調，生活需重新安排｜

中風患者的生活一定會受到很大的衝擊，往後的生活可能會需要重新調整過，因為可能會安排住院、復健等等的行程，所以建議照顧者必須與患者協調出比較符合需求的生活方式。

把患者的生活任務，如工作、買菜、煮飯等事項一一條列出來，這時照顧者可以加入討論，協助患者一項一項的安排妥適，並指派給每一位照顧者，避免為了處理這些事情而手忙腳亂。

| 選擇一個主要照顧者並建立一個溝通群組 |

有時候壓力來自於照顧者之間的衝突與不信任，此時，建立一個溝通的平台非常重要，我們都會建議家屬之間要選出一位主要照顧者，這個照顧者要負責統整患者的醫療狀態、治療師指派的復健功課、何時要看診、是否要預約復康巴士等，都可以在群組中討論，如果需要支援也可以在裡面請求幫忙。

不過，要特別注意一點，請篩選群組的參與者，盡量選擇能有實質協助的照顧者比較恰當。我們常聽到家屬之間為了誰疏漏了什麼資訊、少看了哪位醫生而爭吵，有了這樣清楚的溝通，較不容易引起紛爭，相信照顧者的壓力會比較少一些，也能適時的讓大家知道你的困難，進而想辦法協助。

| 鼓勵患者也要體諒大家的辛勞 |

有時患者會有自己的情緒，對於周遭的照顧者都很不客氣，我如果在治療室裡看到這類情形，都會勸勸患者要體諒大家的辛勞，生病固然讓人沮喪，但是照顧你的人更辛苦更累，如果此時患者的語氣能夠溫和一點，多說一句「謝謝，拜託。」相信對彼此的壓力都可以獲得舒緩。再者，多數的情況，照顧者會選擇忍讓患者，但我鼓勵照顧者對患者表達一下自己的看法，這時雙方必須互相體諒。我曾經長期照顧過家中的患者，深知照顧者其實會有很多需要患者配合的地方，此時勇敢但婉轉的表達，或許可以帶來一些不一樣的改變。

只有一個照顧者怎麼辦？

有很多家屬說，如果只有一個人照顧，那該怎麼辦？一個人照顧的確會有很大壓力，所以我建議這種情況可以多加利長照 2.0 的政策來協助照顧。

長照 2.0 是國家近年來為減少照顧者負擔所提出的政策，只要申請之後，可以獲得相當多服務，跟過往不同的是，以前的政策多以實質的金錢補貼為主，但這常發生「有補助，但沒有實質花費在患者身上」或是「就算有錢也找不到人來幫忙」，所以長照 2.0 基本上是以提供服務並且給予補貼，讓大家享受服務的同時，也不會有太多的負擔。以下將介紹幾個可以分擔照顧壓力的長照服務。

| 該如何申請長照 2.0 |

請先致電各縣市的長照中心（1966）申請，當確定患者具有長照 2.0 的服務對象資格，個案管理師會前往家中評估，確認確實符合資格後，則會授與長照失能身分，同時個案管理師會根據患者的需求，申請相關服務。

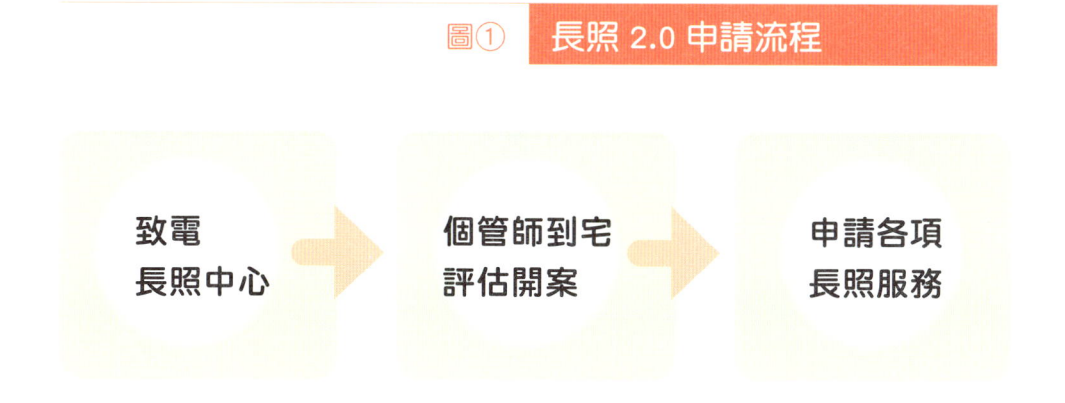

圖① 長照 2.0 申請流程

致電長照中心 → 個管師到宅評估開案 → 申請各項長照服務

◎**居家式喘息**：居家式喘息是由照服員前往家中，提供 3～6 小時的照顧。家屬可以很放心並且好好休息。居家式喘息的時間雖然不長，但是在自己家中，比較不需要舟車勞頓與準備私人物品，相對來說比較方便。但有時家屬會需要比較長的喘息時間，此時就必須透過機構式喘息來協助。

◎**機構式喘息**：機構式喘息是將患者送到養護機構，由專業的機構提供二十四小時的照顧。不過，機構式喘息仍須配合不同養護機構的規定，例如：作息時間、住宿規則等等，由於是機構照顧，所以機構有權力要求入住時，提供患者體檢的資料，避免肺結核、疥瘡等的傳染病。雖然前置作業比較麻煩，但可以提供比較長時間的喘息時間，若照顧者有此需求，機構式喘息服務是一個很好的選擇。

◎**居家照顧服務**：居家照顧服務是因應家中照顧人力不足時，讓專業照服員到家中協助。大家可能會有疑問這跟居家式喘息的差異是什麼？選擇居家服務的時候，通常會需要照顧者也一起陪同，而喘息式服務，照顧者可以離開家去做自己想做的事。居家服務的方式很多，但要跟患者相關才能列為服務項目，例如準備患者餐點、協助餵食、盥洗、身體清潔、陪伴就醫。其他無關的內容，照服員是有權力拒絕的，像是要求居服員去幫忙買菜、去銀行匯款等，都不在服務的範圍之內。

各縣市補助的金額不同，所以須支付的費用也不盡相同，使用前請與個管師確認。

◎**短暫的離開照顧情境可減少壓力**：很多家屬會問該怎麼排解內心的

照顧壓力，以我的經驗而言，既然長期照顧已經是確定的事，那就必須自己找點樂子，搭配上述的喘息服務或是有其他人可以協助照顧時，讓自己短暫的放個小假，離開照顧的情境，緩和一下。像是跟朋友吃個午餐，看場電影，逛個超市都是很不錯的方式，而偶爾去運動一下，更是促進健康的方法，撥出 1 小時左右，去走個學校操場，拉幾下單槓，讓自己可以活動一下，呼吸新鮮空氣，都能夠讓自己有效紓壓。

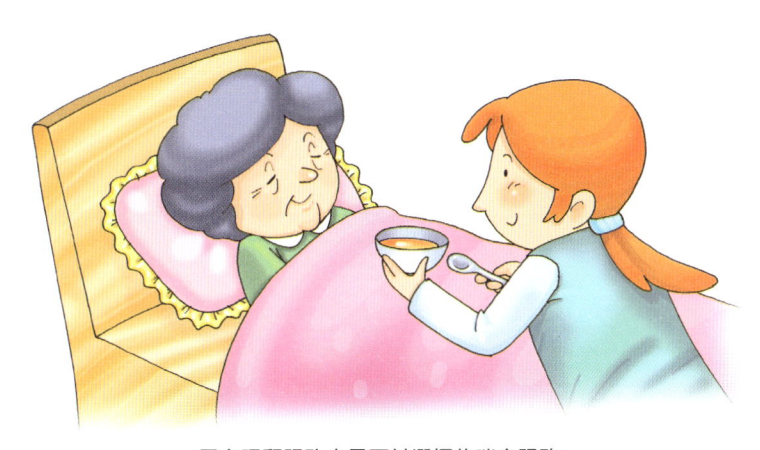

・居家照顧服務也是可以選擇的喘息服務

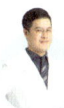

Point
柏堯老師的長照知識分享

如果已經有外籍看護是否就無法申請居家服務？

由於長照 2.0 計畫以減輕民眾照顧負擔為主要目標，所以若已經聘有外籍看護的家庭，則無法申請居家服務。但是，若該外籍看護請長假或無法提供照顧時，家屬仍可以申請暫時性的居家照顧服務，另外，申請居家復能、無障礙環境輔具評估與補助、交通接送等長照服務則不受此限制。

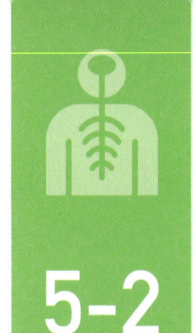

5-2 適切的互動技巧，減少雙方負面情緒

中風除了影響動作功能與認知功能以外，患者心理層面也會受到很大的衝擊，面對沒有動機的患者，很多家屬曾表示不管怎麼勸中風病人復健，都沒有用。到底該怎麼做才好呢？

人生驟變後心境改變

任何人遭遇像是中風這樣的人生劇變，都可能會有一段時間陷入否認、憤怒、討價還價等負面情緒中。

患者的心理衝擊絕對是我們無法想像的，這時候往往都會造成患者許多不良的情緒反應，像是脾氣暴躁，對周遭的人甚至自己大發雷霆，有些比較激動的患者，甚至還會攻擊別人。有些患者則是憂鬱，每天鬱鬱寡歡，唉聲嘆氣，這些都很常見。

在考慮該怎麼鼓勵患者之前，應該先好好想想該如何陪伴患者面對這個挫折！我們可以透過幾個原則來幫助患者度過這樣的困境，透過適切的互動技巧，能夠降低雙方負面的情緒，減少照顧者的壓力喔。

|不要太在意患者的負能量|

中風患者是很容易感到挫折的，畢竟對他來說，過去輕而一舉的小事現在都難如登天，他的世界正在崩解。

患者心底一定也想起來動，只是身體不聽使喚，所以才會有如此負面的回應，此時，照顧者的反應就非常重要了。這時要體諒患者的情緒，但照顧者不能往心裡去，很多時候聽聽就好，轉移一下注意力，會好一些。如果真的很在意，找個朋友吐個苦水，傾洩出來會比較好。

|鼓勵時多用正面的話語|

患者的情緒本來就很負面，他自己也很清楚，繼續不動只會越來越退步，面對患者的負面情緒，家屬講話的藝術就很重要。雖然說「要學懶是很快的、要學勤勞是需要堅持的呀！」這句話聽起來是想鼓勵患者，但也是在指責他現在狀態是不好的，但患者其實也不想這樣。因此可以換個說法鼓勵患者，比如：「我覺得你做的很好，今天比昨天更進步。」每個人都是需要被肯定的，多用正面的話鼓勵患者吧！

|用非暴力溝通開啟對話|

當愛意味著陪伴、支持和理解，非暴力溝通或許能提供我們一個更深入的方法，協助家庭成員透過正向和建設性的交流，拉近彼此的心。我們總希望鼓勵復健中的家屬，讓他們重返健康的生活。然而，有時好意卻帶來意想不到的結果。

因為每個人內心都有自我防衛的機制。當他們聽到「每次」、「總是」等字眼時，可能會感覺到被指責或被批評，因此產生逃避或抵抗的反應。此時，彼此之間的關係可能會變得更加疏遠。因此，我們需要學習更有效的溝通技巧。

1、陳述客觀事實
我們應該練習陳述客觀事實，儘量避免使用概括性的語言，例如「每次」或「總是」。可以使用具體的數值描述取而代之，例如：「你這三天都沒有做運動。」這樣的說法更為客觀，且能幫助我們專注於討論問題本身。

2、表達真實感受
表達情緒時，應該清楚並直接強調告訴對方自己的感受，避免過多的評論。這樣的表達方式不僅讓我們的情緒得到表達，還能讓家人感受到我們的關心和在乎。

3、提出行動邀請
提出請求時應該是具體且明確的，例如：「我希望你能夠陪我一起走路 30 分鐘。」這樣不僅減少讓家人感到被指責的可能性，還能讓他們明白我們真正的期望。

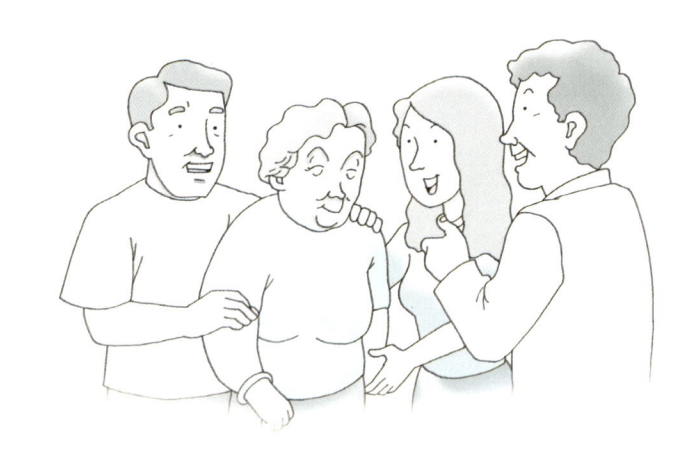

· 相互了解體諒，減少雙方負能量

｜行為改變策略陪伴患者前進｜

　　許多腦中風患者在復健過程中會經歷不同階段的心理反應。了解這些階段並提供適當的支援是關鍵。

　　行為改變的五階段跟策略，首先要先了解行為改變的過程是階段性地，不太可能一下子就瞬間改變，每個階段都有一些應對的策略，要先釐清家人目前的階段再給予適當支持。

◎**前思考期**：患者完全沒有想要復健的動機，認為維持現狀就很好，無法認識到復健的必要性或認為復健無法為其帶來任何好處。這時家屬可以提供有關復健與腦中風的正確資訊，並分享其他患者的成功經驗。鼓勵他：「我了解你現在的想法，但復健對很多中風患者都有很大的幫助，願意給我一次機會和你分享嗎？」

◎**思考期**：患者開始想脫離現狀，有想要改變的動機，開始思考復健的可能好處，但仍然猶豫不決。可能會說：「或許我該試試看？但不知道復健是否真的有用。」這時可以鼓勵患者考慮復健的利與弊，並提供支持。比如可以跟他說：「復健可以幫助減少腦中風的後遺症，增強你的自主能力。」

◎**準備期**：患者開始擬定復健的計畫，許下承諾開始規劃訓練計畫，但還沒實際行動。這時家屬可以幫助患者尋找適合的復健方式和場所，鼓勵他們設定復健目標。可以跟他說：「這真的是個很好的開始，我們可以一起找尋適合的復健方式。」

◎**行動期**:「我試著做了些復健,但有時候很困難。」患者已經開始復健,但可能會遇到挑戰或感到挫敗。這時可以提供情感支援,鼓勵患者持續下去,並幫助他們尋找策略來克服困難。可以跟他說:「每個人開始復健都會遇到些困難,關鍵是不放棄。我支持你!」

◎**維持期**:執行復健計畫一段時間,發覺復健的優點與好處,願意自動自發的執行規律復健計畫。這時可以與患者慶祝他們的成功,並鼓勵他們持續維持好的習慣。可以跟他說:「你真的做得很棒,我們都很為你驕傲!繼續保持下去!」

◎**復發期**:改變行為並不容易,上述的五個階段當然也可能會不小心退到前面的時期。

此時也不用太過沮喪,我們還是可以幫助患者重新建立動機、信心、計畫,並陪伴他繼續努力奮鬥下去的!

| 建立互助合作的夥伴關係 |

家屬跟患者之間常常會變成上對下的模式,不論是患者在上或是下,對雙方的相處都是極大的挑戰,因此,彼此之間要邁向合作的夥伴關係,對雙方都是很好的發展,比較好的作法就是了解彼此在做什麼,我們常看到患者在做復健時,家屬在一旁滑手機、聊天,患者需要幫助時也不及時協助,導致衝突會慢慢產生。

又或者有時我們會看到患者無理的要求照顧者,像是明明患者可以自己穿衣服,卻非要別人在忙碌的時候協助,這樣會讓大家的情緒不佳。所以,知道彼此的狀況,互相尊重、體諒,讓患者與照顧者一起互助度過難關吧。

提供符合他能力的目標

這點就必須要與治療師配合，了解患者目前的身體狀況。有些家屬心裡著急，想要患者趕快起來走路等等，但也許對他來說，站就已經需要耗費許多體力了，要求他太困難的目標，反而會增加他的挫折感，給予他合適的目標與適時的鼓勵，才容易激發起他的復健動機！

了解患者真正的需求，讓復健有意義

復健往往是是枯燥乏味的，曾經聽過有位長輩本來不太愛騎腳踏車運動，因為很容易累，後來有一次與他的家屬聊天才發現，原來他過去每天都有爬上二樓拜祖先的習慣，但因為中風後下肢偏癱，就沒有再爬上二樓了。根據這點，我們告訴長輩騎腳踏車可以訓練下肢肌力，同時也加入爬樓梯的訓練，就這樣這位長輩的復健動機提高許多，兩個月後也在家人從旁攙扶下，成功爬上二樓祭拜。

其實復健不只是單純就是運動，而是為了讓生活變得更好！

適時的賦權非常重要

賦權是賦予患者掌握或選擇自己生活的權力。中風後動作、認知上的障礙會使患者在生活上出現許多障礙，需要依賴他人的協助。而這會使患者對自己的生活沒有決定權，不論吃飯、穿衣、盥洗等生活中大小事，患者都沒辦法自己完全主導或做決定。中風幾乎剝奪了患者對於自己生活的所有掌控權，因此，若能適時地給予患者選擇權，就會大大提升他們的自尊與自我效能。

彼此相處時的情緒很重要

有時候在治療室常看到形形色色的家庭，有些患者跟照顧者相處氣氛很好，有說有笑，復健時的情緒不會感到沉重有負擔，治療師互動起來也會更輕鬆，這是很好的現象。通常這樣的患者，日常生活也比較快樂，會跟家人出去旅遊、聚餐，生活跟病前或許有落差，但整體來說，還是能維持不錯的生活品質。

然而，有些患者脾氣火爆，對家屬、照顧者都很不客氣，此時就會讓生活上或彼此相處的氣氛變得很差，甚至可能讓照顧者的壓力更大。不過，有時候，患者未必能夠意識到自己的情緒，所以不妨透過上面幾種方法，試試不同的互動方式，或許能慢慢改善氣氛，減少壓力與負面的情緒。

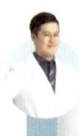

Point
柏堯老師的照護經驗分享

如果患者表示今天不想去復健該怎麼辦呢？

首先，先傾聽患者的想法。假設是懶惰、疲累，就試著找出其他選項，比如：休息半小時後，再去做復健，或是一起去公園走走，到公園再鼓勵他起來多走幾步路也可以，這樣可能還會超過去做復健的訓練量喔！維持好雙方互助合作的關係下才能夠真正地陪伴家人繼續努力地復健下去！

5-3 安養機構也是減少照顧壓力的選項

安養機構往往被民眾視為畏途，由於社會的壓力讓我們不知道該如何是好，明明壓力很大卻無法解決，反而影響生活。又有許多人已經下定決心要為家人找一家合適的安養機構卻無從下手，這些都是中風照顧家庭常見的困難。

這時候，可以試著選擇安養機構

這對患者與家屬來說都是很重大的決定，尤其在台灣社會當中，任意把生病的家人送到安養機構，常會惹來非議，照顧者往往在社會壓力與照顧壓力之間來回拉扯，這對他們來說是既痛苦又無奈的折磨，然而我們可以從不同的角度來思考。經驗上，如果有下列幾種情況，可以考慮安養機構。

| 當家中照顧環境不允許時 |

中風患者的行動大多不便，居家環境也不一定符合中風患者的使用需求，例如：過小的空間、過多的階梯、不安全且濕滑的浴廁，都屬於危險的情境；再者，照顧環境還包含了照顧人力以及就醫的便利性，所以人力不足以及就醫不便

都是不利因素。若這些情境在居家無障礙評估後，無法有效改善，安養機構可以是一個考量的選項。

｜中風後曾經多次發生危險事件｜

環境不允許只是起因，如果再加上實質發生的跌倒或其他危險，像是異物哽塞、滾落下床等，這些事件會造成患者生命安全的威脅，以及照顧者大量的精神壓力，所以，若已有多次的危險事件，也是評估是否前往安養機構的標準之一。

｜精神症狀已明顯干擾照顧者的作息｜

有些中風患者可能會傷及情緒控管或認知的腦區，此時，患者很容易出現易怒、日夜顛倒、暴力行為、自傷等問題。但假如患者的行為已經嚴重干擾照顧者與其他人的作息，以致大家的生活受到影響時，可以先尋求身心科醫師給予藥物的處方，心理治療亦可同時進行，但若情況沒有改善，讓患者前往專業的安養機構，除了保障患者本身的安全外，更能改善照顧者的生活品質，減少壓力。

｜需要大量護理介入時｜

當患者的病況比較嚴重，往往會需要許多護理的介入，例如身上有許多造口、管線。在醫院時通常會有護理師在出院前指導如何護理，但是並非每個照顧者都能夠學會。再者，患者的情況千變萬化，若照顧者無法正確執行護理工作，容易使患者產生嚴重感染。建議先循求居家護理師的協助，沒有改善便該考量安養機構。

挑選一家合適的安養機構

安養機構如此多，該如何選擇？我們都不願意生病的家人，被送往安養機構還受到不好的對待，因此在選擇安養機構時，可以試著透過「一聞二聽三看四問」的簡單口訣，讓照顧者挑選機構時，以此為標準，進行選擇。

|一聞|

◎**一聞──空氣品質**：首次踏入機構中，請拿下口罩聞聞氣味，這是最直接的感受，如果空氣中瀰漫著排泄物或者濃厚的消毒水味，表示這間機構的通風不佳，通風不佳除了讓患者有不好的生活感受之外，更表示有感染風險。

|二聽|

◎**一聽──隔音狀況**：走到住民睡覺的房間時，聽聽看隔音效果如何。如果房外的吵雜聲、機構外的噪音聲很容易傳進來，這個情況比較不理想，會影響休養品質。

◎**二聽──室內聲響**：通常安養機構的住房情況大多是多人一間，我們可以聽聽同間室友的聲音會不會互相干擾，或者室友是否有大量的維生設備，像是製氧機、抽痰機，這些都是容易發出噪音的設施，能避免則避免。

| 三看 |

◎**一看──機構日程表**：機構多會把住民每天的日程貼在牆壁上，一般養護中心日常作息表範例如下（表①），參觀時可以看一下機構的日程表，會不會過滿、過空都是重要考量點，若有適當的活動安排，表示機構的生活比較有組織性。

◎**二看──團體活動時間**：如果前去參觀的時間是用餐時間，可以看一下用餐情況。有些機構考量效率與安全，即使住民可以自己咀嚼進食，

養護中心日常作息表（範例） 表①

老人養護中心日常作息表	
7：00-9：00	早餐時間
9：00-10：00	早操時間／洗澡時間
10：00-12：00	午餐
12：00-14：00	午睡
14：00-15：00	做運動時間
15：00-16：00	團體活動／KTV時間
16：00-18：00	晚餐時間
18：00-19：00	準備就寢

仍習慣將住民的餐食打成泥狀，有些還會把藥物直接灑在上面讓住民食用，這些都是較不妥適的狀況。

另外，若參觀時間剛好是下午時段，可以看住民參與活動時的情況，有些單位沒有特別安排，就會讓住民排排坐，並播放電視節目。有些用心的機構會邀請社工師、治療師、志工準備活動，讓大家在休閒時有活動可做，避免退化。有些單位習慣讓住民維持躺姿，省下把住民抱上抱下的時間與力氣，但是我們都知道，住民躺久了，身體功能容易退化。

◎**三看——看看工作人員的數量**：不論是護理師或照服員，在法規上都有清楚規定住民與工作人員數量的比例，許多機構都會遊走法規邊緣。至少在選擇時，不要選擇照顧人力過少的單位。我曾經接觸過某些機構，護理師要身兼櫃台人員、照服員等角色，或是照服員除了照顧住民，還要協助廚房準備膳食，人力如此吃緊，照顧的品質就無法維持。也曾看過新聞報導指出，機構住民已經解尿在尿布上，過了好幾個小時都沒人知道，直到住民向來訪的家屬反應才被發現。

這類事件屢見不鮮，也證明工作人員的充足與否很重要，雖然我們不能完全掌握實際的情況，但看看在活動空間中人員的數量便可加以推敲。

｜四問｜

◎**一問——詢問服務費用與價錢**：住宿的收費因各地區有所不同，普通的機構收費多會落在同一區間內，費用會因機構品質、房型、照顧的難易度有所不同，這需要靠讀者自行詢問比較清楚。另外要注意的是，住宿費用通常不會包含所使用的耗材費，例如管線、尿布等。

再者，為了避免家屬來回奔波，機構多會提供接送就診的服務或是機構內復健，這部分大多是要收取費用的，建議先問清楚，並要求開立相關明細，避免後續爭議。

◎二問──詢問復健服務：並非每個機構都有提供復健服務，所以家屬可以先看看該機構環境中是否有擺放一些復健器材，若有，表示該機構有提供復健，若沒有可以問一下是否有聘請治療師到機構內協助復健。持續復健可以避免患者退化，一間機構若有復健的服務，而且不會造成經濟的負擔，就會是個加分項目。

◎三問──詢問洗澡次數：在機構不比在家中，洗澡就常需要輪流，有些機構是2天洗1次澡，有些則是3天，隨著機構的人力以及患者的情況調整。我建議先詢問每周洗澡次數，因為洗澡意味著感染控制的問題，若不常洗澡或者做得不夠確實，常會導致患者有感染的問題，不可不慎。

◎四問──詢問附近醫院或配合的診所：中風患者會有就診需求，此時，可以詢問機構是否有特約的醫療院所，多數是會請社區附近的醫院或是診所醫師到機構內看診，但這僅限於一般的慢性疾病或是輕症的處方，若較嚴重的情況還是必須讓患者到大型醫院就診。另外，機構附近能有中大型醫療院所很重要，如果有緊急的就醫需求，才不會浪費時間。

選擇機構的綜合考量

綜合以上資訊，選擇一間合適的機構需要考量的點很多，我認為

費用是一個重要的考量，畢竟是長期的開銷，姑且不論費用高低，透明的收費，不任意加價與哄抬價格是比較適合的。再者，以居住環境來說，找一個通風良好且較無噪音的空間，也是很基本的要求。

接著是照顧品質的問題。看看機構內住民的狀態，大概可以了解該機構是否用心對待住民，食物的狀態如何？有沒有安排適當的體能、認知活動防止住民退化，還是僅給他們看電視打發時間，甚至不允許住民起床？這些都是可以留意的小細節。

最後，機構最好不要離自家社區太遠，畢竟家人被送往機構，仍需要常常去探視他們，讓他們感受到家人的關心。

把家人送到安養機構並非不孝順或是拋棄家人，而是另一種維繫雙方生活品質的方式。我們仍希望患者都能夠居住在自己家中，但是若情況不允許，送往安養機構接受專業的照顧，可以保障他們的生命安全之外，也同時可以改善照顧者的生活品質。

表②　挑選安養機構口訣

一**聞** ➡	空氣品質
二**聽** ➡	隔音狀況｜室內聲響
三**看** ➡	機構日程表｜團體活動時間｜工作人員的數量
四**問** ➡	服務費用與價錢｜復健服務｜洗澡次數 附近醫院或配合的診所

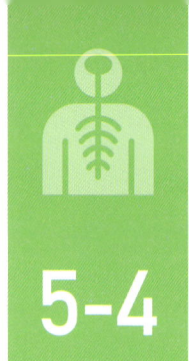

5-4 擁抱自己的情緒：一個諮商心理師的生命故事

我曾經是個中風患者，透過這節我將跟大家分享身為患者可能會有的心情，以及自己的經歷分享。相信每個人的故事都是獨特的，或許會有一些類似的感受，也可能不同，更重要的是，擁抱自己的情緒，照顧自己，重新定義生命的意義。

中風發生那刻起，一切都不同了

2018 年 7 月，我發病了。更準確地說，我腦內的血管破裂出血了。當時，我正在一間大學擔任專任心理師，平日晚上偶爾會去心理諮商所接自費個案，假日會去安置機構跟兒童一起工作，在這天之前，我是一個充分利用時間，對自己要求過度嚴格的人。我喜歡跳舞也喜歡藝術繪畫，在大學時期雙主修了表演藝術跟心理輔導，研究所畢業開始執業後，我的工作方式漸漸發展成以體驗性跟表達性為主軸，舞蹈治療與薩提爾模式（Satir Model）成為了我的基礎。

那天早上，我跟同事聊著天，突然頭部一陣劇痛，我以為是因為我已連續好幾個月沒有足夠的休息時間，過度壓榨自己的身體，想來疲累也是會頭痛的吧？於是就這樣輕忽了

身體的訊息。結果，很快地，我的視野開始模糊起來，兩隻眼睛變得沒有辦法對焦，即使我再怎麼揉我的眼睛都沒有用，原本站著的我也開始漸漸感受到雙腳無力，躺倒在地上，開始嘔吐。這就是我發病的歷程。後來，我才知道，原來，我得的病叫動靜脈畸形，是一種出血性中風。

跟許多病友一樣，中風的發生，是如此突如其來又令人措手不及。我們可能原本正在行走，可能原本正在說話，也可能原本對於人生與未來有許多既定的規畫。但一切，都在中風發生的那一刻，全部都不同了。

身為患者可能會有的心情

因為曾經身為患者，因此我將跟大家分享身為患者可能會有的心情以及自己的經歷。我相信每一個人的故事都是獨特的，或許我們會有一些類似的感受，如果我的整理跟分享能讓你感到被理解，請讓我透過文字陪伴你。如果你有不一樣的心情，那也是屬於你的珍貴體會，邀請你可以找個時間靜靜的陪伴自己，謝謝你自己，因為這一切真的很不容易。如果你是陪伴者，謝謝你願意提供協助。不過正如同前面提到的，你的家人雖然可能會跟我有類似的心情，但即使再相似都有不同的地方。保持開放的心去了解他現在的狀況，也記得給自己一點餘裕照顧自己。

從中風後到重生的這段時間，我將情緒分成 5 個階段，在不同階段可能會有不同的心情，理解自己的情緒，找到緩解。

｜在驚嚇、困惑中嘗試理解現狀｜

從昏迷到醒來，睜開眼的時候，我人已經在加護病房了。我還記得我躺在辦公室嘔吐的驚嚇，「我怎麼了？發生了什麼事？」我的內心充滿著慌亂和困惑，身邊的人來來去去，燈光很亮，機器的聲音很吵雜卻又有一種特別的規律。我突然有一種荒謬的感覺，我是不是被外星人抓去做研究了啊？

「我是誰？我在哪裡？我有危險嗎？我還活著嗎？」重大事件的突然發生，其實是會帶給個體很大驚嚇的。這種充滿未知跟失控的感覺，會促使我們嘗試理解現況。

而這樣的驚嚇跟恐慌在我看見信任的人時得到緩解，就算還搞不清楚狀況，但我知道，愛我的人會為我打點，我不用自己去戰鬥。這個認知讓我放鬆了下來，很快我又陷入了睡眠。

在加護病房的 20 幾天裡，這種害怕跟驚嚇的感覺，是時不時會湧現的。每當這個感受浮現，我就會開始將手放在心臟上，專心關注著此時此刻的呼吸，以及感受心臟跳動的頻率，然後慢慢地理解自己目前所在的狀況。就像衛星定位系統一樣，定位我身體所在的位置，定位我此刻的心情、需求跟困難，這樣的方式可以穩定我不安的情緒。

即使一直到 2 年後的現在，我也還是常常這麼做，因為我們的現況隨時都會改變，嘗試帶著自己理解現況，就像是進到森林中的第一件事，幫自己看清楚周圍的環境，讓自己穩定下來。

｜面對有所限制的處境｜

大家都知道，醫療處遇最重要的事情就是要救你的命。在加護病

房的病床上,一切的優先順序都是以「把命救回來」為第一考慮。

試想一個意識清醒的人,被限制必須躺在病床上,不能起身、不能下床,插著導尿管,所有排泄都需要他人協助,生理的基本需求都無法自主,皮膚跟器官都會被不認識、不熟悉的人觀看跟接觸,有時候會被告知跟詢問,有時候不會。身為患者必須要拋開過去對於隱私跟羞恥感的習慣,除了忍耐生理上的疼痛,也可能會感覺自己不再是自由完整的人。

即使知道這些限制都是為了疾病的考量,無法在想喝水的時候喝水;無法自如地使用自己的身體;只有少數的時間可以跟親朋好友見面;不知道自己能夠復原多少;不知道開腦會有多少後遺症。而當時的我語言區與視覺區受到壓迫與損害,我的感覺是很孤獨又很憂鬱恐懼的。但也是在這個如此困難的階段,我開始接觸到自己內在的生命力。

深入絕境時,我拋開所有過往對自己的苛責與要求,全心全意的陪伴自己,我開始感受到每一天張開眼時,活著的純粹與喜悅,這是一段很難忘的經驗。

| 擁抱所有的情緒 |

我們會把情緒儲存在身體裡,在合適、安全的時間地點,允許情緒很自然的釋放,這個狀態很重要。因為中風這個重大事件帶來的衝擊,我們可能會對自己、對他人、對世界產生了憤怒和悲傷。包括了對於將被如何對待的不安,以及對於復原狀況的擔憂。擁抱自己所有的情緒,並且面對所有的情緒。

| 新生的自己面臨困難時 |

出院後,是另一個階段。開始漸漸在生活各方面發現,現在的自

己跟以前不一樣了，同時也開始慢慢認識新生的自己。

曾經很輕鬆的事情，現在做不到了，產生了挫折感，內心是無力與沮喪的。

這時的我進行的練習是，讚許自己的努力，也允許自己難過。有時候，我也會哀悼過去的自己，有些事對以前的我很簡單，現在卻怎麼都做不到。又或者因為現在的我，很多事情需要表達出來求助、求救，也因而出現了覺得自己很無能的羞愧感。

這樣的我，到現在也還在學習，停止跟過去的自己比較，專注在現在充滿韌性與彈性的自己。找到生活中的替代方案，是需要一點創意的。歡迎跟治療師們一起討論，可以怎麼協助患者更自在的生活。

｜重新定義生命意義｜

當堅持內心預設卻不如預期時，就是在學習彈性，學習允許失控。

有時候，不自覺會用憤怒、羞愧、自責懲罰自己。有時候，因為受傷、因為不平衡而想傷害別人。一種是用自我虐待來強迫自己記得，另一種是用傷害自己來懲罰別人，又或者另一種是用傷害別人來使自己好過，因而攻擊、退縮逃跑、凍結。至於內在僵化的信念到底是什麼造成了困擾，使用了怎麼樣的應對，創傷反應每個人都很不同。

但最終還是唯有在乎的人才會被影響，最終做出的任何行動，被困住的那個「結」就是來自於起心動念的那個自己。所有的情感都牽連著內在那個部分的自己，每一個感受都引領著覺察的路徑。我是要決定依舊緊抓著不放呢？還是篩選讓已經成為過往的那些部分隨風而去呢？在乎那些真的放在心中好好珍愛珍惜的人事物。解鎖，放下那一些執著，讓僵持在某一個時空的自己鬆開來。

病後復原，就是學習在各種失落、沮喪、自責、焦慮當中，還能時常感覺到喜悅與力量。

放下原先的預期，隨時關注內外的變化，調整成當下的狀態。疾病調適的卡關歷程，其實就是兩件事：已經發生的，卻一直抗拒它帶來的影響；失去的、要不到的，還一直堅持著想要獲得跟以前一樣的。哀悼的歷程伴隨這每一次突然發現的新遺憾。允許自己悲傷，明白以前的自己某個部分回不來，跟他好好說再見，同時，也不斷在接納跟擴展對自己的寬容。

照顧自己，在不同階段有不同需要

「改變永遠是有可能的；即使外在的改變有限，內在的改變仍是可能的。」（註：節錄自 John Banmen（2008）.《薩提爾系統轉化治療訓練課程實務研習手冊──助人專業工作者專用》）

從我的經驗中，我整理出一個判斷、照顧自己的方法。依照不同的時期，會有不同的需求。我歸納出 3 個方向：分別為急性期、定義期跟創造期。

◎**急性期**：急性期就是還在進行緊急醫療處置的時期。可能是開刀或是做各種檢查，在這個狀況下，你的身體跟心理都會是很緊繃的，但同時也需要稍微忍耐配合。

急性期通常很不舒服，需要的是安撫自己。這個時候不要再管任何是否壓抑等的問題，只要確認所在的環境跟情況是安全的，就開始運用各種方法穩定自己的心情吧！其他的，都可以等之後再說。

建議可以參考我從舞蹈治療、思維場治療法（Thought Field Therapy，TFT）、塔帕思穴位指壓療法（Tapas Acupressure Technique，TAT）等學習中歸納整理出來的身心自我照顧八步驟，也可以在操作後找到對你最有幫助的方法，自行衍生出屬於你的安撫法寶。

◎ **定義期**：「我是誰？我的改變是什麼？」定義期開始確認邊界，設想一些問題：事情最糟糕會發展到什麼地步？我接下來即將要經歷的是什麼？我可以如何找到自己未來生活的目標？

在定義期之前，務必先找到自己的內在資源（例如，我的個性、我擁有的特質……），以及外在資源（例如，能幫助我的人事物……）。記得，請在有餘裕並且有陪伴、有資源的狀況下，才進入思考與討論。這個提醒是為了避免自我批判跟陷入鑽牛角尖的困境，如果短期沒有這個時間空間，就停留在身心自我照顧八步驟，也是很好的。

◎ **創造期**：創造期是在已經熟悉了中風的日子後，開始鼓勵自己去嘗試回歸各種原本喜歡的活動。邀請大家在確保安全的狀況下，打破框架與限制，打開內心的可能性。可以單純的增加社交活動，跟病友接觸，也可以是在陪伴下去踏青，去喝下午茶等等，創造出享受且開心的時刻。

緊張焦慮時的身心自我照顧 8 步驟

「我們無法改變過去已發生的事件，但可以改變那些事件對我們所造成的衝擊。」（註：節錄自 John Banmen （2008）.《薩提爾系統轉化治療訓練課程實務研習手冊——助人專業工作者專用》）

不論是即將面臨侵入性或非侵入性的生理檢查、即將開刀、即將

考試……等等，我們都經歷過在緊張焦慮時的不知所措。在這裡跟大家分享我從學習中歸納整理出來的身心自我照顧 8 步驟，裡面融合了許多從創傷、舞蹈治療、冥想、正念、能量等各式療法的概念，很簡單又很實用。

｜手心熱度觸覺｜

手心搓熱之後放到眼睛上，接著是整個臉和後腦，停放在身上時間久一點，感覺皮膚接觸的溫暖。可以放在任何覺得需要的身體部位，不夠熱了就再搓熱。

｜從吐氣開始｜

輕柔的嘆息，和緩的吐氣。我們在緊張的時候會不由自主的憋氣，讓身體意識到現在是安全的。

｜關注呼吸｜

先不做任何呼吸長短的調整，就只是覺察自己呼吸的頻率、速度，在一吸一吐之間，找到最舒適的狀態。

｜雙手放在心口｜

慢慢擴展呼吸的深淺，多吐一點點之後再多吸一點點。告訴自己：「我的呼吸跟我自己在一起，此刻的我能夠給自己滋養，我在這裡，我是安全的。」

感官輸入與覺察

像是撫摸一個瞇著眼享受的貓一樣,也像是由上往下把身上的水撥掉的感覺,從頭頂往下,到脖子、背、胸、腹、大腿、小腿⋯⋯,跟每個身體部位都說說話,也同時感覺各個部位回傳回來的感知,那裡特別痛,就照顧他多一點。

穩固身體邊界

想著讓你感到緊張焦慮的事情,可能是過去的事情,也可能是你正要進行的活動。用 3 隻手指頭輕敲所有的皮膚表面,協助自己喚醒內在的力量。

紮根定錨

加重力道按摩揉捏肌肉組織的每個部分,告訴自己:「此刻我在這裡,我跟我自己的力量連結。」

正念靜心

讓自己安靜下來,再次回到關注呼吸,覺察自己經過自我照顧之後的變化,感覺此刻支撐著你的座椅重量,讓所有的想法流過,不執著,允許接納自己的一切。

我自己在加護病房的時候也是這樣子照顧我自己的喔!希望你也能夠透過身心自我照顧八步驟找回內在的安穩。

5-5 希望充電站：中風後重生的真實案例

復健可說是一輩子的事情，在這條路上，難免會迷惘，如果能從其他人的經驗中學習，看看別人復健成功的例子，或許就能增加我們的信心。

真實而成功的案例給患者信心

世界上沒有中風患者的症狀是一樣的，但在復原的過程中，總會有我們可以參考的目標。許多患者會說，復健根本遙遙無期，這麼做真的會有用嗎？我想，我沒辦法給一個完全標準的答案，神經與動作功能的恢復任誰也無法預測，在我們的臨床經驗中，在復健數年後才有動作恢復的患者不在少數，有些患者雖然在動作上沒有明顯的復原，但是經過適當的訓練，其生活功能也趨近於獨立，能夠自理日常起居之外，甚至還能出國旅遊。

復健是為了重生，這些成功經驗給我們很大的鼓舞，一起來看看其他人的真實案例，給自己增加信心和希望！

分享 1

生活即復健，廚房也是復健教室

　　小湘是個右側偏癱的女孩，因為傷到左腦語言區，語言能力大為受損，他總是默默的進治療室、安靜的復健、然後離開，很少笑。第一次見到小湘時，是媽媽帶他來的，因為小湘無法表達，全程由媽媽描述他的狀況跟需求。媽媽表示小湘前陣子從復健病房結業，走路跟手功能都不算好，回家後就近找個地方繼續做復健。小湘只是靜靜地聽著，沒有任何反應。

　　經過兩年左右的復健，小湘已經可以拿單拐獨立行走，洗澡、穿衣等基本的日常生活能力都可以做得到，我希望他可以更進一步的嘗試外出、購物等進階的活動，畢竟像他這年紀的年輕女性，買東西的能力是基本的（笑）。

　　正式的說，購物需要更多的肢體或語言溝通，以及與他人的社交互動能力等等，這些是治療室這種封閉環境裡訓練不到的部分。我希望他能開始往外走，嘗試更多新的事物。小湘沒有特別想訓練的目標，於是我們討論了一下，如果不排斥的話，要不要試試看下廚呢？治療師同事們也都覺得這個主題相當有趣，取中風病患單側偏癱的特性，使用單手煮飯，那麼就命名為「單手廚房」吧。

● 分享 1 ●

單手廚房的第一道菜
免揉麵包

　　由職能治療師帶領的單手廚房，是一種具有治療意義的活動，病患可以從中學習各種能力，包括手部操作、四肢和軀幹的肌力、肌耐力、手眼協調能力、站姿和坐姿平衡能力、認知功能、語言能力，最重要的是成就感和自信心。但萬事起頭難，對小湘來說，第一步閱讀食譜就打敗他了。

　　一般人無法想像食譜裡簡單的一句「麵粉跟水均勻攪拌，揉至光滑」，在他眼裡全部都是外星字，怎麼也看不懂的。我用盡辦法讓小湘明白，包括讀給他聽、比給他看、找教學影片、示範很多很多次……，還好最後做出來的麵包還算能吃，但這中間遭遇的困難，我跟小湘都學習到了不少。

　　以此為經驗，我和其他治療師不停的尋找適合單手下廚的輔具以及策略，同時也繼續嘗試各種料理：煎蘿蔔糕、義大利麵、日式炊飯、奶酪、滷雞翅、杏仁瓦片、煮水餃、蔓越莓餅乾、鮭魚炒飯、蔥拌麵……，下廚活動不僅僅是「煮一道菜」，我更必須在過程中給小湘合適的挑戰難度。

　　我們一起去超市及黃昏市場買菜，重新認識蔬菜與食材，錢的使用與計算、怎麼跟店員溝通，即使我們在治療室進行了數十次的「假裝店員與顧客」模擬練習，但真實世界的老闆總是有出乎意料的話術（像是：「你多挑一把青菜我算你 100 啦！」）。現實的社會環境是如此複雜，病患必須一直在嘗試中學習錯誤與成長，只在治療室裡練習的話，進步是有限的。

• 分享 1 •

小湘開始下廚後
一年來的**明顯變化**

1、使用患側手的頻率變多了,因為切菜、洗碗的時候時常需要雙手並用。

2、站著工作的時間久,肌耐力變強了。連續站 2、3 個小時也沒問題,體力比治療師還好。

3、廚房的瓶瓶罐罐多,打開的時候需要患側手幫忙握住,每次下廚使用患側手都是一次次的訓練,現在各種不同胖瘦的瓶罐都難不倒他。

4、開始會騎電動代步車來醫院復健,也可以一個人去買晚餐,試著用紙筆跟店員點餐溝通。

5、成功一個人去傳統市場買兩盒餛飩。能夠回答店員的固定問句,譬如「有福利卡嗎?」、「要購物袋嗎?」小湘可以說出「沒有」、「不用」。

6、認知能力進步,可以自己掛號、看診開復健單、繳費、領藥。本來連計算機的加、減、乘除都不理解,現在可以計算同類商品中,哪個牌子比較划算。

7、小湘現在笑容變多了,這件事很重要。

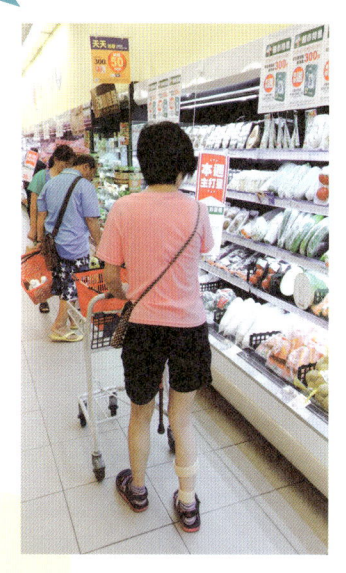

1. 帶小湘去做購物練習，尋找指定的食材。

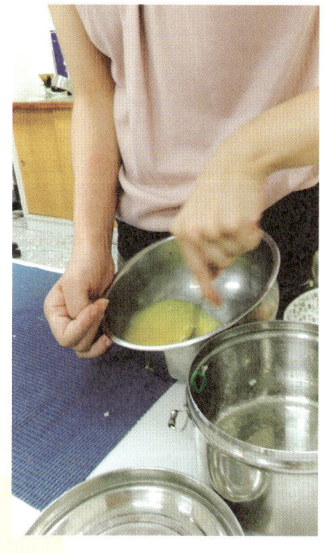

2. 患手扶著鍋子打蛋，是很棒的訓練。

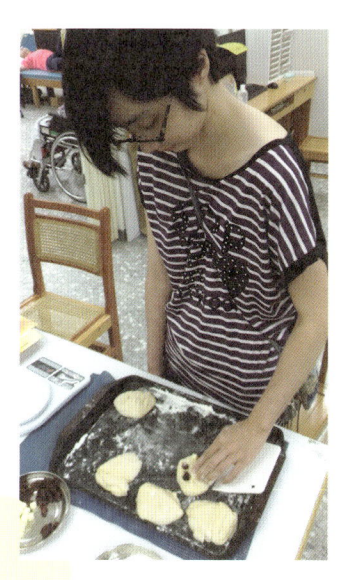

3. 第一道菜：免揉麵包，成功的那一刻超級感動。

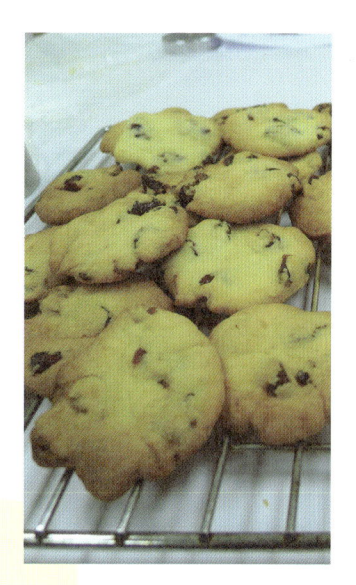

4. 過篩、攪拌、整形、烤焙…我們一起用單手挑戰這些難題。

我們都沒想到，當初突發奇想以下廚為主題的治療活動，後來竟又陸續吸引了幾位病患加入。我們創立了臉書粉專和 instagram 帳號，分享病友們的下廚過程與成果，治療師圈子裡也開始關注中風者自立生活的主題，不只病友，其他的職能治療師也受到鼓舞，帶領他們手上的中風病患下廚。寫下小湘的故事做為楔子，希望給更多受到中風所苦的病友鼓勵，活出精彩的人生。

我們在臉書粉專和 instagram 上分享中風患者單手下廚的方法跟日常輔具，目前廚房裡做的最得心應手的單手廚娘是坐在輪椅上煮飯的，而且他的患側手不能動，從洗菜、切菜、煮菜到洗碗，全程都是單手完成，經過職能治療師的調整跟練習，人人都是單手廚神。

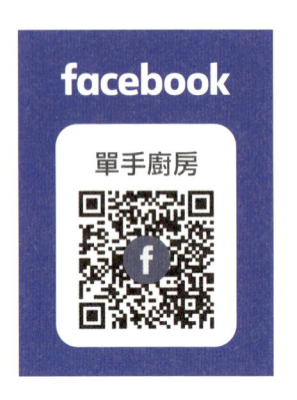

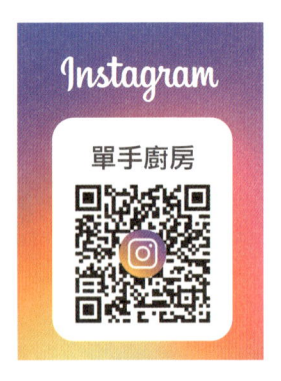

更多心得的分享
請掃描 QR CODE

分享 2

永不放棄，
完成獨自前往 7-11 的不可能任務

假日早上，手機傳來震動的聲音，是阿屏傳訊息來，依照往常經驗，我會收到他的請假通知，阿屏復健多年但鮮少缺席，通常是身體不舒服才會請假。我點開他的訊息，嚇了一大跳……

「老師，我剛剛自己去 7-11 了。」
「這麼厲害！你自己一個人去的嗎？」
「是的，開心。」

阿屏是一個坐輪椅的中風患者，年紀不算輕，只是住在護理之家中，中年的他卻顯得特別年輕且醒目。家裡沒有人手可以照顧他，自從中風後，換過幾家機構，最後到了我們醫院附設的護理之家，日子長了，跟治療師們也漸漸熟悉，身為主責治療師的我也會關心他的日常生活，畢竟我們「住」得很近。

「阿屏，你常去醫院旁邊的 7-11 嗎？」
「很少。」
「該不會自從上次推你去買麵包後，就沒有再去過吧？」

「好像還有一次……咦……還是沒有？」

「天哪，距離我們上次去已經過了好幾個月了耶，你的記憶模糊成這樣，次數一定少到不行！」

醫院附設的便利商店就在院區裡面，從治療室出發需要經過一些走道、轉幾個彎、一段柏油路，我一天至少去 2 次，早上買個咖啡，中午買個便當，對一般人來說，去便利商店幾乎是日常行程了，但是對阿屏來說，這個距離等同於一般人出國，大約是一年去 1 至 2 次的頻率。

我希望他也能擁有接近一般人的購物頻率跟體驗，因此抓了幾次治療空檔，帶阿屏實際上路，看看是哪個環節出問題，為什麼去一趟 7-11 這麼困難？

• 分享 2 •

步行到 7-11 難度直達
不可能的任務

　　阿屏是左側偏癱，左手完全不聽使喚，左腳好一些，雖可以使用四腳拐走路，但一看就是中風的不正常步態，走起來很吃力。室內練走還可以，說要走路去 7-11 是不可能的任務，因此我們還是使用了比較省力的方法：單側手腳推行輪椅。

　　推輪椅的方法阿屏已經很熟練了，在治療室內他都是一個人「滑來滑去」的，因為我總是對他說：「你先去站立桌前面等我，我馬上過去。」阿屏經過幾年的練習，已經可以把輪椅操控得很好，在狹窄的空間也能行雲流水的轉彎。不過室外的環境與室內完全不同，加上我們處於舊院區，建築物只經過簡單整修，一路上處處是不平的接縫跟斜坡，還要過馬路、經過一段 20 公尺的柏油路。

　　路上，一邊是疾駛而過的車子、一邊是水溝，好不容易抵達 7-11 門口，迎面而來的是一段扶手被某個技術不好的駕駛撞得歪斜的「無障礙坡道」，好不容易穿越層層障礙總算是到了，聽到那一聲叮咚和店員的「歡迎光臨」，早已汗如雨下的我們，直直往店內衝去。這時我們同時嘆了一口氣，一方面是很熱，一方面是我們都在想：為什麼去一趟 7-11 這麼累？

• 分享 2 •

成功買到茶葉蛋
還有**生活的勇氣**

　　分析這一路上輪椅碰到的障礙，大部分阿屏都可以自己解決，地面不平的接縫處，助跑一下輪椅可以衝過去沒問題，但其中一個斜坡實在太陡，推到一半就會滑下來，兩邊都是牆，沒地方借力。我只好告訴阿屏：「我先推你過去，我們回去再想想看這個要怎麼通過吧。」

　　後來我們兩個查來查去，發現網路上教的單手單腳推輪椅都是在室內進行，也沒有提到怎麼通過斜坡，這個斜坡問題就暫時擱著了，阿屏依然沒辦法自己去 7-11。

　　就這樣阿屏苦練 3 年，永不放棄，直到有一天，我收到阿屏訊息，他說：「我剛剛自己滑到外面的那家 7-11 了，沿路沒休息、有點遠，但是成功進去，買了一個茶葉蛋跟一包點心麵，再慢慢滑回來。」阿屏說他後來試了一些方法，終於成功，這次他是自己一個人去的，而且還買了點心，這段文字我來回看了一遍又一遍，因為眼眶已泛淚。

　　中風這幾年，阿屏始終沒辦法自己去超商，一個這麼隨處可見的地方，這次他靠著自己的力量到達了，我想他買到的不只是那幾樣食物，還有滿滿的成就感，讓阿屏可以有勇氣繼續生活。

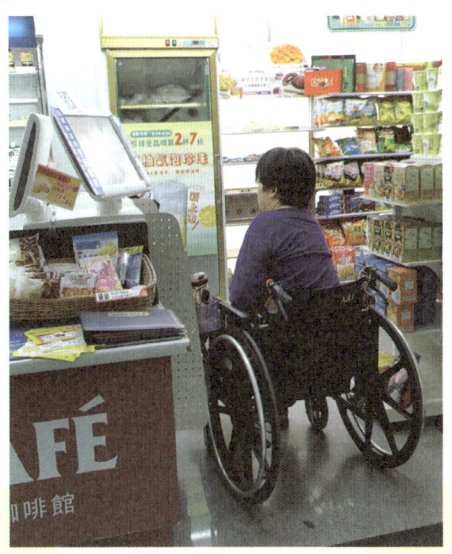

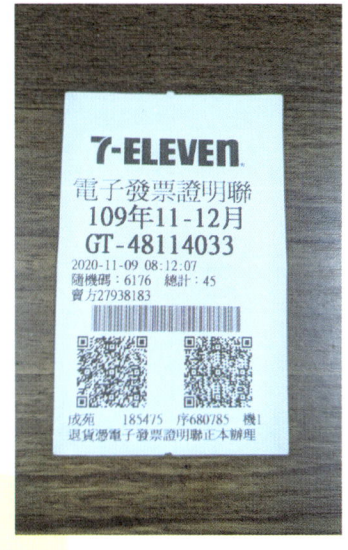

1. 阿屏終於能夠成功自己去 7-11 買東西。

2. 拍下的 7-11 發票，這天就是自己去 7-11 成功紀念日，每年要慶祝這一天，這是重拾生活能力的證明。

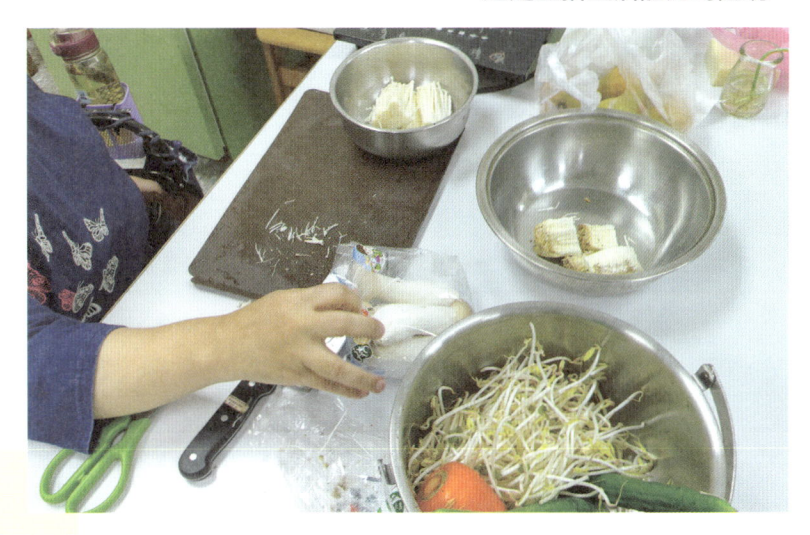

3. 有料理基礎的阿屏，從單手廚房的過程中漸漸找回記憶。

分享 3

險為植物人，工程師奇蹟甦醒後的復健旅程

阿丹是一位工程師，工作的壓力加上時常加班熬夜，有天他倒下了，喜宴上喝的酒，可能是壓倒駱駝的最後一根稻草。醫生告訴阿丹的家人：「這是腦幹出血，很危險，也沒辦法開刀，若是沒醒來，可能就是植物人。」

之後，他在加護病房住了一個月，奇蹟似的醒來了！身上裝的一堆管路在轉出加護病房後，慢慢拔到剩下鼻胃管，開始能發出聲音，但只能說很短的句子，後來換到復健病房，開始日復一日的練坐、站、抬手抬腿、發音訓練、吞嚥訓練，大概所有中風病患做過的器材阿丹都練過一輪又一輪。

日子很苦，阿丹說他睡前有時會想：「明天起床是不是一切就會恢復正常？」幾個月過去，他的情況漸漸好轉，輪椅從高背輪椅換成輕便型的普通輪椅，終於可以拿拐杖慢慢走，但體力還是很差。阿丹說：「一方面也是有偷懶的想法，總是叫外勞用輪椅推著他去復健，回到病房又縮在床上不想動。」輾轉在不同醫院住了十個月的復健病房，最後還是面臨要出院的那一天，阿丹回家了，但家人沒辦法載他去醫院復健，只能自己在家裡練走，就這樣只練走的日子又過了幾個月。

• 分享 3 •

重回**醫院復健**
渴望增加生活能力

　　阿丹後來自己搬出去住，能走的距離很短，也沒辦法騎乘任何交通工具，只能住以前念書的學區裡，因為商店的密集度很高，所有的生活需求都可以在同一條路上解決。天氣變冷的時候，就開始擔心會不會發生第二次中風，怕自己活不過冬天。天氣回暖時，朋友開車載阿丹來醫院安排復健時間，被診斷中風已經是兩年前的事情，早過了恢復較快的黃金期，阿丹很明確地告訴我：「我希望可以增加自己獨立生活的能力。」另一方面為了不造成朋友幫忙接送就醫的負擔，他上網買了三輪車，打算自己出門復健，但這時他連走平地都還是非常搖晃。

●生活即復健，讓人進步的是堅持不懈

　　阿丹問我，他租屋處的大門很重，進出都非常吃力，該怎麼訓練？在家裡可以怎麼練習平衡能力？因為必須自己出門，如果在外面跌倒很麻煩。我分析了阿丹現在生活會遇到的困難跟隱藏的風險，告訴他訓練的方式和強度，同時也好奇阿丹在家都在做什麼事情。

　　他的答案讓我很驚訝，我從來沒聽過中風病患這樣做。他會一邊看電視，一邊扶椅子練蹲下和起立、洗衣服故意不用烘衣機、曬衣服一邊練上肢的力量、外出買三餐當作練腳力、一邊舉啞鈴一邊玩電腦、添購了瑜珈墊跟固定式腳踏車，下雨的時候在室內

也能運動。因為一個人住，所有的事情都要自己來，一開始很累很累，但做久了，也漸漸習慣。他用身體領悟到，體力是要靠自己練出來的，事事都是復健，而生活，就是復健。

阿丹的目標很明確，也能準確掌握自己的狀況，雖然過了復健黃金期，但卻感覺能力一直在進步，這令他非常驚訝。我給阿丹的回饋是：「像你這樣每天不懈怠的勤練基本功、隨時跟職能和物理治療師討論該怎麼應對或訓練、也將生活大小事當復健，不進步也難。」其實他的進步一點都不奇怪，因為他的努力我們都看在眼裡。

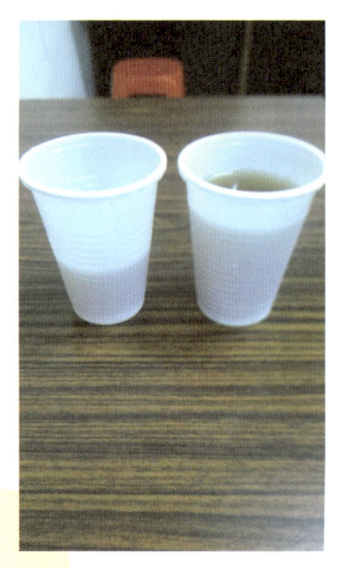

1. 以前去餐廳吃飯，飲料只能裝 1/3 杯，裝太多就會因為平衡不好而灑出來，現在已可以裝超過半杯了。

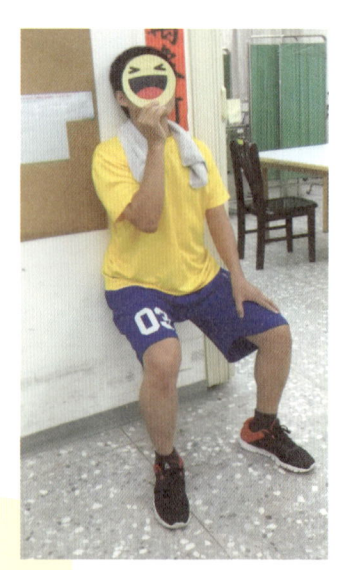

2. 經歷過坐輪椅、拿拐杖、裝鼻胃管的生活，阿丹現在已經可以練習高難度的核心運動了。

• 分享 3 •

前工程師**勇敢追夢**
創造更好的將來

　　中風復健也做了好幾年，阿丹開始對人生有了新規畫，不想再回去當工程師，沒日沒夜的工作太苦，差點連命都賠掉，不停加班又三餐不正常的工作模式，現在的身體也吃不消。他像武俠小說裡的大俠向我道別，因為他說要去追求目標，成功的時候再回來找我們，就這麼瀟灑的畢業。雖然說是「畢業」，他的狀況並非想像中好，他的平衡還是不好，走路必須很專注，不然一個小坑洞就可以摔個四腳朝天，眼睛自從中風後就有複視的毛病，看書寫字其實都很吃力，手的精細控制也差強人意。阿丹剛來復健時，寫過很多習字帖，國字也是一筆一劃練的，他說：「不懂就問治療師、醫師，都可以獲得快速又正確的答案。」他也總說，命運他看得很開，從鬼門關前回來的人都是這樣的，以前執著的事情，都不再那麼重要。

　　別人總說阿丹是因為年輕、所以恢復快，好像他不需要努力，身體就會自己恢復，但他知道他與植物人只有一線之隔。從加護病房到獨立生活的這段路，都是汗水堆出來的，絕對沒有年輕就復元快這種事情。重回醫院復健其實只是把觀念釐清，加強自己一個人不方便訓練的平衡能力。阿丹說他會持續運動，身體是自己的，如果希望未來可以變得更好，還是要靠自己才能做到。

　　阿丹的動作能力約在布朗斯壯階層 5，經治療師評估後，適合藉由多樣化的自主運動來增加肌力與肌耐力。對於動作階層較低、認知損傷、張力明顯異常問題的病患，建議請治療師設計個人化的運動／活動菜單，避免受傷或是誘發不正常的動作。

分享 4

責任使她堅強，不能倒下的中風人生

　　阿秀因為中風而半邊癱瘓，但是除了被照顧者身分，甚至還必須當「照顧者」，因為家裡還有一位失智的婆婆。阿秀來復健的時候，總是笑臉迎人，他時常鼓勵其他病友，因為同樣是「天涯淪落人」，切身體會中風的各種辛苦，簡單一句「我們一起加油」也顯得特別有力量。

　　阿秀剛中風的時候住院復健，一開始都坐輪椅去治療室，後來腳比較有力氣了，開始偷偷從病房走路去樓下復健，治療室在 5 樓，他就坐電梯到 6 樓，走一層樓下去，體力變好後，電梯就坐到 7 樓，走兩層樓的距離。就這樣實行了一陣子，突然有天治療師問阿秀：「怎麼沒看到你的輪椅？」他的走路計畫才曝光，嚇壞治療師！

● 分享 4 ●

自己來比較快
練就一身好功夫

　　女兒來醫院照顧阿秀，但女兒半夜睡太熟叫不醒，阿秀就自己從床上爬起來慢慢走去上廁所，他說：「不然怎麼辦？叫不動別人，我也不喜歡一直叫，那就自己來啊。」後來住院中還有一次準備吃中藥，但中藥的藥湯需要加熱，阿秀叫不到人，他拿著四腳拐，把藥湯「掛」在把手上，走到飲水機，再走第二趟把鋼杯也帶過去，用熱水泡一下，加熱後再喝。

　　後來又找到進階版的方法，阿秀直接推病房的餐桌，把東西擺在桌子上一起運過去飲水機旁。他總說：「自己來比較快。」阿秀一直秉持著「能做就自己來，不用叫別人」的觀念，要是遇到做不來的事情，他會說：「要懂得找方法、想方法，不試試看怎麼知道？」

● 因失智的婆婆而學會用單手開車

　　出院後的日子，每天還是要煮飯做菜，弄點簡單的東西吃，白天家裡只有阿秀跟失智的婆婆，當然，是阿秀在照顧婆婆。每天跟婆婆「鬥智」，阿秀說，還好自己蠻聰明的，因為失智患者要用善意的謊言來「騙」，譬如婆婆想要騎電動代步車出門，就騙他車子壞掉，後來婆婆不再相信這套說詞，阿秀就拿釘子戳輪胎，告訴婆婆車子「破輪」了，不能騎，要叫人來修理。

必須這樣騙婆婆是因為阿秀剛出院沒多久，有天婆婆自己出門散步卻不見人影（失智症患者會找不到回家的路），阿秀非常著急，打電話請住附近的女兒一起來找，人手不足的情況下，女兒問阿秀：「你有辦法開車嗎？」只能用單手操控方向盤的阿秀想了想說：「我慢慢開試試看。」後來經過一番折騰終於找到婆婆，也順利把他帶回家，阿秀是因為這樣而學會單手開車的。

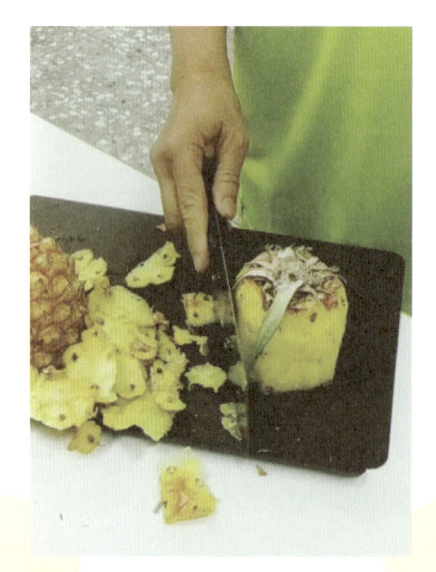

1. 阿秀示範單手切鳳梨的方法，治療師們都瞠目結舌！

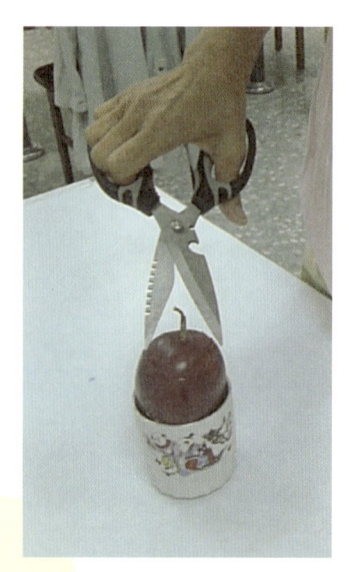

2. 因為想吃百香果，所以發明了用剪刀剪開的好方法。

• 分享 4 •

善用方法
單手也能下廚

阿秀的腦袋很靈活，自己想了很多方法來克服單手下廚的困難，他削絲瓜皮的時候，墊著抹布，再利用手邊的「道具」卡住絲瓜；單手切鳳梨、單手剪開百香果、切木瓜、壞手當輔助手削蘋果。在下廚這方面，阿秀時常把他的新招教給治療師。我常笑著說：「我都從你這邊偷學，然後再拿去教別的病人。」阿秀說這樣很好，可以幫助更多跟他一樣的中風病人，也很開心。

治療師身為醫療人員，病人尊稱我們治療師、老師，但其實病人才是我們的老師，病人用他們的人生教我們：樂觀、不服輸、如何克服困難與障礙，以及活下去的勇氣。

這些故事主人翁們的成長都相當令人刮目相看，因為他們的手腳動作進步得很好，才有辦法做這麼多事情嗎？其實剛好相反！沒有人立刻能從悲傷沮喪中站起來，直至今日中風的後遺症仍時時刻刻困擾著他們，但他們堅持一件事：始終沒有放棄復健（不管是醫院復健或是居家復健）。即便動作進展有限，但「功能」透過融入在日常的練習而與日俱進。

有許多在家屬或患者間流傳的資訊並不完全正確,透過實際的臨床經驗以及研究佐證,為讀者破除迷思,解答各式疑難雜症。

Part6

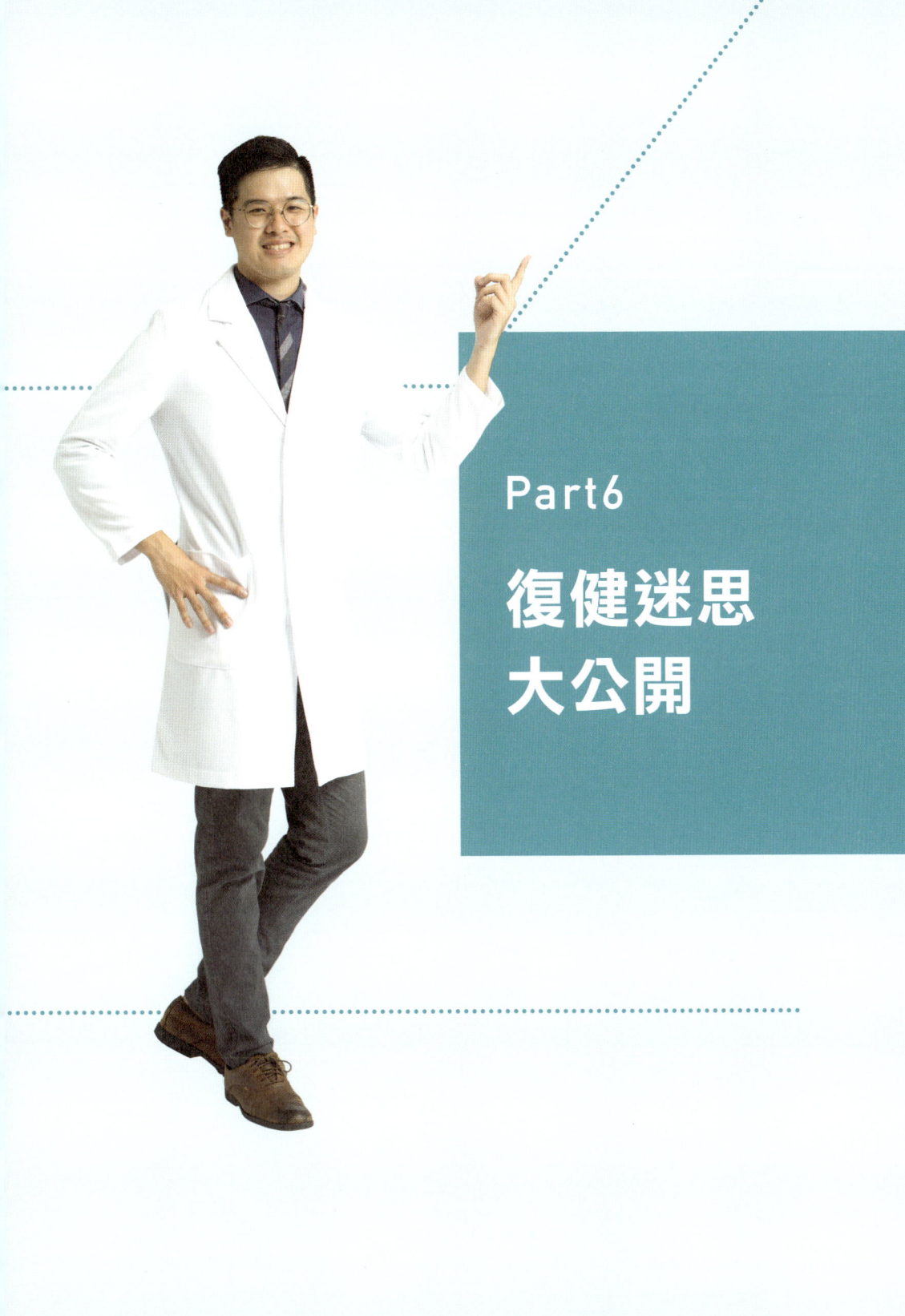

復健迷思大公開

6-1 復健課程越多越好，而且一定要搭配復健器材？

「王老師，我們在別家醫院做了鏡像療法、踩腳踏車，在這邊也要做到這些器材，每天都要做好做滿，不然沒有復健的感覺。」覺得復健課程越多或是用了很多復健器材，就會提升復健的療效，這 2 點可以算是中風患者的迷思。復健課程的安排，在精不在多，也不一定要使用固定器材，與治療師溝通設定適合的目標與計劃，才能讓訓練更有效率。

單次復健的時間多久為宜？

許多研究為了因應研究設計所滿足的條件會自訂治療時間，但這都只是研究中的假設，並無法直接證明執行多久會有成效。從另外一個角度來看，或許比較容易理解，我認為復健是以目標為導向的，所以時數與長度理當依循目標與其達成的難易度而訂。例如患者的主要治療目標是站立，那麼花 30 分鐘的專注練習，比起 1 小時毫無目標的練習更有效果，所以時間長短並非絕對，而是檢視是否符合訓練的重點。

制度面的復健時數是多少？

患者的想法是復健期間 1 分鐘都不要浪費，復健的次數與時間越多越有效果。先從制度面來分析復健的時數，撇除 Part 5 提到的自費復健或治療所與急性後期整合照護計畫（PAC），健保給付規定中並沒有針對復健次數做出嚴格的規範，僅對單次的復健時數作出最低限制。

但常態上，多數的醫療機構一周復健治療 5 天，少數機構可達 6 天，所以一周能復健 6 天，已經算是次數上的最大值了。關於單一課程的時間限制，醫療院所會配合健保的規定，安排適當的時間，物理、職能治療大多在 45 分到 1 小時之間，語言治療約 30 分鐘，但還是會依各單位的人力與空間配置、政策而有所差異，總結來看每周 5～6 天，每天的課程總和約 2～3 小時是制度面所允許的最大值。

理想上的復健時數是多少？

復健的課程與時數絕對不是越多越好，反而應該配合院所的規定，在住院時期可以較為密集，一周以 4 到 5 天的復健課程為佳，若改為門診復健時，1 周以 1～2 天為主，有以下 2 個理由：

| 預留自我練習的空檔 |

如同學生讀書一樣，若都把時間花在上課，把課程塞滿

而缺少讀書復習的時間，學習的成效必然大打折扣。復健也是如此，所以預留 1 至 2 天的空檔，不要安排復健課程，讓患者可以利用這幾天自主練習，促進學習的效果。

| 考量身心靈負擔 |

對住院患者來說，陌生的環境、滿滿的復健行程，讓醫院成為一種壓力源。而對門診患者來說，長期往返住家與醫院的疲倦，也會讓醫院的治療空間呈現高壓的環境。

另外，復健大部分是專注在動作的治療，同時也會進行負重訓練等，這些訓練常會使患者感到肌肉骨骼的不適，加上課程的難度可能會慢慢提升，無形中對身心靈都會造成一定程度的負面影響。尤其是每天都有兩種以上課程的患者更是如此。其實，復健跟運動員訓練很像，必須安排休息的日子，保持規律的訓練，適時放鬆才能達到良好的復健成效。

而每次復健的時間，若非治療師有特別的訓練目標，多建議在 45 分鐘到 1 小時左右，超過這個時間，患者的注意力、體力會逐漸下降，治療的成效也會開始大打折扣。所以，復健課程的時間不用過多，適時適量即可。

使用復健器材才有療效嗎？

復健器材確實有存在的意義，但不會是唯一的指標。目前雖然有許多關於復健器材與復健成效的研究，但一直以來都沒有絕對定論，所以不會有任何一項器材會宣稱自己有百分之百的療效，不會有治療師會直接規定要做哪一樣復健器材。

復健器材的優點

復健器材確實為治療帶來不少便利性與好處，例如：

優
1. 在器材的引導下，患者可以做出較正確的動作角度。
2. 器材可以提供速度、阻力的變化，便於調整難度。
3. 某些新型器材有記錄的功能，可以記錄患者操作的時間、表現等資訊。
4. 心理作用，可以讓患者較為投入。

復健器材的缺點

缺
1. 限制訓練的可能性。
2. 不適合每個患者。
3. 有些器材使用時需要有人監督指導。
4. 較無日常生活功能性訓練。

綜合來看，使用復健器材的好處很多，但也會使復健設下了框架，無形中讓患者認為，自己若沒有做到器材式的復健，就彷彿沒有上到復健課。實際上，復健的範疇很廣，以職能治療來說，從手部的自主運動，乃至於日常生活功能的再教育，像是穿衣服、穿褲子等皆可以直接訓練，針對下肢的動作也可以透過蹲、站、跨步、弓箭步等加以強化。另外，身體穩定度的訓練，像是彎腰撿沙包等，都是很直接的方法，然而這些訓練往往都不需要器材就能夠執行，而且很有效果。

一定要天天到治療室使用器材做復健嗎？

我們常說熟能生巧，表示多次的練習可以使動作學習的效果更好，但自主的練習更為重要，由於在治療室的時間有限，所以留下空檔讓患者自己訓練也是必要的。一般的患者很難永遠處在有復健器材的情境，況且不同醫院也會有器材的差異，並非都能做到某項器材，所以復健初期使用器材沒問題，但仍要學習非器材式的復健動作，才能隨時練習。

至於該如何獲得非器材式的自主練習資訊？這時請教醫院的治療師是正確的選擇，若擔心自己無法清楚表達，可以嘗試以下幾種問法，除了讓你的問題更清晰之外，也方便治療師釐清你的疑慮，以便他們準確回覆。

建議的詢問方式

Q 關於手部的問題

1：請問該如何增進肩膀的活動度與穩定度呢？
2：請問哪些活動可以訓練精細動作與手指的靈活度？
3：請問串珠可以改善我的雙手協調性嗎？

Q 關於雙腳的問題

1：請問做哪些動作可以促進雙腳的肌耐力與穩定性？
2：我該如何自己練習步態，讓自己走更穩？
3：請問腳踝的動作該怎麼練習？

Q 關於軀幹的問題
　　1：請問該如何改善軀幹軟癱的狀態？
　　2：請問核心肌群的肌耐力如何訓練？

Q 關於認知與語言的問題
　　1：請問日常生活中有哪些活動可以促進專注力、記憶力？
　　2：請問日常生活中有什麼情境可以訓練病人的提字能力、語言表達能力？
　　3：請問如何幫他做口腔按摩？重點部位會是哪邊？
　　4：請問我能否在家嘗試一下吞嚥練習？

以上就是我的建議，各位讀者可以根據自己的需求，選擇如何發問，只要問題明確清楚，我想多數的治療師都很願意教導患者的，透過他們的指導，學習如何不須透過器材進行有效且安全的復健。多問多做，對自己是沒有壞處的，而本書介紹的復健運動也能提供很好的參考。

柏堯老師的復健迷思解惑

復健治療的成效與復健時數或特定器材不全然有直接相關，所以並非做得多就有比較好的療效，應該針對自己所缺乏的動作加以訓練才是重點。在健保制度下，復健時間最多 1 周 5～6 次，每天 2～3 小時，應該配合患者的身體情況、訓練目標、醫療院所的規定來安排最適切的復健時間與次數。此外，就算沒有復健的時間，也應該自行利用時間複習治療師所教導的動作，應用在生活中，才能讓自己的情況更進步。

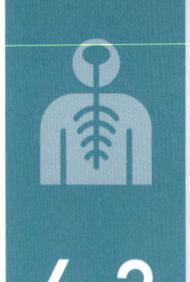

6-2 年輕人復原快，老年人復原較差

年紀很容易被當成復原的指標，但事實上年紀並非唯一的影響因子。關於年紀與復原的迷思很容易被討論，這也間接影響到患者就醫的權力。有些老年人中風後被認為復原能力較差，於是被迫放棄復健。而有些嚴重的年輕中風患者，卻不斷被要求進行不合理的復健，導致患者與家屬身心俱疲。難道年輕人復原一定比較好？老年人就比較差嗎？答案是不一定，可以從兩個不同的面向來探討。

動作的復原

動作的復原是指手腳運動能力的恢復，例如手從軟癱變成可以舉高，腳從無力變成可以抬起來，這種復原我們稱之為自然性恢復（spontaneous recovery），取決於大腦本身的修復能力。至於能恢復到多少、恢復多快，並沒有絕對值。

但年紀是否是判斷復原好壞的指標呢？有篇美國的報告指出，以 50 歲為界線，調查數千位中風患者，結果發現不論 50 歲以上或以下的中風患者，在動作恢復上是沒有明顯差異的。甚至有些研究，鎖定 80 歲到 90 歲以上的老年人進行調查，在中風後的動作復原上跟年輕的患者相比，並沒有明顯

的差異。

當然，是否接受復健治療也會影響到動作恢復的結果，不過影響動作復原的關鍵因素是中風發生的位置、發生的型態（缺血、出血）、嚴重程度、就醫的早晚。在臨床經驗上，也常看到許多老年人中風後，復原很快，動作品質也很好，所以我們無法直接定論，老年人的復原一定比較差。

功能的復原

功能的復原指的是生活能力上的恢復，例如自己吃飯、穿衣、上廁所等等，這些功能的恢復就與年紀有點關聯。由於功能的恢復與是否接受復健訓練有關，所以患者本身的體能是否能負荷高強度的訓練、是否有足夠的動機，都會影響到功能性復原的成效。

再者，老年人有時多會合併其他的疾病，像是退化性關節炎、肺炎、輕微的失智症等等，這些都是不利於功能復原的因素，退化性關節炎會造成關節疼痛，患者常會因不能久站，而無法持續訓練；肺炎會引發體力下降；輕微的失智症更是直接影響學習成效。

相較之下，年輕的患者更能克服以上的問題，所以在功能的復原上，年輕患者會比年長患者來的理想一點，另外，社會風氣也是個很重要的考量，在台灣，老年人中風後，家人必定會照顧妥適，避免他們受到傷害，若讓患者過度勞累，常會引來親友的不諒解。

許多台灣的照顧者會認為，年紀大了，訓練的強度不要

這麼高，使得許多復健目標其實是被低估的，因為飯有人餵、衣服有人幫忙穿，上廁所有人幫忙處理，種種的協助剝奪了練習的機會，這也讓老年患者的功能復原會比較差一些。撇除上述的情況，年長患者若能有相同的復健條件，像是時間、強度等等，訓練的成效也是大有可為。

柏堯老師的復健迷思解惑

許多研究顯示年輕人與年長患者在動作恢復上是沒有明顯差異的，而是取決於他腦傷發生的位置、嚴重程度、接受復健的情況等等。而在功能恢復方面年長患者因面臨許多慢性疾病，像是退化性關節炎、肺炎、失智症等，再加上，社會風氣的影響，也容易剝奪老年人的練習機會等，所以相較之下，年輕患者比起年長患者的功能復原會理想一點。

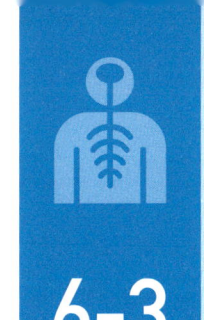

6-3 中風**有特效藥嗎**？打一針就能讓癱瘓復原？

中風特效藥一直是中風患者的夢想，因為可以免除中風所帶來的困擾以及減少復健的辛苦。有天，患者家屬跑來讓我看一則親友傳的簡訊，上面說到有個醫師專門幫人注射中風特效藥，有患者打了3針之後，手腳自然都好了，也不需要復健。打針的費用不高，數千元1針而已，她想帶中風半年的兒子去試看看，我連忙要她再三考慮。

中風真的有特效藥嗎？

關於中風特效藥的傳聞一直存在著。為何會說是傳聞，因為這不是主流正規的治療方式，只能在患者間私下流傳。我認為中風特效藥並非是真的特效藥，就目前聽聞的經驗中，這種特效藥通常是經由注射完成，也多由正規的醫師執行，具有治療的安全性，只要不要過度的強調療效，也沒有違反醫療法規的疑慮，因此，這種注射治療一直存在著。

我們可以認定過程是安全的，但療效呢？從醫學研究與臨床經驗來看，其實沒有一定的答案，但不論成分是什麼，目前沒有任何文獻可以指出中風有特效藥來改善後遺症。也就是說特效藥並非主流科學論證下的處方，可能這些成分多

屬於補充營養的作用，許多患者打完針之後，動作與功能並沒有改善，因此現階段沒有辦法證實其針劑是有效果的。

從學理層面分析

　　腦中風其實是一種腦神經的損傷，意思是神經細胞壞死，但是要靠著藥物修復壞死的細胞，其實有極高的難度，除了神經細胞本身難以再生的先天性限制，人體的解剖構造更是一大阻礙，大腦與腦室是一個獨立的空間，跟人體間隔著一個血腦障壁，就像圍牆一樣，阻隔進出大腦血管的分子，所以光是要讓特效藥的藥物進入到腦中，就有很大的困難，更別說還要引起藥效。

從現實層面分析

　　腦中風的發生會耗費大量的人力、金錢，尤其是國外的醫療更是昂貴，若真有如此節省成本的藥物，為何沒有發展成主流的治療方法，值得大家思考一下。我不敢說以後一定沒有這種藥物的問世，但是回顧中風復健的發展歷史，治療主軸還是以運動治療為主，即使到了今天，加入了許多新的觀念，仍要腳踏實地「做」復健。

中風的正規藥物注射治療

　　不過，目前確實有中風藥物注射治療，而且是中風患者能使用也有實際療效的。這種藥物稱之為血栓溶解劑（rt-PA），這種藥物適合缺血性腦中風、發生 3 小時內的患者，透過藥物疏通血管栓塞處。

中風的後遺症來自於腦神經的壞死，若能減少破壞，使得腦神經在中風當下保留更多的神經功能，看起來這是非常好的治療方法，但仍有許多限制，例如有以下幾點條件的人便不適合使用。

◎重度出血者（腦、內臟）
◎重度昏迷者
◎血壓持續升高者
◎ 48 小時內使用過肝素者
◎血糖值過高或過低者

以上皆為血栓溶解劑（rt-PA）注射的禁忌症狀，詳細仍須經由醫師的評估才能確認是否施打。雖然這種藥物看起來有非常好的療效，但是台灣民眾施打的比例仍不算太高，因為僅有少數人能及時就醫且接受施打的評估。

臨床注射指引建議在中風發生後 3 小時內施打，倘若超過 3 小時或是不符合施打標準，施打的成效就不理想，醫師將不會使用此治療方式。因為中風發生一段時間後，再施打這種藥劑沒有任何幫助，所以當發現家人有異常狀況時，盡早送醫治療才是避免錯失時效的最好方法。

柏堯老師的復健迷思解惑

目前中風沒有特效藥來幫助恢復，唯有認真的復健，才能使動作、功能有良好的進步。

血栓溶解劑（rt-PA）的注射是一種適合用於缺血性中風的急救藥物，可以減少腦神經受損，降低中風發生的後遺症，但仍需透過醫師詳細的評估，才能決定是否施打。

6-4 黃金復健期真的只有6個月？

黃金復健期6個月已是臨床的鐵則，不論醫師、治療師、患者本身都把這6個月視為一道障礙，彷彿超過6個月，中風復健將不再有任何效果，這個數字讓許多人感到不安，甚至影響後續的治療。

黃金復健期的由來

首先，最早定義出中風後復原時間表，是源自於20多年前，國外的一篇中型研究調查，研究中，調查了4百多位中風情況不一的患者，這群患者接受了相關神經復健治療，研究團隊每周都記錄了患者的進步情況，發現12周之後，進步的幅度開始趨緩甚至停滯，因此他們認為中風的復原期應是在3個月左右。之後，學界開始有比較具體的認知，認為中風的復原與發病後的時間是有關連的，但是單憑一篇研究就得到的結論，無法直接套用在每位患者身上。這也是為何有許多臨床患者說，雖然已經中風2、3年了，持續復健的情況下，仍感覺到自己在進步。

用快速復原期取代黃金復健期

隨著這篇研究的出現,有越來越多的團隊試著去探討中風的黃金復原期為多久,各方所提的時間從 2 周到 5 個月都有,其實大家不必太在意這個數字,因為每篇研究設定的族群、評量的方式、復健的劑量都不一樣,所得的結果不同本來就很正常。

在台灣普遍認為 6 個月是一個階段性的分界點,加上健保給付住院復健的時間是 6 個月,所以黃金復健期是 6 個月的說法似乎就有道理了。然而,黃金復健期或許是一個小迷思,目前比較傾向的共識是用「快速復原期」來取代「黃金復健期」。

中風的復原在發病後 6 個月內的確會比較明顯且快速,但這不代表 6 個月之後的復健是徒勞無功的,有些患者一樣會進步,只是進步的速度跟幅度比較緩慢而已。藉此反思治療的進程,前 6 個月應該積極努力的動作復健,隨著時間的進行,慢慢修正目標並增加功能性的訓練,例如走路、自己穿衣、從馬桶上站起來等等,我相信都可能會有很良好的進步。

超過六個月還會進步嗎?

這或是許多人的疑問,我的答案是或許進步比較慢,但不代表完全停滯。有不少患者是經歷 1 ~ 2 年的訓練才開始有動作的恢復,也有耗時 5 年才訓練出手部的抓握能力。手部動作從手指完全軟癱到可以握起來,一直進步到手指能夠

放鬆，最後大拇指能夠上下擺動，這個過種中，靠的是每天持之以恆的訓練，縱使超過 6 個月，復原仍是可以期待的。曾有一位患者樂老先生，中風 4 年後遇到我幫他復健，原本手部軟癱無力，經過半年的治療，已經進步到能靠著自己的患側手翻象棋，進一步會開始練習寫字。

我接觸過耗時最長的案例，是一位中風 10 年的許女士，經過訓練後，才開始慢慢發展出獨立步行的能力，雖然整體的動作恢復仍沒有很理想，但是功能的提升很顯著，最直接的改變是她可以獨自且安全的在晚上起床去廁所，這一點小小的改變，減少了照顧者的負擔，全家的生活品質因此提升不少。

從這些案例來看，並不是 6 個月過去，復健就無效了，復健是很漫長的過程，有時甚至是一輩子的功課，所以保持樂觀的態度，把復健融入生活，踏實的訓練，仍會有很好的療效。

柏堯老師的復健迷思解惑

6 個月的黃金復健期是研究統計的結果，這樣的結果無法直接類推到每位患者身上，現在比較主流的觀念是中風後的 6 個月內，恢復比較快速與明顯，6 個月後雖然恢復的速度可能減緩，但仍有復原的機會，千萬不要太早放棄，保持樂觀並且持續訓練才是最佳的方法。

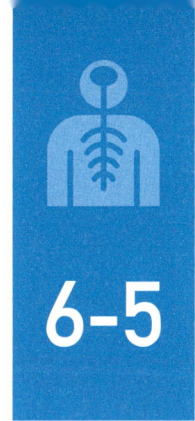

6-5 有人說**大腦可以復健**，這是對的嗎？

中風後遺症對患者與家屬影響都很大，其中最常見的就是肢體動作障礙，很多患者期望手腳能夠趕快恢復，但是不要忘記，中風受傷的是大腦，我們要訓練的是腦神經，及早建立正確觀念，有助復健之路走得更順利！

復健大腦有可能嗎？

很多人會有迷思，認為復健都是在練習手腳的力氣，其實我們要訓練的是大腦跟肢體動作的連結，復健大腦是有可能的嗎？其實只要持續努力的復健，腦部因神經可塑性，周邊的神經會長出新連結來繼續接管原本壞死的神經功能，但仍須配合下面兩個觀點，才能讓這件事成真喔。

| 適度地休息 |

雖然說大量練習是必要的，但過度的運動將可能阻礙復元的進度，因此仍然需要適度休息與睡眠，讓神經肌肉組織修復。

如果因運動過度造成傷害，反而可能需要更多的時間等傷害復原，所以必須要確保自己有足夠的睡眠迎接隔天的挑戰！

保持正向並重複練習

雖然聽起來很老套，但負面情緒是真的會影響大腦的恢復。所以從現在開始告訴自己：「我沒有極限，只要想要，我一定做得到！」

其實可以把神經可塑性想像成開拓新道路，原本的路徑坍塌了，新的路徑就得依靠勤勉與努力來開拓！就像小時候學習新事物一樣，透過大量重複的練習可以讓技巧越來越熟悉，而中風後的復健就是重新學習如何操控自己的身體

動作復健不是練手腳而是練大腦

大腦是控制身體肌肉的司令官，負責控制肢體的所有動作，一旦中風腦神經損傷，導致部分神經功能有障礙，大腦就沒辦法像從前一樣發出神經訊號，所以就會造成手腳使不上力、甚至有不正常的肌肉張力產生（肌肉過度緊繃或是癱軟），中風患者也就沒辦法自由地控制自己的患側手腳，所以復健的關鍵在於重新訓練大腦，讓它想起如何控制身體的動作，因此先簡單介紹一下我們到底是如何做出動作的呢？

很多人都知道大腦神經會產生神經電訊號，透過脊髓傳下來，控制肌肉，但這只說對了一半，其實整個動作過程中，大腦就像電腦一樣，除了發出命令，還會同時接收身邊環境的許多訊息，經過不斷地運算與調整，才完成整個動作，現在想像一下，看到一台抓娃娃機，很想操作機器抓娃娃。

首先眼睛會先看到
抓娃娃機裡的爪子，大腦就會開始判斷爪子跟娃娃的距離。

當大腦規畫好後
開始往脊髓發送神經訊號。
訊號傳遞神經訊號
繼續傳到手部肌肉。
當手上的肌肉接收到訊號後
開始收縮，讓手開始往前伸加以操作機器。
手開始動作後
大腦會透過視覺、觸覺、本體覺來判斷手指該何時打開、或是該出多少力氣等。

　　這是一個不斷修正的過程，當我們專注感受身體的感覺時，大腦可以專心的接受這些訊息，讓手做出更準確的動作表現，同時大腦也會利用過去的經驗來調整，例如我們早就知道水杯輕輕拿起來就好，不會使出過猛的力道讓水灑出來，透過練習能夠讓動作做起來更熟練。

圖① 感覺動作回饋

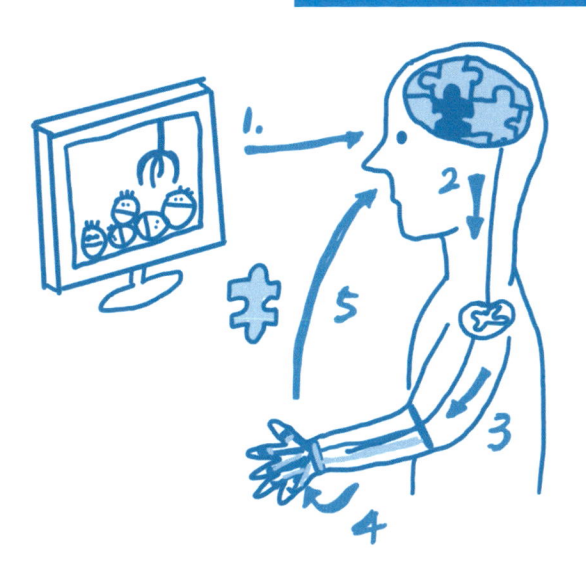

強化大腦跟動作連結的復健練習

事實上大部分的動作復健都是在重新強化大腦跟動作連結，這需要專心感受患側的感覺與動作，並加上密集與大量的練習，讓大腦回想起控制身體的感覺，以下也會介紹幾種臨床常見的方式，能更強化中風動作復健的效果。

◎**鏡像治療**：鏡像治療是近年來研究成果十分顯著的一種中風復健療法，不僅有許多實驗證實，且不需要準備昂貴的器材，在家中只要有一片大鏡子就可以自行練習，非常推薦患者在家中自行練習。

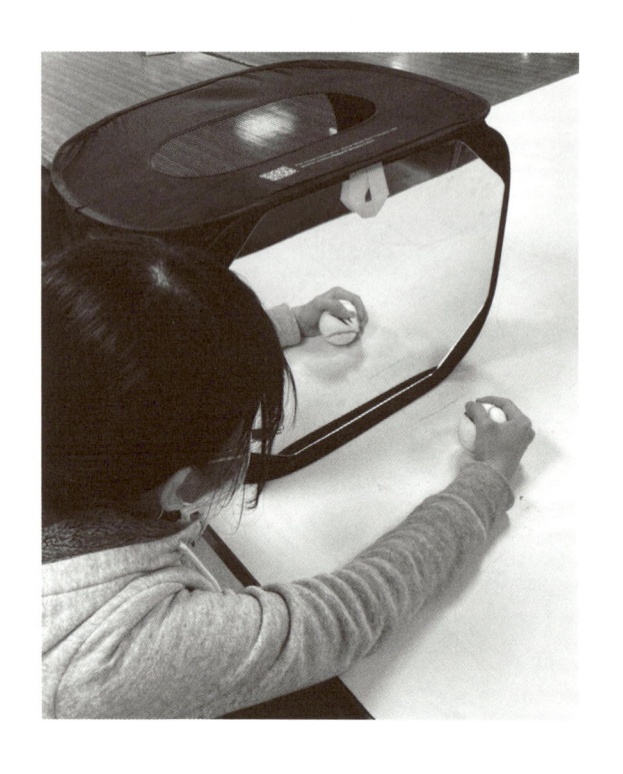

中風後患側腦失去掌控肢體的能力，患者每天看著無力的患側手，這樣的印象是不利於大腦神經恢復的。鏡像治療則是透過看著鏡中健側手的動作，去活化患側腦的動作區，來誘發患側大腦發出動作訊號的一種方式，這是一個與患側大腦溝通的過程，告訴大腦「其實你還很有用」。

◎**雙側上肢訓練**：這裡並非一般人所說的中風復健要「好手抓壞手」的訓練。雙側上肢訓練指的是雙手同時做同樣的動作，或是同時間做出對稱性的動作。有研究顯示，這樣可以增進健側腦與患側腦的連結，健側腦會幫助患側腦的活化，達到動作誘發與訓練的目的

其實日常生活中本來就有許多動作是對稱性的動作，例如雙手擦桌子、拖地、擦窗戶等，復健不一定要特地在醫院診所才能夠進行，只要將復健動作融入居家、日常生活中，即便在家也可以自主練習！

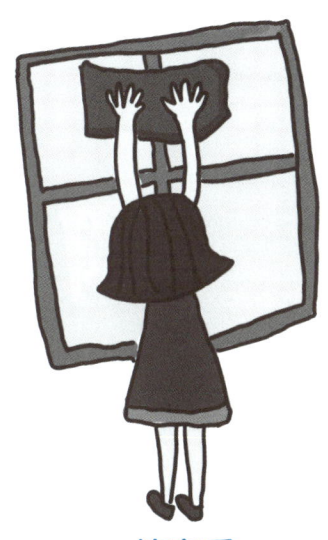

圖② 雙側上肢訓練

擦桌子　　　　　擦窗戶

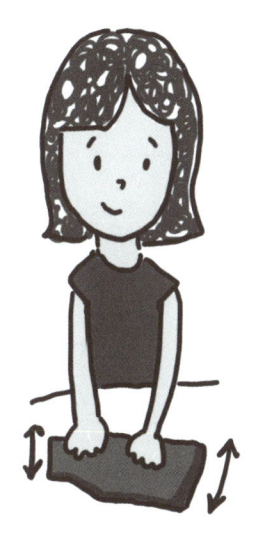

◎**侷限誘發**：限制好手讓患側手練習吧！有肢體動作障礙的中風患者在居家活動、日常生活時，通常會為了方便而使用健側肢體，甚至忽略患側肢體的存在，因而往往失去了讓患側肢體動作、功能進步的最佳機會。侷限誘發療法希望患者透過大量的練習機會，增進患側手的動作能力，所以接受治療的患者需要有一定的動作能力（手指能夠些許開合、肩膀可以抬高）。如果患側手尚未有動作的話，會先建議進行雙側上肢訓練以及鏡像治療。

◎**心像練習**：心像練習有點類似冥想，在做動作時可以先在腦中演練每個步驟該怎麼做，這個過程可以增加大腦發出的動作訊號，另外中風復健時，也可以先看別人示範、或是將自己的動作錄影，在腦海中去修正與規畫，甚至即便目前仍無力做出動作，依然可以先依靠想像這個過程，去加強大腦動作計畫的能力，達到誘發出動作的效果。

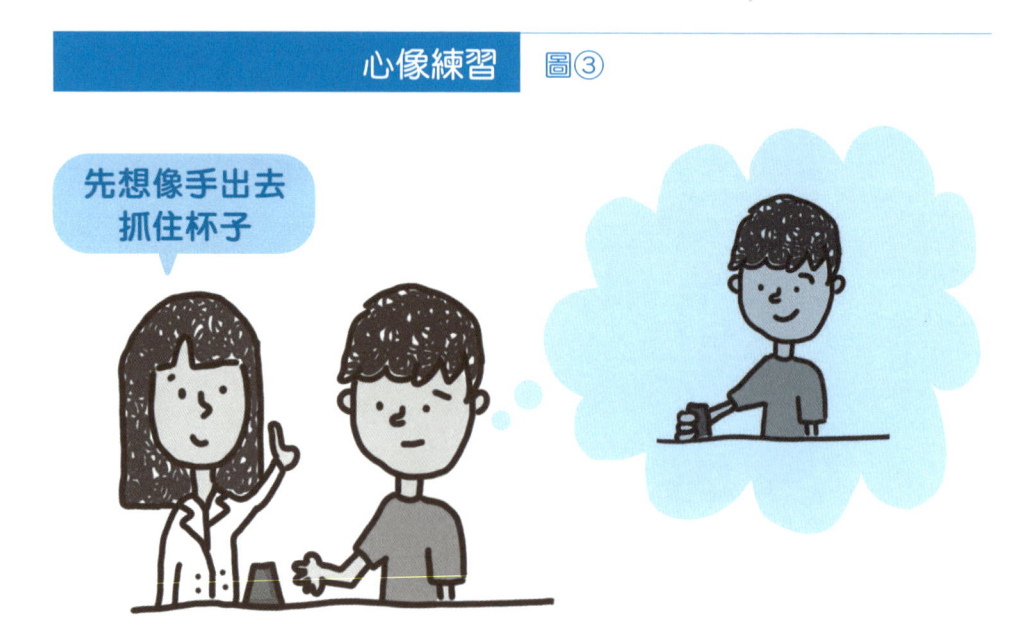

心像練習 圖③

先想像手出去抓住杯子

心像練習之實例

現在想像前方有個杯子，伸手向前把它拿過來吧！
1、閉上眼睛。
2、等一下肩膀用力抬高。
3、手肘慢慢伸直，肩膀持續用力。
4、快碰到杯子的時候，手指漸漸打開，肩膀不能放鬆。
5、把手放到杯子上，手指用力抓住杯子。
6、抓穩後，肩膀開始出力抬高。
7、手肘慢慢彎曲將杯子靠近我自己。
8、慢慢的把杯子放下。

**想像的過程中越詳細越好，
你可以注意一些以下的細節：**
- 肢體（上臂、前臂、手掌、手指）在空間中的位置。
- 關節（手肘、手腕、手指關節）在動作過程中的角度。
- 肌肉收縮、出力時的感覺。
- 皮膚因動作產生的色澤皺褶變化。

如果患側肢體無力呢？不要擔心！這個訓練即便患者肢體無力也可以練習的，在開始動作前先閉上眼睛，仔細地想想接下來要做的動作細節，會讓動作復健更有效的！

另外，也可以先用手機拍一段健側手的動作，藉由鏡像翻轉後撥放，就能更增加想像力喔！

日常生活的任務導向訓練

復健的目的，不該是只有手臂的高度進步，也不是走得更快如此簡單，因為日常生活中的活動複雜很多，即便手臂抬得比較高了，如果握力不足，還是無法順利將櫃子上的書本取下來，即使在跑步機上可以走，但在平地上走路還是兩回事，還是需要經過訓練，大腦才能根據當時所處的環境控制肢體，做出合適的動作反應。

就像在駕訓班訓練了停車、彎道的開法，仍需要實際上路練習，才能夠真正的在路上開車。以走路訓練來說，除了在治療室訓練走路，更應該到戶外實地演練，挑戰在崎嶇，人來人往的街道上行走，感覺會更不一樣。事實上生活處處都是復健訓練的機會。治療師透過活動分析與調整，就能讓患者盡量使用患側肢體，透過參與日常生活，增進受傷的大腦與肢體感覺動作的連結，一點一滴地慢慢回復動作能力與生活的獨立性！

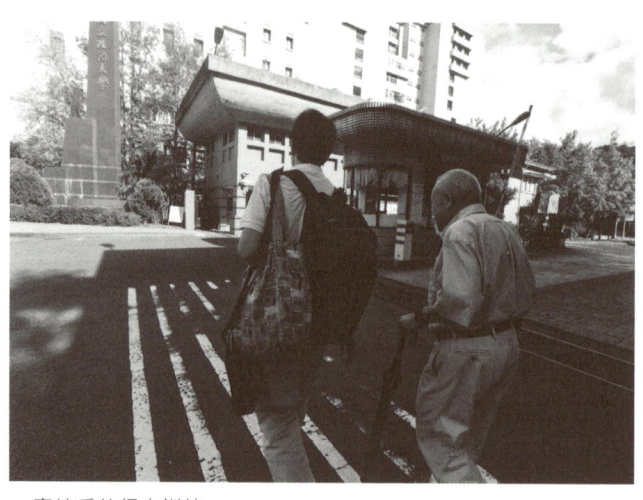

・實地戶外行走訓練

復健要設定目標，讓大腦知道動作的正確性

在練習做動作的時候不是有做就好，還需要自己設立動作目標，與生活越有關越好，譬如說手要摸到肩膀抓癢、或是摸桌子上的杯子，這樣會比隨意亂揮，每次揮的動作範圍、軌跡、幅度都不同來的有效許多。

治療師在旁邊就能夠隨時提醒你每個動作需要修改的地方，譬如說練站的時候，兩邊肩膀有沒有高低差、屁股重心有沒有歪掉，當然身旁的家人也可以協助提醒。都沒有的話就自己認真用眼看，或是看鏡子，才有辦法訓練大腦重新學習控制自己的肢體。時時刻刻提醒自己做動作的正確性，絕對比邊做復健邊聊天來的有效。

柏堯老師的復健迷思解惑

復健過程中，往往著重於肢體的動作，會讓人誤會復健是否是針對肢體，其實不然，復健應該是針對腦部，肢體動作僅是媒介，藉以刺激腦部神經，誘發出更多動作的恢復。因此，復健不只是單純的活動，而是一種學習的過程，增強大腦跟動作的連結。就像小孩學爬、學走一樣，要一點一滴累積，最重要的是靠自己去做動作，若完全依賴他人協助動作，所得到的效果將事倍功半。

6-6 中風新科技**輔療種類**多，真的有效嗎？

隨著科技進步，復健已不侷限於傳統的復健，有越來越多的復健儀器誕生於世，在具備良好理論基礎的前提之下，這些復健手法逐漸在中風患者中被使用，甚至被證實有一定程度的療效。不過，這些療法目前多屬自費的療程，每次價錢多落於數千元不等，長期下來也會是筆不小的開銷，再者，這些療法其實都有一些適用條件，未必適合每一位患者，所以本書僅介紹臨床上常見的方式與適用對象，供讀者參考。

功能性電刺激

電刺激指的是透過儀器直接對身體肌肉發出電刺激，幫助肌肉收縮做出動作，特別要注意的是這邊提到的電刺激指的是功能性電刺激（Functional Electrical Stimulation，FES），跟市面上用來止痛放鬆的低周波電療儀器不太一樣，使用低周波時，雖然看起來肌肉有在收縮，但不適合用來動作訓練，功能性電刺激的頻率比較符合大腦傳導的神經電訊號，才能夠用來訓練大腦控制肌肉做出動作。

此外，功能性電刺激跟被動關節運動一樣，都是在患者大腦還沒有辦法發出訊號讓肌肉出力的情況下，先用電刺激協助無力的肢體做出動作，因此復健過程中如果沒有專心感受肢體的動作並訓練，自己嘗試做出動作的話，基本上效果並不好，相反地如果搭配一些功能性動作訓練，例如手指的抓放物品，或是步態訓練中搭配功能性電刺激，可以幫助患側肢體更有效率地學習動作技巧。

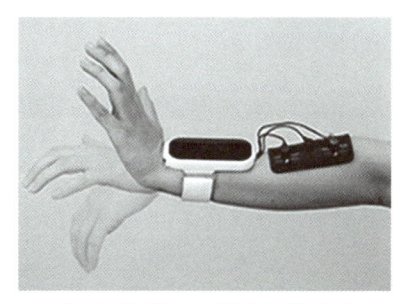

· 功能性電刺激，幫助訓練手指動作

跨顱直流電刺激與重複性顱外磁刺激治療

傳統中風復健的電刺激如上述提到的，主要刺激的目標為肢體肌肉，而跨顱直流電刺激（Transcranial Direct Current Stimulation，tDCS）與重複性顱外磁刺激治療（Repetitive Transcranial Magnetic Stimulation，rTMS）是透過電磁感應或直流電刺激的原理，直接刺激腦神經系統，加強患側腦神經系統的動作功能，但復健效果仍有待各專家研究統計，有部分的研究指出，刺激後需要配合動作復健並且專心訓練，治療效果會更為顯著。

動態矯具

中風後手指動作是比較難恢復的部分，通常會因為不正常的高張力捲曲，傳統上會使用拉筋板或是靜態副木，將手指固定為伸直狀態達到拉筋的效果，但是研究已經證實，比起靜態的拉筋動作，動態的動作可以提供更高的感覺刺激，維持關節軟組織的彈性。

動態矯具是可以提供手指部分的動作範圍，患者可以透過自己的握力握拳，並利用彈力繩或彈性鋼線的方式，拉開中風後偏癱無法張開的手指，患者可以在動態副木的協助下，重複大量練習手指抓放的動作，提供患者手指更多的動作刺激，期望能改善中風患者手指張力與動作障礙的問題。

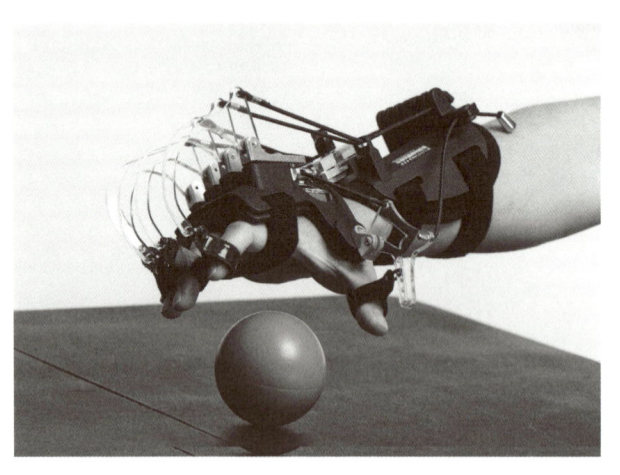

・Iopen 開開手，透過彈性繩牽拉協助手指張開進行抓握訓練（動態矯具）

機械復健

相較於被動關節運動是靠他人的協助帶動肢體，機械復健則是直接用機械帶動患側肢體做出動作，由於是機器執行的，可以在短時間內提供大量且密集的動作回饋，幫助刺激患側大腦回想起動作的感覺。

市面上機械復健的款式很多種，有專門協助手臂大關節的動作、

手指精細動作的、也有步態訓練的機器。高階的機器都會裝載感測器，隨時監控患者執行動作的情況，調整機器協助的程度，例如患者現階段只能出兩成的力量，那機器就可以給予約 7 成 5 的協助，來鼓勵患者進步。

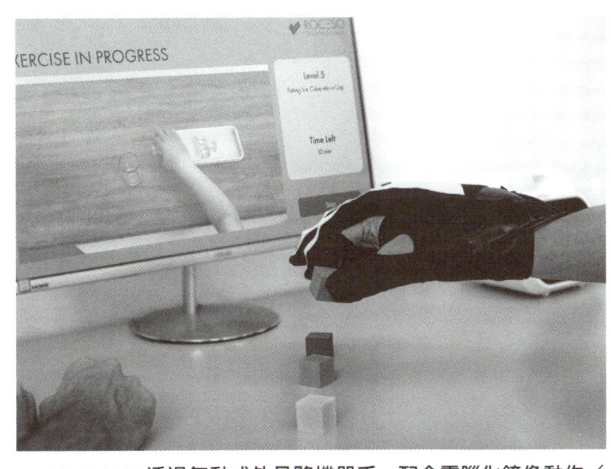

・ESO GLOVE 透過氣動式外骨骼機器手，配合電腦化鏡像動作／觀察治療回饋，進行主被動手指動作訓練（機械復健）

體感與虛擬實境訓練

體感與虛擬遊戲是近年來越來越成熟的技術，主要讓使用者透過感測器與電腦建構的虛擬世界進行互動，在遊戲進行中，玩家會作出特定動作去操作遊戲，其實非常適合用來進行復健訓練。

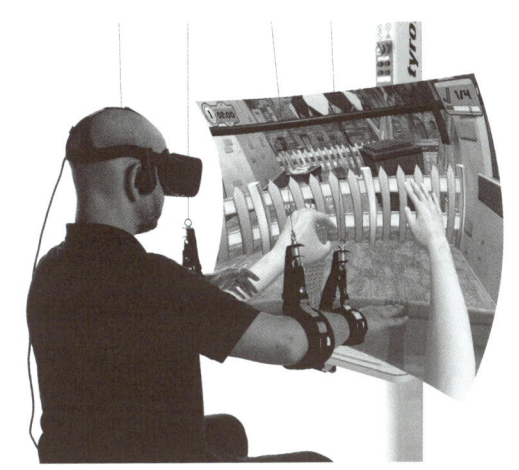

・DIEGO 虛擬實境之任務活動系統，配合無重力懸吊輔助，進行雙側／單側手臂協調動作訓練（虛擬實境訓練）

虛擬實境可以透過感測器監測患者的動作數值，有時候也會結合機器復健，協助患者的動作。比起傳統復健枯燥單一的重複性動作，

在虛擬的世界中，系統可以設定適合患者能力的訓練模式，進行有目標與變化性的大量動作訓練，電腦的聲光效果可以提供大量的視覺回饋與娛樂性，提高患者的復健動機，訓練成績也可以即時記錄反映患者的進步，並透過雲端上傳至醫療院所，方便醫師與治療師可以線上調整訓練的內容，讓患者在遊戲進行中慢慢將動作訓練出來！

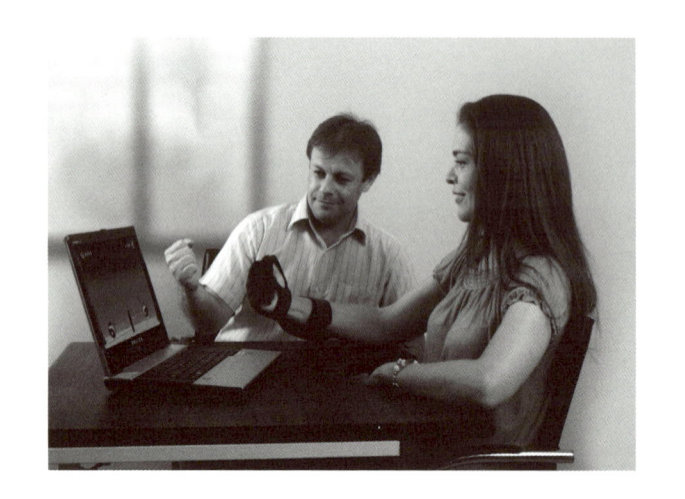

・Meditouch體感手套配合遊戲進行手指動作訓練（體感訓練）

柏堯老師的復健迷思解惑

科技復健帶來許多好處，像是更能夠精準的給予治療的參數、可以記錄目前的狀態或是帶來更深入的治療情境、提供更大量的動作刺激，不過每種訓練都有各自適用對象，建議在選擇前多詢問自己的治療師。

中風復健最重要的原則還是在於專注、密集、大量的訓練，若能以實際的運動搭配科技復健，並且真的應用在日常生活中，相信就可以慢慢地恢復的！

特別感謝
協助復健動作、輔具營養品攝影及影片製作

愛迪樂治療所
https://www.facebook.com/tedandet
照片提供：P318 行走訓練

晁禾醫療創新科技
https://www.facebook.com/habitzmedtech/
照片提供：P167 肢體循環機　P321 功能性電刺激　P323 機械復健、虛擬實境

巴德爾醫療輔具
https://www.facebook.com/baldur.taiwan/
照片提供：P089 拉筋型矯具　P110 AFO　P322 動態矯具

雀巢健康科學
https://www.nestlehealthscience.com.tw/
照片提供：P226-231 管灌飲食相關圖

樂齡網
https://www.ez66.com.tw/
照片提供：P207-215 輔具產品

憑此頁面至樂齡網門市消費
立享終身 VIP 會員價＋紅利兌點
送會員卡放大鏡 2 份
獻給親愛的您及家人隨身使用

普達康股份有限公司
https://www.promedical.com.tw/home/lang/tw/
照片提供：P324 虛擬實境

圖解&影音 【暢銷增訂版】
中風復健這樣做，提升自我照顧力

作　　　者	/ 王柏堯&楊昀霖等7位中風復健專家
選　　　書	/ 林小鈴
主　　　編	/ 梁瀞文
文 字 校 對	/ 林子涵

行 銷 經 理	/ 王維君
業 務 經 理	/ 羅越華
總　編　輯	/ 林小鈴
發　行　人	/ 何飛鵬
出　　　版	/ 原水文化

115 台北市南港區昆陽街 16 號 4 樓
電話：02-2500-7008　　傳真：02-2502-7676
網址：http://citeh2o.pixnet.net/blog　E-mail：H2O@cite.com.tw

發　　　行	/ 英屬蓋曼群島商家庭傳媒股份有限公司城邦分公司

115 台北市南港區昆陽街 16 號 8 樓
書虫客服服務專線：02-25007718；02-25007719
24 小時傳真專線：02-25001990；02-25001991
服務時間：週一至週五上午 09:30-12:00；下午 13:30-17:00
讀者服務信箱 E-mail：service@readingclub.com.tw

劃撥帳號 / 19863813；戶名：書虫股份有限公司
香港發行 / 香港九龍土瓜灣土瓜灣道86號順聯工業大廈6樓A室
　　　　　電話：852-2508-6231　　傳真：852-2578-9337
　　　　　電郵：hkcite@biznetvigator.com
馬新發行 / 城邦（馬新）出版集團
　　　　　41, Jalan Radin Anum, Bandar Baru Sri Petaling,
　　　　　57000 Kuala Lumpur, Malaysia.
　　　　　電話：603-9057-8822　　傳真：603-9057-6622
　　　　　電郵：cite@cite.com.my

照片提供 / P191、314鏡像治療　謝妤葳副教授（長庚大學職能治療學系）
圖像繪製 / P313、315-316雙側訓練、心像練習、動作回饋　陳佩苓職能治療師

美術設計	/ 鄭子瑀	攝　　　影	/ Studio X　梁忠賢
插　　畫	/ 黃建中	復健動作指導	/ 楊昀霖
印　　刷	/ 卡樂彩色製版印刷有限公司		

初　　　版	/ 2021年1月19日
初版3.8刷	/ 2021年8月26日
暢銷增訂版	/ 2024年8月20日
定　　　價	/ 580元

ISBN　978-626-7521-05-2

有著作權・翻印必究（缺頁或破損請寄回更換）

DR.ME 健康系列 HD0181X

城邦讀書花園
www.cite.com.tw

國家圖書館出版品預行編目資料

中風復健這樣做,提升自我照顧力／王柏堯、楊昀霖等 7 位中風復健專家　著 . -- 修訂一版 . -- 臺北市：原水文化出版：英屬蓋曼群　島商家庭傳媒股份有限公司城邦分公司發行, 2024.08
　面；　公分 . -- (Dr.Me 系列 ; HD0181X)
ISBN 978-626-7521-05-2（平裝）

1.CST: 腦中風　2.CST: 職能治療　3.CST: 健康照護

415.922　　　　　　　　　　　　　　　　　　113010589